Springer-Verlag Berlin Heidelberg GmbH

G. U. Schönberger · U. Spiekermann (Hrsg.)

Die Zukunft der Ernährungswissenschaft

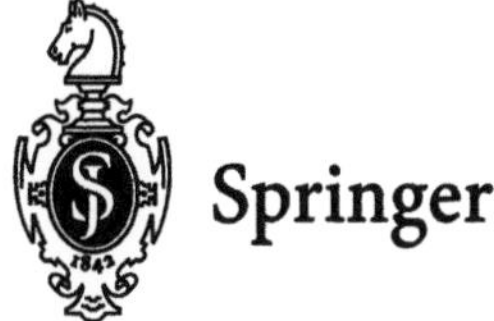

Springer

Gesa U. Schönberger
Uwe Spiekermann

Dr. Rainer Wild-Stiftung
In der Aue 4
69118 Heidelberg

ISBN 978-3-662-06703-1

Die Deutsche Bibliothek – CIP-Einheitsaufnahme

Die Zukunft der Ernährungswissenschaft / Hrsg.: Gesa Schönberger ; Uwe
Spiekermann.
  (Gesunde Ernährung)

  ISBN 978-3-662-06703-1   ISBN 978-3-662-06702-4 (eBook)
  DOI 10.1007/978-3-662-06702-4

Layout und Herstellung: Renate Albers, Berlin
Datenkonvertierung: Fotosatz-Service Köhler GmbH, Würzburg
Einbandgestaltung: Struve & Partner, Heidelberg

SPIN: 10770160   52/3020 ra   5 4 3 2 1 0 – Gedruckt auf säurefreiem Papier.

Vorwort

Die Ernährungswissenschaft befindet sich in einer paradoxen Situation: Auf der einen Seite wächst seit Jahren das Interesse an gesunder Ernährung. Auf der anderen Seite stärkt dieses nicht die Stellung der Ernährungswissenschaft. Es sind vielmehr Medien und Lebensmittelanbieter, die Einzelaspekte wissenschaftlicher Arbeit aufgreifen und kommerziell nutzen, auch wenn keine gesicherten wissenschaftlichen Erkenntnisse vorliegen. Der moderne Lebensstil basiert auf wissenschaftlichen Argumenten, mit denen sich jedoch die Mehrzahl der Essenden nicht näher auseinandersetzt und auseinandersetzen will.

Diese Entwicklung hat Gründe; Gründe, die auch aus der inneren Struktur der Ernährungswissenschaft resultieren. Die Forschungsergebnisse sind vielfach widersprüchlich, sie konzentrieren sich häufig auf von Laien kaum nachvollziehbare Detailfragen. Eine verstärkte Rückbesinnung auf die Kernkompetenzen von Biologie und Chemie verstärkt diese Entwicklung, höhlt das Konzept der Ernährungswissenschaft als interdisziplinäre Wissenschaft aus. Doch auch bei den anderen Teildisziplinen bleibt die Sprache alltagsfern, sind die Forschungsergebnisse kaum eingängig zu vermitteln. Die vielfältigen Möglichkeiten von Wissenschaft und Technik sind gewiss begeisternd, doch sie vermitteln zugleich Misstrauen und Ängste bei den Verbrauchern.

Es ist Zeit für eine systematische Diskussion all dieser Problemlagen, es ist Zeit, „Die Zukunft der Ernährungswissenschaft" aus dem Fach heraus aktiv anzugehen. Die Dr. Rainer Wild-Stiftung hat diese Spannung mit dem 6. Heidelberger Ernährungsforum vom 29.–30. September 1999 aufgegriffen. Fast 100 Teilnehmer/innen nahmen dieses Angebot wahr und debattierten anregend und kontrovers. Auf dieser Basis haben die Vortragenden ihre Beiträge für diesen Band neuerlich überarbeitet.

Bei der Vorbereitung und Themenauswahl haben wir darauf Wert gelegt, das Spektrum des Themas breit zu fassen und so sehr unterschiedliche Zugänge zu präsentieren. Wir haben ferner allen Autor/inn/en im Vorfeld identische Fragen vorgelegt, um so gemeinsame Bezugspunkte zu schaffen und die Beiträge auf das Kernproblem der Zukunft der Ernährungswissenschaft zu konzentrieren. Diese Fragen durchziehen die folgenden Beiträge in unterschiedlicher Weise und wurden als Eckpunkte der Diskussionen genutzt. Da jedoch nicht alle gleichermaßen behandelt werden konnten, sollten sie auch zu weiteren Diskussionen anregen:

- Wo steht die Ernährungswissenschaft heute und wo liegen die Probleme?
- Wo liegen die Stärken der Ernährungswissenschaft, wo die Defizite?
- Welche Inhalte werden das Fach künftig prägen, welche Themen werden im Mittelpunkt des Interesses stehen?
- Wird es auch zukünftig eine Ernährungswissenschaft geben, oder wird man stattdessen von verschiedenen Ernährungswissenschaften sprechen müssen?
- Wie wird sich die Beziehung zwischen (Ernährungs-)Wissenschaft, Wirtschaft und Öffentlichkeit künftig entwickeln?
- Wie kann sich die Ernährungswissenschaft aktuellen Trends stellen, ohne dabei regelmäßig in die Defensive zu geraten?

Die Beiträge des folgenden Bandes lassen sich in vier Themenblöcke gliedern. Die ersten drei Aufsätze loten die aktuelle Stellung und die gegenwärtigen Problemlagen der Ernährungswissenschaften aus. Gesa Schönberger (Heidelberg) konzentriert sich eingangs auf die defensive Haltung des Faches zwischen einer dynamischen Wirtschaft und einer zugleich kritischen und einseitig gläubigen Öffentlichkeit. Sie zeigt, wie schwach ausgeprägt die corporate identity der Ernährungswissenschaft ist. Die Debatte über die Zukunft der Ernährungswissenschaft erweist sich auch als Suche nach der Identität des Faches und seiner Vertreter/innen. Peter Belton (Reading) zeigt, dass die Identitätsfrage aber noch tiefer geht. Die Ernährungswissenschaft habe mit schnell wandelnden gesellschaftlichen Ansprüchen umzugehen. Globalisierung und Multikulturalität seien Herausforderungen, deren drängende Kraft nicht an den Labortüren Halt mache. Eine zukunftsfähige Ernährungswissenschaft habe sich daher auch psychologischen, sozialen und kulturellen Faktoren gegenüber zu öffnen – ohne dabei die naturwissenschaftlichen Kernkompetenzen zu vergessen. Hierfür gibt es – so der Tenor von Uwe Spiekermann (Heidelberg) – eine Reihe historischer Vorbilder, an die sich anzuknüpfen lohne. Sein kritischer Rückblick auf die Geschichte der Ernährungswissenschaft zeigt, dass gerade die Begründer des Faches von sozialer Verantwortung geprägt waren und sich aktiv in die gesellschaftlichen Debatten ihrer Zeit einbrachten. Gerade um der Gefahr politischer Indienstnahme zu entgehen, sei neben dem „rein Fachlichen" der Begriff des handelnden Menschen als neue Zielgröße wissenschaftlicher Arbeit ernst zu nehmen.

Im zweiten Themenblock widmen sich schulemachende Fachvertreter/innen den ernährungswissenschaftlichen Kernfächern. Werner Kübler (Gießen) stellt die Ernährungsphysiologie als angewandte Wissenschaft dar, deren Grad von „Exaktheit" nicht den der naturwissenschaftlichen Grundlagenfächer erreichen könne. Diese Begrenzung werde auch künftig die Arbeit kennzeichnen, das sei der Preis für die relative Nähe zum essenden Menschen. Reinhold Kluthe (Freiburg) präsentiert den Beitrag der Ernährungsmedizin. Abseits spezialisierter Forschung und wirksamer Therapie sei es in den letzten Jahren in bisher unbekanntem Ausmaß gelungen, das Fachwissen auch in den Kliniken zu verankern, die ernährungsmedizinischen Maßnahmen zu vereinheitlichen und die Ausbildung der Mediziner zu verbessern. Dies sei zukunftsfähig, denn so kann Gesundheit besser gefördert, Krankheit gezielter bekämpft werden. Rosemarie von Schweitzer (Gießen) weitet die Diskussion um einige immer auch normative Grundfragen der Haushaltswissenschaften. Gutes Leben und Gesundheit seien immer wieder neu zu diskutieren, die Fähigkeit Humanvermögen zu bilden, sei stets gefährdet. Sie plädiert für eine nicht allein marktgehorsame, sondern gerade auch gesellschaftlich wirksame Wissenschaft. Wichtig sei dabei, die eigene Sprache nicht zu weit von den Menschen zu entfernen – hier seien die Defizite der Ernährungswissenschaft besonders deutlich.

Der folgende dritte Themenblock präsentiert die Überlegungen von universitär arbeitenden Wissenschaftler/innen, die etablierte, zugleich aber kontrovers diskutierte Teildisziplinen vertreten. Herbert Schuster (Berlin) verdeutlicht am Beispiel der Gensequenzierung die neuen Chancen der Molekularbiologie. Er zeigt Perspektiven einer gezielten Prävention auf, die auch die Ernährungsberatung auf neue Grundlagen stellen könne. Felix Escher und Béatrice Conde-Petit (Zürich) verweisen auf eine andere präventive Strategie. Die Lebensmitteltechnologie sichere und optimiere Lebensmittelqualität schon vor dem Verzehr, greife daher strikter als manche Form der Beratung. Dennoch sei man auf die Erkenntnisse der anderen Teildisziplinen angewiesen und insbesondere von einem gesellschaftlichen Meinungsbildungsprozess über optimale Lebensmittel abhängig. Eva Barlösius (Berlin) dokumentiert eindringlich, dass hierüber umfassende Kenntnisse bestehen. Die sozial- und kulturwissenschaftliche Ernährungsforschung habe – entgegen weit verbreiteter Vorurteile bei Naturwissenschaftlern – ein breite Fülle harter Fakten ergeben. Ernährungsberatung und Gesundheitspolitik hätten eine valide Grundlage, wenn sie die Ergebnisse aller einschlägigen Wissenschaften nutzen würden. Einzelne Wissenschaften könnten dieses jedoch nicht leisten. Joachim Westenhöfer (Hamburg) bestätigt diese Doppelgesichtigkeit des Essens zwischen biologischer Notwendigkeit und kultureller Gestaltungsfreiheit. Psychologen könnten hier wichtige Brückenfunktionen übernehmen, denn im Felde ernährungsabhängiger Krankheiten, der Ernährungsberatung, des Social Marketing und einer effektiveren Gesundheitspolitik gäbe es wichtige und weiterführende Grundlagenforschung.

Am Ende des Bandes stehen in einem vierten Block Arbeiten jüngerer Wissenschaftler, die Grundfragen nach Informationsgewinnung, Öffentlichkeit, Nachhaltigkeit und Interdisziplinarität angehen. Peter Wiesner (Heidelberg) zeichnet die faszinierenden Chancen der neuen Informationstechniken nach, die es auch der Ernährungswissenschaft ermöglichen können, gezielter und effizienter zu arbeiten. Andrea Jahnen (Fulda) konzentriert sich auf die Vermittlung ernährungswissenschaftlicher Kenntnisse, da die jetzige Form der Ernährungsberatung kaum zukunftsfähig sei. Hier gelte es neue unkonventionelle Wege zu beschreiten und sicher auch, dem Studium der Ernährungswissenschaft neue Ideen zu vermitteln. Karl von Koerber (München) weitet die Diskussion über die Grenzen Mitteleuropas, stellt die Frage nach der Zukunftsfähigkeit unserer Ernährung vor dem Hintergrund globaler Aufgaben. Eine ernährungsökologische Perspektive erfordere auch eine andere Ernährungswissenschaft, die stärker interdisziplinär arbeite, die sich zugleich aber auch stärker gesellschaftlichen Problemen stelle. Hier lägen grundsätzlichere Aufgaben wissenschaftlicher Arbeit, die immer auch Hilfestellung und Anregung für den Einzelnen sein müsse. Dass und wie dieses möglich ist, verdeutlich abschließend Christian Ganzert (Bonn). Seine Erfahrungen aus den Agrar- und Umweltwissenschaften zeigen Konturen einer anwendungsbezogenen, öffentlichkeitsnahen und zugleich theoretisch hoch reflektierten Wissenschaft, die auch für die Ernährungswissenschaft Leitcharakter haben könnte.

Die vorliegenden Beiträge verdeutlichen, dass die Zukunft der Ernährungswissenschaft wohl nicht im Rückzug auf die vermeintlichen naturwissenschaftlichen Kernkompetenzen liegen wird. Stattdessen schälen sich Konturen einer interdisziplinären Wissenschaft heraus, die den Ernährungswissenschaftler/innen der Zukunft mehr abverlangen werden als sie in ihrer gegenwärtigen Ausbildung vermittelt bekommen. Die Zukunft der Ernährungswissenschaft wird davon abhängen, ob es gelingt, die gesellschaftlichen Herausforderungen und ökonomischen Zwänge aufzugreifen und in ein überzeugendes Lehr- und Forschungsangebot zu überführen. Dieses wird immer auf den Stärken der Teildisziplinen basieren. Doch es wird insgesamt interdisziplinär sein müssen, um Zukunftschancen zu haben und zu eröffnen. Wer im Zeitalter der Globalisierung fremde (Wissens-)Kulturen unbeachtet lässt, wird keine Zukunft haben.

Wir wünschen uns, dass der vorliegende Band Impulse für eine Diskussion gibt, die sich diesen Fragen stellt. Und wir hoffen, dass daraus der Mut erwächst, Konsequenzen in Ausbildung, Forschung, Öffentlichkeit und Politik zu ziehen, um eine gesunde und zukunftsfähige Ernährung aller zu ermöglichen.

Dr. Rainer Wild-Stiftung

Uwe Spiekermann, Gesa U. Schönberger   Heidelberg im Juli 2000

Inhaltsverzeichnis

Abkürzungsverzeichnis

BA	Bundesanstalt
BÄK	Bundesärztekammer
BGA	Bundesgesundheitsamt
BgVV	Bundesinstitut für gesundheitlichen Verbrauchsschutz und Veterinärmedizin Berlin
BMBF	Bundesministerium für Bildung, Wissenschaft, Forschung und Technologie
BSE	Bovine spongiforme Enzephalopathie
DAEM	Deutsche Akademie für Ernährungsmedizin
DGE	Deutsche Gesellschaft für Ernährung
DGEM	Deutsche Gesellschaft für Ernährungsmedizin
DNA	Desoxyribonucleinsäure
EANS	European Association of Nutritional Scientists
EBA	Ernährungsbeauftragter Arzt
FAO	Food and Agriculture Organization
FU	Freie Universität
GEN	Group of European Nutritionists
GfK	Gesellschaft für Konsumforschung
GOÄ	Gebührenordnung für Ärzte
GRANO	ehemals: Ökologische Konzeptionen für die Gestaltung Regionaltypischer Agrarlandschaften Nordost-Deutschlands jetzt: Ansätze zu einer dauerhaft-umweltgerechten landwirtschaftlichen Produktion: Modellgebiet Nordost-Deutschland
HMG-CoA-Reduktase	Hydroxymethylglutaryl-Coenzym-A-Reduktase
IfE	Institut für Ernährungswissenschaft
IFT	Institute of Food Technologists
LÄK	Landesärztekammer
LDL-Receptor	Low Density Lipoprotein Receptor
MAB	Man and Biosphere
NUS	Nationaler Untersuchungs-Survey
NVS	Nationale Verzehrsstudie
VERA	Verbundstudie Ernährungserhebung und Risikofaktoren-Analytik

Autorenverzeichnis

PD Dr. Eva Barlösius
Wissenschaftszentrum Berlin für
Sozialforschung (WZB)
Public Health
Reichpietschufer 50
10785 Berlin-Tiergarten
Tel.:   ++49 (0) 30 / 2 54 91-516
Fax: ++49 (0) 30 / 2 54 91-566
E-Mail:
barloesius@medea.wz-berlin.de

Prof. Peter Belton, PhD
Institute of Food Research
Deputy Director
Head of Laboratory
Norwich Research Park, Colney
Norwich NR4 7UA
United Kingdom
Tel.:   ++44 (0) 16 03 / 25 50 00
Fax: ++44 (0) 16 03 / 50 77 23
E-Mail: peter.belton@bbsrc.ac.uk

Prof. Dr. Felix Escher
Dr. Béatrice Conde-Petit
Institut für
Lebensmittelwissenschaft
Eidgenössische Technische
Hochschule Zürich
ETH-Zentrum
8092 Zürich, Schweiz
Tel.:   ++41 (0) 1 / 6 32-32 87
Fax: ++41 (0) 1 / 6 32-11 23
E-Mail: escher@ilw.agrl.ethz.ch
beatrice.conde@ilw.agrl.ethz.ch

Dr. Christian Ganzert
Büro für regionale Landentwicklung
Teutoburger Str. 17
50678 Köln
Tel.:   ++49 (0) 221 / 932-11 16
Fax: ++49 (0) 221 / 932-11 17

Dr. Andrea Jahnen
Fachhochschule Fulda
Marquardstr. 35
36039 Fulda
Tel.:   ++49 (0) 661 / 9640-117
Fax: ++49 (0) 661 / 9640-189
E-Mail:
andrea.jahnen@verw.fh-fulde.de

Prof. Dr. Reinhold Kluthe
Deutsche Akademie für
Ernährungsmedizin e.V.
Reichgrafenstr. 11
79102 Freiburg
Tel.:   ++49 (0) 761 / 70 40 2-12
Fax: ++49 (0) 761 / 7 20 24
E-Mail: daem.freiburg@t-online.de

Dr. Karl von Koerber
Beratungsbüro für
ErnährungsÖkologie
Entenbachstr. 37
81541 München
Tel.:   ++49 (0) 89 / 65 10 21-31
Fax: ++49 (0) 89 / 65 10 21-32
E-Mail: Karl.v.Koerber@t-online.de

Prof. Dr. Werner Kübler
Institut für Ernährungswissenschaft
Universität Gießen
Goethestr. 55
35390 Gießen
Tel.:   ++49 (0) 641 / 99 39-110
E-Mail:
werner.w.kuebler@ernaehrung.
uni-giessen.de

Dipl.oec.troph. Gesa Schönberger
Dr. Rainer Wild-Stiftung
In der Aue 4
69118 Heidelberg
Tel.:   ++49 (0) 62 21 / 89 98-30
Fax: ++49 (0) 62 21 / 89 98-40
E-Mail: G.Schoenberger@t-online.de

Prof. Dr. Herbert Schuster
INFOGEN – Medizinische Genetik
GmbH
Robert-Rössle-Str. 10
13125 Berlin
Tel.:   ++49 (0) 30 / 94 89-33 66
Fax: ++49 (0) 30 / 94 89-33 71
E-Mail: schuster@infogen.de

Prof. Dr. Rosemarie von Schweitzer
Institut für Wirtschaftslehre des
Haushalts
Universität Gießen
Bismarckstr. 37
35390 Gießen
Tel.:   ++49 (0) 641 / 99 39-306

Dr. Uwe Spiekermann
Dr. Rainer Wild-Stiftung
In der Aue 4
69118 Heidelberg
Tel.:   ++49 (0) 6621 / 89 98-36
Fax: ++49 (0) 6621 / 89 98-40
E-Mail: U.Spiekermann@t-online.de

Prof. Dr. Joachim Westenhöfer
Fachbereich Ökotrophologie
Fachhochschule Hamburg
Lohbrügger Kirchstr. 65
21033 Hamburg
Tel.:   ++49 (0) 40 / 4 28-91-27 39
Fax: ++49 (0) 40 / 4 28-91-27 04
E-Mail: Joachim.Westenhoefer@rzbd.
fh-hamburg.de

Dr. Peter Wiesner
Lion bioscience AG
Waldhofer Str. 98
69120 Heidelberg
Tel.:   ++49 (0) 62 21 / 40 38-164
Fax: ++49 (0) 62 21 / 40 38-101
E-Mail: wiesner@lion-ag.de

Ernährungswissenschaft zwischen Wirtschaft und Öffentlichkeit

GESA U. SCHÖNBERGER

Die Zukunft der Ernährung oder der Ernährungswissenschaft steht nicht zum ersten Mal im Mittelpunkt wissenschaftlicher Diskussion. Während der Vorbereitung für diesen Beitrag wurde deutlich, dass es in den letzten Jahren eine ganze Reihe von ähnlichen Veranstaltungen gab (Tab. 1). So fand 1994 in Gießen ein Forum zum Thema „Experimentelle Ernährungsforschung 2000" statt. Drei Jahre später lud die DGE vor dem Hintergrund politischer Veränderungen zur Arbeitstagung „Ernährungsberatung – quo vadis?" ein. Die in Gießen stattgefundene Veranstaltung „Reflexionen Visionen" war ebenfalls zukunftsgewandt konzipiert. Anlass war damals die akademische Verabschiedung von Prof. Claus Leitzmann. Aber nicht nur die Wissenschaft, sondern auch Politik und Wirtschaft blicken in die Zukunft.

Tabelle 1. Aktuelle Veranstaltungen zur Zukunft der Ernährung(swissenschaft) (Auswahl)

Veranstaltung	Weiterführende Literatur
Experimentelle Ernährungsforschung 2000, Gießener Forum, Universität Gießen 1994	Leonhäuser 1995
Ernährungsberatung – quo vadis?, DGE Arbeitstagung, Frankfurt 1997	Schnur 1997
Reflexionen Visionen, Akademische Verabschiedung von Prof. Dr. Claus Leitzmann, Universität Gießen 1998	–
Zwischen Öko-Kost und Designer-Food. Ernährung im 21. Jh., AID Forum, Bonn 1999	AID 1999
Zukunft durch Wissenschaft, Diskussionsrunde, Bonn 1999	Brettschneider 1999
Lebenswelten für Morgen, Kongreß des Braunschweiger Preis e. V., Braunschweig 1999	–
Expo 2000, Weltausstellung, Hannover 2000	WHO 1999, EXPO 1999, Hesse u. Roth 1999

Die nahende Jahrtausendwende – im Grunde nur ein Datumswechsel – wird scheinbar als Wendezeit empfunden (Roth 1999, Hautvast 1993, Atkinson 1989). Ein guter Anlass auch für die Dr. Rainer Wild-Stiftung, um über neue Wege nachzudenken. Im Gegensatz zu den oben angeführten Veranstaltungen sollte es diesmal um die Ernährungswissenschaft als solche gehen. Das Forum dient somit nicht der Präsentation neuer und neuester Forschungsergebnisse, vielmehr einer Inventur der Ernährungswissenschaft, mit dem Ziel, die kommende Zeit durch Planung zu gestalten.

Wissenschaftlicher Fortschritt lässt sich kaum vorhersagen. Einfacher möglich ist dagegen die Fortschreibung bereits bestehender Entwicklungen. Dabei hängt die Dimension jeder Voraussage allein von der Vorstellungskraft des Vorausblickenden ab. Anders ausgedrückt:

> Voraussagen beantworten nicht mehr unbedingt was in Zukunft entwickelt wird, sondern nur wann. (COUET U. FISCHBACH 1999)

Wissenschaft besteht aber nicht nur aus linearen Entwicklungen, sondern ist häufig durch Innovationen geprägt. Diese wiederum entziehen sich der menschlichen Vorstellungskraft meist völlig. Obwohl Voraussagen also immer fehlerhaft sind, sollten gemeinsam solche gewagt werden. Dabei wäre es fatalistisch, analog zu dem o. g. Zitat, nur über das „was" und das „wann" zu sprechen. Es stellt sich auch die Frage nach dem „wie" – eine Gestaltungsfrage also, die jeden Einzelnen in die Verantwortung für die Zukunft nimmt.

Zur Einführung in das 6. Heidelberger Ernährungsforum soll zunächst der Blick auf aktuelle Entwicklungen im Bereich Markt und Verbraucher gelenkt und deren Verbindung zur Ernährungswissenschaft erörtert werden. Im Folgenden wird kurz auf die Situation der Ernährungswissenschaft, insbesondere die Situation des Studiums der Oecotrophologie in Deutschland eingegangen. Als Fazit werden dann Fragen der Kommunikation und Identität des Faches im Vordergrund stehen. Dies dient der Hintergrundinformation, nicht zuletzt, um Konzeption und Ziele des 6. Heidelberger Ernährungsforums zu erläutern und zu begründen (Siehe auch S. V – VIII).

Für den Markt der Lebensmittel spielt die Werbung eine große Rolle. Sie prägt z. B. unsere Leitbilder von Menschen und von Lebensqualität. Junge und jung gebliebene, schlanke und für westliche Begriffe gut aussehende Personen mit jeweils sehr ähnlichem Körperbau, Fröhlichkeit, Unbeschwertheit und Individualität kennzeichnen den idealen Menschen der Werbewelt. Gerade für Botschaften aus dem Lebensmittelbereich wird jedoch häufig noch ein zweites Mittel eingesetzt. Wissenschaftliche oder pseudowissenschaftliche Aussagen werden genutzt, um der Werbebotschaft Nachdruck zu verleihen.

So dient die Wissenschaft der Werbung als strategisches Instrument. Nicht immer werden dafür wissenschaftliche Ergebnisse richtig übertragen, nicht immer finden sich die Forscher in solchen Werbeaussagen wieder.

Dennoch erreicht auf diese Weise eine wissenschaftliche Aussage – werbetechnisch aufbereitet – den Verbraucher. Mit Werbebotschaften beweisen Marketingfachleute, dass sie eine ganze Menge von den Motiven von Verbrauchern und damit von Ernährungsverhalten verstehen – Absatzzahlen beweisen es. Glaubt man der Werbung, so ist gesunde Ernährung „in". Der Lebensmittelmarkt prägt diesen Trend nicht nur aktiv mit, er reagiert auch auf eine sich verändernde Nachfrage. Nicht von ungefähr ist deshalb der Markt der „gesünderen" Lebensmittel einer der am schnellsten wachsenden Märkte in Europa in den letzten 20 Jahren. Mit Verkaufsumsätzen von rund 45 Mrd. DM in den 5 wichtigsten europäischen Ländern boomen Branchen wie Molkereien und das Backgewerbe (Tab. 2). Interessanterweise gehört zum Markt der „gesünderen" Lebensmittel nicht nur der Sektor der „Neuartigen Lebensmittel", sondern auch der der Bio-Lebensmittel (Beck 1999).

Im Reigen der neuartigen Lebensmittel stehen immer noch die mit verringertem Fett- und Kaloriengehalt an der Spitze. Ein Beispiel aus England, das sich sicherlich auch auf Deutschland übertragen lässt: Etwa 1980 begannen die ersten schlankheitsbewussten Konsumenten mit dem Kauf von fettreduzierter Milch. Seitdem ist deren Marktanteil ständig gestiegen und heute ist der Konsum dieser Milch dort die Norm (NN 1999 b).

Tabelle 2. Der Markt der „gesünderen" Lebensmittel (NN 1999 b):

- Verkaufsumsätze in den 5 wichtigsten europäischen Ländern: 45 Mrd. DM
- Wichtigste Branchen: Milchprodukte, Streichfette, Süß- und Backwaren, Salatsoßen, Snacks, Marmeladen und Konfitüren, alkoholfreie Getränke, alkoholfreie Heißgetränke, Bio-Lebensmittel, Functional Food, diätetische Lebensmittel und Nahrungsergänzungsmittel
- „Gesünder" durch Zusatz: Vitamine, Mineralstoffe, Proteine, Bakterien, pflanzliche und tierische Isolate
- „Gesünder" durch Elimination: Fett, Kohlenhydrate, Kochsalz, Alkohol

Im Rahmen dieser Entwicklungen gewinnen Lebensmitteltechnologen zunehmend an Bedeutung. Sie müssen Wunder vollbringen, um Lösungen für problematische Zusammensetzungen und unerwünschte Geschmacksnoten zu erarbeiten; z. B. für die Verwendung von lipophilen Vitaminen in lipophoben Produkten oder um Süßwaren mit Fettsäuren aus Fischmehl anzureichern (BASF 1999).

Die Entwicklung neuer Lebensmittel konfrontiert uns auch mit einer zunehmend technisierten Sprache (HH Royal TS, LC 1) und mit einem sich verändernden Bild von Lebensmitteln. Im Sektor der Kinder- und Jugendprodukte wird das besonders deutlich: das Essen wird zum Spiel oder zum Märchen (Happy Hippo Snack).

Wir stehen heute auch vor dem Phänomen eines Paradigmenwechsels: Nahrung wird als Medizin verstanden (Sloan 1999). Auf dem 1998er Jahreskongress des Institute of Food Technologists (IFT) der USA hatten etwa ein Viertel aller ausgestellten Zutaten, Produkte oder Technologien einen Bezug zu gesunder Ernährung (Sloan 1998). Und das mit gutem Grund: Marktforscher erwarten, dass der Anteil älterer und bereits ab dem Kindesalter morbider Personen weiter steigt und dies zu einer Nachfragesteigerung nach speziell zugeschnittenen Lebensmitteln führen wird (Sloan 1999). Schon heute lassen sich tendenziell Veränderungen aufzeigen, die nicht völlig neu sind, die aber zeigen, in welche Richtungen sich die Gesellschaft weiter entwickeln wird:

Tabelle 3. Gesellschaftliche Veränderungen im Ernährungsbereich (Kutsch 1996, Alvensleben 1999, EUR-OP News 1999):

- Demographische und sozial-strukturelle Veränderungen: Senioren und Singles, ausländische Volksgruppen, höherer Bildungsstand
- Veränderte Wertorientierungen und Grundeinstellungen: Tendenz zu höherer Bildung und mehr Informationsbedarf, Sättigungsphänomen (Risikobereitschaft, Technikakzeptanz, häusliche Tischgemeinschaft, Expertenvertrauen, pessimistische Weltsicht)
- Neue Verhaltensmuster und Lebensstile: Erlebniskomponente, Einkaufsverhalten, Risikoverhalten, Freizeitkonsum

Nicht nur die demographische Zusammensetzung der Bevölkerung wird sich verändern, sondern auch ihre soziale Struktur. Veränderte Wertorientierungen und Grundeinstellungen sowie neue Lebensstile der kommenden Generationen werden sich auch im Essen niederschlagen. Für eine zukunftsfähige Ernährungswissenschaft wäre es notwendig, auf diesen Wandel einzugehen, ihn zu begleiten und mit zu prägen – anstatt dem Marketing das Feld zu überlassen. Zurück zu den Verbrauchern: Sie kennen die vielfältigen an sie herangetragenen Botschaften gut. So bestätigte der kürzlich veröffentlichte Pan-EU-Survey (European Commission 1999) das Bewusstsein für die Verbindung von Ernährung und Gesundheit in Europa (Abb. 1). Nahrung wird neben Stress und Rauchen von vielen Bürgern zu einem der zwei wichtigsten Risikofaktoren gezählt. Gleichzeitig – und das ist nichts Neues – klafft eine Lücke zwischen dem Wissen über gesunde Ernährung und dem Handeln. Wie uns die Iglo-Forum-Studie klar gemacht hat, gibt es außerdem nach wie vor auch Verbraucher ohne größeres Interesse an gesunder Ernährung. Ja, dies wird sogar offensiv geäußert (Iglo-Forum o.J.). Möglicherweise ist ein Grund dafür eine gewisse Verunsicherung (Alvensleben 1999, Bergmann 1999). Möglicherweise ist diese ablehnende Haltung aber auch darin zu suchen, dass Verbraucher heute regelmäßig mit wissenschaftlichen Themen konfrontiert werden – nicht nur durch

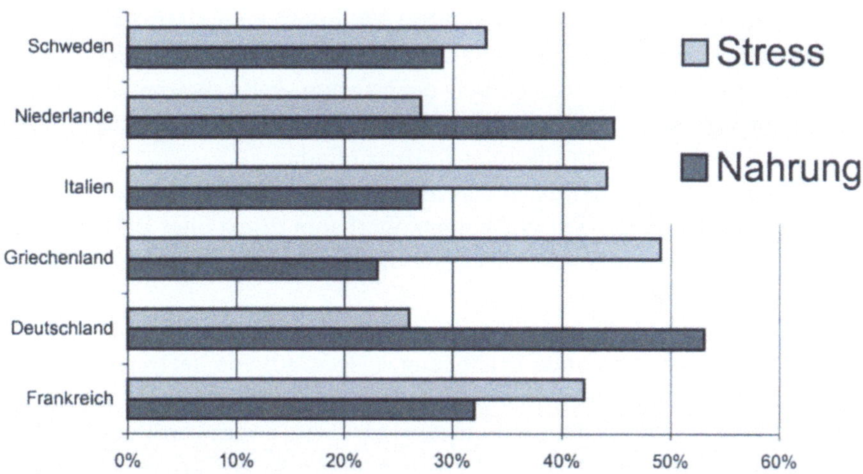

Abb. 1. Gesundheitsrisiken im EU-Vergleich: Einschätzungen von Nahrung und Stress (nach European Commission 1999)

die Werbung, auch z.B. durch die Politik oder durch Lebensmittelskandale (Bergmann 1998). Der dadurch beim Verbraucher entstehende Informations-Mix führt dazu, dass er oft falsche Schlüsse zieht. Aber was ist wirklich falsch? Nach einer Verbraucherbefragung zu aktuellen wissenschaftlichen Themen ergibt sich aus Verbrauchersicht folgende Einschätzung von Gesundheitsrisiken (Alvensleben 1999):

1. Salmonellen in Eiern
2. BSE
3. Pflanzenschutzmittel-Rückstände
4. Schweinepest
5. Verdorbene Lebensmittel
6. Hormone im Kalbfleisch
7. Gentechnisch veränderte Lebensmittel
8. Unausgewogene Ernährung
9. Cholesterin
10. Konservierungsstoffe

Für Verbraucher ganz oben stehen nach dieser Studie Salmonellen und BSE, ganz unten „Gespenster" wie das Cholesterin und die Konservierungsstoffe. Wie leicht sich solche Einschätzungen in kurzer Zeit wieder verändern kön-nen, weiß jeder von uns. Auch für die Wissenschaft, die über ein deutlich größeres Hintergrundwissen verfügt, ist es schwer, das Potential dieser Ge-sundheitsrisiken abzuschätzen, geschweige denn, befriedigende und gesell-schaftlich relevante Lösungsvorschläge zu machen. Denn diese Probleme sind extrem komplex. Die Fragen, z.B. über Pflanzenschutzmittelrückstände in Lebensmitteln, werden nicht nur an den Physiologen gerichtet. Jedes dieser Themen geht alle Disziplinen entlang der Nahrungskette an, vom Landwirt bis zum Politiker. Lösungen sind nicht allein aus einer Richtung, sondern meist nur durch ein Zusammenspiel aller Kräfte zu finden.

Was ist nun der Anteil der Ernährungswissenschaft an diesen Entwicklungen? Inwiefern ist sie an den Entwicklungen überhaupt direkt oder indirekt beteiligt? In diesem Rahmen soll nur auf besonders wichtig erscheinende Punkte hingewiesen werden:

1. Botschaften über gesunde Ernährung, ausgesandt von Vertretern und Organen der Ernährungswissenschaft und von den Instanzen der Ernährungsberatung greifen indirekt in den Markt ein. Durch Veröffentlichungen wie die 10 Regeln der DGE wird z.B. der Markt der gesünderen Lebensmittel unterstützt, ja gerechtfertigt. Auch der andauernde Disput zwischen Vertretern des Functional Food- und des Bio-Sektors trägt dazu bei, da wir ja gesehen haben, dass beide Richtungen im Grunde dieselbe Botschaft beinhalten: gezielt ausgewählte Lebensmittel sind gesünder als andere. So wird der gerade angesprochene Paradigmenwechsel von vielen Ernährungswissenschaftlern – gewollt oder ungewollt – getragen und forciert.

2. Die Beziehung zwischen Verbrauchern, Markt und Ernährungswissenschaft folgt einer wechselnden Konjunktur. Durch neue Entwicklungen auf dem Lebensmittelmarkt erhält auch das Ansehen der Ernährungswissenschaft zumeist einen Aufschwung; dies wurde insbesondere im Sektor der probiotischen Lebensmittel deutlich. Durch Skandale wie dem Dioxinvorkommen in belgischen Lebensmitteln leidet nicht nur die Lebensmittelwirtschaft, sondern auch die ganze Profession der Ernährungswissenschaftler.

   Auch die Politik hat an den Schwankungen ihren Anteil. So hat die politische Unterstützung der Ernährungsberatung, die Schaffung von Stellen und die Bereitstellung von Mitteln die Ernährungswissenschaft in der Öffentlichkeit stärker mit dem Präventionsgedanken verbunden als es aus der Wissenschaft selbst heraus möglich gewesen wäre – sehr zum Wohl des Ansehens und der Bekanntheit der Disziplin. Heute, nachdem vielerorts gestrichen wurde, ist ein deutlicher Imageverlust eingetreten; nach dem Motto: Ernährungsberatung hilft sowieso nicht, Ernährungberater sind überflüssig.

3. Wissenschaft und Forschung lassen sich heute nicht mehr von gesellschaftlichen und ökonomischen Entwicklungen entkoppeln. Die Felder beeinflussen sich wechselseitig. Kann man gesunde Ernährung fördern ohne sich parallel Gedanken über den damit verbundenen gesellschaftlichen Begriff von Gesundheit zu machen? Welche Werthaltungen finden sich in den Emp-

fehlungen der Ernährungswissenschaft? Für welche dieser Werte ist der Verbraucher besonders empfänglich? Ist ein bestimmtes (gesundes) Ernährungsverhalten wirklich gesellschaftlich vorteilhaft?

Die Ernährungswissenschaft in Deutschland

Ohne diese Fragen beantworten zu können, soll nun kurz auf die Situation der Ernährungswissenschaft in Deutschland eingegangen werden. Damit beginnt bereits ein Dilemma: Denn es ist aufgrund ihrer Komplexität kaum möglich, die Gesamtsituation der Ernährungswissenschaft in Kürze darzustellen. Das wäre ein interessantes zukünftiges Forschungsziel. Deshalb soll in diesem Rahmen nur auf den Teil der Ernährungswissenschaft eingegangen werden, der diese Bezeichnung für sich beansprucht: die Oecotrophologie. Um einige Probleme deutlich zu machen, wird im Folgenden vor allem auf die ernährungswissenschaftliche Seite der Oecotrophologie eingegangen. Dennoch muss betont werden, dass diese durch die komplementären Forschungsfelder der Haushaltswissenschaft weiter an Komplexität zunimmt.

Die so definierte Oecotrophologie muss als noch junge Disziplin und als themenbezogene Wissenschaft in der ausgeprägten Wissenschaftslandschaft ihre Arbeitsfelder abstecken und behaupten. Gleichzeitig muss sie sich auch im Rahmen der zunehmenden Globalisierung im internationalen Kontext einordnen.

Die finanziellen und personellen Probleme der Hochschulen sind schnell in zwei Sätzen gebündelt:

1. der Fortbestand des Studienganges Oecotrophologie wird ernsthaft diskutiert und
2. jede Professur, bald jede Stelle steht unter enormem Rechtfertigungsdruck (Schlich 2000). Dies ist allein schon ein Grund, um über die Zukunft der Ernährungswissenschaft nachzudenken.

Die Situation der Ernährungswissenschaft in Deutschland spiegelt sich in der Entwicklung des Studiums wider. Auch wenn die Inhalte eines Studiums nicht mit der gleichnamigen Wissenschaftsdisziplin gleichzusetzen sind, kennzeichnen sie doch die Richtung, in der der wissenschaftliche Nachwuchs geprägt wird. Kein/e Wissenschaftler/in kann sich von dem von ihr/ihm vertretenen Fach vollständig distanzieren. So postuliere ich, dass Entwicklungen, die sich im Lehrangebot zeigen, stellvertretend für Entwicklungen des Faches stehen.

Von Elmadfa und Leitzmann aus dem Jahr 1988 stammt Abb. 2. Sie zeigt viele mit dem Thema Ernährung und Essen verbundene Gebiete. Interessant ist daran, dass die Graphik mehr Fächer zeigt als in den Hochschulen im Studium Ernährungswissenschaft gelehrt werden. In Wirklichkeit ist das Spektrum

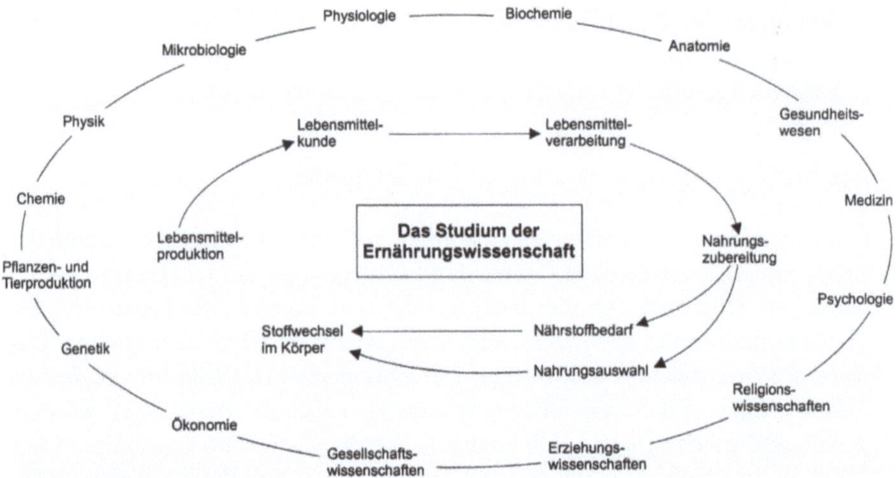

Abb. 2. Themenbezogene Wissenschaft von Ernährung und Essen (Elmadfa u. Leitzmann 1998)

der ernährungsrelevanten Disziplinen sogar noch viel breiter. Es wäre ein zu hoher Anspruch, wollte man alle diese Fächer für alle Studenten zur Pflicht machen. Doch ihr Fehlen im ernährungswissenschaftlichen Fächerkanon der deutschen Hochschulen senkt nicht ihre Bedeutung für das Thema.

Die Graphik zeigt auch schon indirekt, dass ein aus dem Studium hervorgegangener Ernährungswissenschaftler nur begrenzte Kompetenz in Sachen Ernährung und Essen mitbringt. Dennoch wird die Berufsbezeichnung von einem relativ einheitlichen Absolvententypus besetzt – gerade von den Absolventen, denen nur bestimmte Fächer geboten wurden.

Abb. 3 zeigt, dass auch die Absolventen der Ernährungswissenschaft, hier nur auf die in Deutschland angebotenen universitären Studiengänge bezogen, unterschiedlich breite Kompetenzen besitzen.

Obwohl die teilweise sehr großen Detailunterschiede zwischen den Hochschulangeboten in der Abbildung vernachlässigt wurden (verfügbare Mittel, Anzahl der Lehrstühle, Studentenzahlen), ist es eindeutig, dass der Schwerpunkt der Ernährungswissenschaft auf den naturwissenschaftlichen Fächern liegt. Die jüngsten Studiengänge, Potsdam und Jena, weisen eine Spezialisierung auf naturwissenschaftliche Inhalte auf. Die traditionsreicheren Universitäten bieten heute noch ein größeres Fächerspektrum an. Doch auch dort gibt es Diskussionen, die Ernährungswissenschaft bei den Life Sciences zu verankern (Hohenheim, Weihenstephan) und sich damit vor allem von den Sozialwissenschaften zu verabschieden. Dahinter steht der Verteilungskampf um Forschungsgelder einerseits, andererseits aber auch die vermeintlich bessere Behauptung der Absolventen auf dem Arbeitsmarkt (Herrmann 1999).

Ort (Studienrichtung)/ Studienschwerpunkt	Medizinisch-naturwissen-schaftlich	Technisch, lebensmittel-wissenschaftlich	Wirtschaftlich	Sozialwissen-schaftlich
Bonn (E+H)				
Giessen (E+H)				
Kiel (E+H)				
Weihenstephan (E+H)				
Jena (E)				
Hohenheim (H-ökonomie)				
Hohenheim (E)				
Potsdam (E)				

E = Ernährungswissenschaft   H = Haushaltswissenschaft

Abb. 3. Schwerpunkte der ernährungswissenschaftlichen Studienfächer in Deutschland (nach Benterbusch u. Leonhäuser 1998)

Diese Meinung deckt sich mit der von Studienanfängern in Gießen, für die ihr zukünftiges Berufsfeld der Ernährungswissenschaft vereinfacht ausgedrückt ein Spezialgebiet von Biologie und Medizin ist (Schönberger u. Spiekermann 1998). Eine einheitliche „Corporate Identity" der Oecotrophologen (Schweitzer 1996) ist nicht in Sicht.

An der Universität Gießen existierte deutschlandweit der einzige eigenständige Fachbereich der Haushalts- und Ernährungswissenschaft – allerdings nur für kurze Zeit. Er wurde 1999 wieder an die Agrarwissenschaften angegliedert. Mag sein, dass es positiv ist, nun die gesamte Nahrungskette in einem kombinierten Fachbereich zu behandeln. Der Disput zwischen Vertretern der stärkeren Spezialisierung einerseits und des breiteren Forschungsansatzes andererseits ist jedoch deshalb nicht beendet. Fest steht allerdings, dass mit diesem Schritt das Ansehen der Ernährungswissenschaft in der Wissenschaftslandschaft Deutschlands und die gesellschaftliche Anerkennung wiederum stark gelitten haben.

Trotz vermeintlich schlechtem Image und möglicher Geringschätzung nehmen sich überraschenderweise neu zu gründende Studienrichtungen den interdisziplinären Ansatz zum Vorbild (Wiegand 1995). Auf dem Feld der Ernährung sind besonders die Public Health-Studiengänge zu nennen. Jedoch auch viele der anderen in Abb. 4 zusammengestellten Ausbildungsgänge sind interdisziplinär ausgerichtet – und viele sind jünger als die Ernährungswissenschaft.

Kann es sein, dass die erst in jüngerer Zeit mit Elan und großer politischer Unterstützung gegründeten Gesundheitswissenschaften oder Public Health-

Universitätsstudiengänge:	
	Oecotrophologe-in/ Ökotrophologe-in, Dipl. oec. troph., Dr. oec. troph./Dr. agr.
	Haushaltsökonom, Dr. oec./Dr. rer. soc.
	Ernährungswissenschaftler/in, Dipl. Ernähr., Dr. rer. nat.
	Trophologe/in, Dipl. troph.
Weitere Studiengänge:	
Aufbaustudiengänge	Diplom-Oecotrophologe/in (FH)
	Diplom-Ingenieur/in Ernährungs- und Hygienetechnik
	Diplom-Ingenieur/in Lebensmitteltechnik/Hausgerätetechnik
	Diplom-Gesundheitswirt/in (FH)
	Public Health Nutrition
	Ernährungsmedizin
	European Master of Public Health Nutrition
	Magister Sanitatis Publicae
	Master of Science International Health, MIH
	Öffentliche Gesundheit und Epidemiologie
	Public Health
Ausbildungen	
	Staatl. geprüfte/r Oecotrophologe/in
	(~Hauswirtschaftsleiter/in)
	Staatl. geprüfte/r Diätassistent/in

Abb. 4. „Ernährungswissenschaft" und verwandte Ausbildungen (Auswahl) (nach Benterbusch u. Leonhäuser 1998, NN 1999 a, Dierks et al. 1995, Hoffmann u. Carsten 1999)

Studiengänge (Troschke 1996) in Zukunft einen Teilbereich der Tätigkeitsfelder übernehmen werden, die bisher auch durch Oecotrophologen besetzt waren? Ist dies eine Teilantwort auf die innerhalb der Ernährungswissenschaft stattfindenden Positionierungsschwierigkeiten? Oder sollte die Schaffung verwandter interdisziplinärer Studiengänge als große Chance der Oecotrophologen gesehen werden, sich endlich nur noch den naturwissenschaftlichen Inhalten der Ernährungsforschung widmen zu können?

So stellt sich auch heute wieder die Frage nach der interdisziplinären Selbstdefinition des Faches. Ist die Ernährungswissenschaft in ihrer aktuellen naturwissenschaftlichen Ausrichtung langfristig zukunftsfähig? Wenn die beschriebene Tendenz zu einer verstärkten Spezialisierung der Oecotrophologie anhält, wird dann das Fach besser als heute dem Thema Ernährung/Essen gerecht? Oder anders formuliert: Weshalb geht die Anerkennung der wissenschaftlichen Relevanz der sozial- und kulturwissenschaftlichen Fächer für die Ernährungswissenschaft kaum über freundliche Worte hinaus?

Kommunikation und Identität

Ernährungswissenschaft muss sich auf verschiedenen Ebenen mit Images befassen. Lebensmittel, Verbraucher und auch die Wissenschaft selbst besitzen Images. Diese werden vielfältig geprägt. Lebensmittel erhalten ihr Image beispielsweise über Werbung, Berichte und Skandale. Lebensmittel, über die nicht gesprochen wird, besitzen kein Image. Auch jeder Verbraucher hat ein Image – bestimmt durch die Waren, die er konsumiert und die Statussymbole, die er seiner Umwelt präsentiert. Das Gleiche trifft für die Ernährungswissenschaft zu. Hier ist es sogar möglich, von mehreren Teilimages zu sprechen – eines führt zur Stellung innerhalb der Wissenschaften, ein anderes repräsentiert das Ansehen in der Öffentlichkeit.

Das Streben nach Images ist ein Zeichen der heutigen Zeit, da Dinge häufig nicht mehr aufgrund objektiver Kriterien bewertet werden oder werden können, sondern eben aufgrund ihres Images. Menschen in ihrem sozialen Gefüge ebenso wie Marketingfachleute haben schon längst begonnen, Images zu schaffen und zu formen. Sie gestalten aktiv die Beziehungen zwischen sich und ihrer Umwelt. Sollte sich die Ernährungswissenschaft nicht ebenfalls stärker um die eigene Imagebildung kümmern und damit ihre Beziehungen zu Wirtschaft und Öffentlichkeit aktiv gestalten?

Besonders beachtenswert erscheint die Beziehung zwischen der Ernährungswissenschaft und der Wirtschaft – genauer der Ernährungswirtschaft. Die wechselseitige Beziehung beider, durch gegenseitigen Input und ähnlich vielschichtige Zielgruppen, verursacht eine eigene Dynamik im Markt. Ein Großteil der ernährungswissenschaftlichen Forschung wird heute von der Lebensmittelindustrie übernommen. Selbst Firmen traditionell anderer Branchen treten als Spezialisten für Ernährung auf – gemeint sind Pharmafirmen und Chemieunternehmen, die sich unter dem Stichwort „Life Science Center" im Ernährungsbereich betätigen (z. B. Novartis Nutrition; BASF Health & Nutrition). In den Universitäten nimmt die Auftragsforschung zu oder es bestimmen Gelder als Drittmittel die Richtung. Für die Ernährungswissenschaft besteht somit das Problem zwischen zwei Fragen einen Mittelweg zu finden:

1. Was sollen/wollen wir erforschen und
2. worüber sind wir aufgrund gesellschaftlicher Entwicklungen gezwungen zu forschen?

Aktion oder Reaktion? Dass nicht immer die Aktion überwiegt, macht die folgende Aussage deutlich:

Die gegenwärtige Suche nach Identität könnte im schlimmsten Fall zu einem von zwei Extremen führen. So wäre es denkbar, dass die Ernährungswissenschaft bald nicht mehr als solche existiert, sondern als Teilbereich der Gesundheitswissenschaften in diesen aufgeht. Spezielle Probleme, wie die der Physiologie etwa, würden dann wieder von Fachwissenschaftlern der „großen" Disziplinen übernommen (Daniel 1999). Eine Fortentwicklung also, im Sinne von „back to the roots". Der andere Fall wäre der, dass sich Ernährungswissenschaftler in Zukunft nur noch auf harte naturwissenschaftliche Fakten konzentrieren, die Reputation einbringen und im wissenschaftlichen Wettstreit das Überleben sichern. Ist in diesem Fall jedoch immer noch der Mensch das Objekt der Forschung?

Die geschilderten Probleme beschränken sich nicht allein auf Deutschland. Innerhalb Europas ist die Situation ähnlich. Auch hier besteht die Forderung nach Corporate Identity der Ernährungswissenschaft. Diese zu fördern und weiter zu entwickeln, soll Aufgabe der Absolventen des „European Leadership Programmes" sein. Die Ausbildung dient der Schaffung von so genannten Communicators, die den Dialog zwischen Wissenschaft und Industrie, Politik und Öffentlichkeit führen und garantieren sollen (Hautvast 1993). Dazu ein sehr treffender Ausspruch:

Im vergangenen Jahr hat die Deutsche Gesellschaft für Ernährung einen begrüßenswerten Schritt gemacht, indem sie die Möglichkeit zur Untergruppenbildung verabschiedet und in ihrer Satzung verankert hat. Damit will sie den am Thema Ernährung und Essen beteiligten Fachgruppen, die bisher nicht in der DGE vertreten waren, eine öffentliche Plattform bieten.

Was in Deutschland wie Zukunftsmusik erscheint, findet auf europäischer Ebene vielleicht schon eher statt. Interdisziplinäre Forschungszentren finden Befürworter und finanzielle Unterstützung. Es wurde vorgeschlagen, die Grenzen auch innerhalb der Wissenschaftslandschaft weiter zu überwinden, internationale Netzwerke zu bilden, Forschungseinrichtungen zusammenzulegen und den Nachwuchs an wechselnden Standorten auszubilden (Atkinson 1989, Hautvast 1993). Die Einrichtung einer kompetenten Europäischen Gesellschaft für Ernährung, die über die Group of European Nutritionists (GEN) hinausgeht, wäre wünschenswert.

Literatur

AID (Hrsg) (1999) Zwischen Öko-Kost und Designer Food: Ernährung im 21. Jahrhundert. AID Spezial Nr. 3650. Eigenverlag, Bonn

Alvensleben R von (1999) Risikowahrnehmung des Verbrauchers: Woraus resultiert die Verunsicherung? Ernährung/Nutrition 23:178–183

Atkinson RL (1989) The future direction of nutrition research: Science, public health, public policy. Journal of Nutrition 119:669–670

BASF Health and Nutrition (Hrsg) (1999) Kundeninformation. Frankfurt a. M. Ballerup

Beck A (1999) Was ist ökologische Verarbeitung? Neue Trends in der Ernährungswirtschaft. Ernährungsrundbrief 109:14–17

Benterbusch R, Leonhäuser IU (1998) Diplom-Ökotrophologe/Diplom-Ökotrophologin. Ernährungswissenschaft, Ernährungsökonomie, Haushaltswissenschaft, Haushaltsökonomie. Bundesanstalt für Arbeit (Hrsg) Blätter zur Berufskunde 3 – V A 01. Bertelsmann, Bielefeld

Bergmann K (1999) Der verunsicherte Verbraucher. Neue Ansätze zur unternehmerischen Informationsstrategie in der Lebensmittelbranche. Springer, Berlin Heidelberg New York

Bergmann K (1998) Industriell gefertigte Lebensmittel. Hoher Wert und schlechtes Image? Springer, Berlin Heidelberg New York

Brettschneider B (1999) Diskussionsrunde in Bonn zum Thema „Zukunft durch Wissenschaft". AID Presseinfo Nr. 27:8–9

Couet G de, Fischbach KF (1999) Die Zukunft der Biologie und die Biologen der Zukunft. Laborjournal 6:14–16

Daniel H (1999) Auf dem Drahtseil der Ökotrophologie zwischen Breite und Spezialisierung. VDOE Position Heft 3:4–5

Dierks ML, Räbiger J, Wolters P (1995) Lehre und Berufsfelder Public Health. Public Health Forum 3, Heft 10:51–53

Elmadfa I, Leitzmann C (1998) Ernährung des Menschen. 3. Aufl, Ulmer, Stuttgart

EUR-OP News (1999) Beilage Forschung und Entwicklung 1:3

European Commission (1999) A pan-EU survey on consumer attitudes to physical activity, body weight and health. Office for Official Publications of the European Communities, Luxembourg

EXPO 2000 Hannover GmbH (1999) Health Futures (Ms.)

Herrmann ME (1999) Spezialisierung im Studium als Arbeitsmarktinstrument. VDOE Position Heft 3:5–6

Hautvast JGAJ (1993) The future of nutrition in Europe. European Journal of Clinical Nutrition 47:96–100

Hesse S, Roth M (1999) Zukunft Gesundheit im Themenpark der Weltausstellung Hannover. Public Health Forum 7, Heft 24:8–9

Hoffmann A, Mantel C (1999) Europäische Ausbildung: International Health. Public Health Forum 7, Heft 24:25

Iglo-Forum, MasterMedia Beratungsgesellschaft für Kommunikation mbH (Hrsg) (o. J.) Iglo-Forum-Studie '91. Genussvoll essen, bewusst ernähren – Gemeinsamkeiten und Unterschiede am neuen deutschen Tisch. Eigenverlag

Kutsch T (1996) Konsum- und Freizeitverhalten der Zukunft – am Beispiel von Nahrungsmitteln und Ernährungsgewohnheiten. AID Verbraucherdienst 41:10–16

Leonhäuser IU (1995) Ernährungswissenschaft. In: Diedrichsen I (Hrsg) Humanernährung. Ein interdisziplinäres Lehrbuch. Steinkopff, Darmstadt, S 4–36

Menden E (1997) Zukunftsaufgaben nationaler Gesellschaften für Ernährung am Beispiel der DGE. Vortrag zur akademischen Verabschiedung von Prof. Dr. Claus Leitzmann, Gießen, 6. Februar 1997 (Ms.)

NN (1999a) European Master of Public Health Nutrition. Aktuelle Ernährungsmedizin 24:A20

NN (1999b) The European „Healthier" Food and Drinks Market, Leatherhead Publishing, Surrey, UK

Rechkemmer G (1999) Functional Food. In: AID (Hrsg) (1999) Zwischen Öko-Kost und Designer Food: Ernährung im 21. Jahrhundert. AID Spezial. Eigenverlag, Bonn, S 18–21

Roth E (1999) Zukunftsperspektiven der klinischen Ernährung. Aktuelle Ernährungsmedizin 24:147–148

Schlich E (2000) Perspektiven der Ernährungs- und Haushaltswissenschaften. Ernährungs-Umschau 47:54–58

Schnur E (1997) Ernährungsberatung – quo vadis? Arbeitstagung der DGE in Frankfurt. Ernährungs-Umschau 44:146–148

Schönberger GU, Spiekermann U (1998) Vorstellungen, Wünsche und Ziele von Studienanfängern der Oecotrophologie an der Justus-Liebig-Universität Gießen. Ernährungs-Umschau 45:268–72

Schweitzer R von (1996) Visionen, Chancen und Realitäten des Studiengangs der Haushalts- und Ernährungswissenschaften an der Justus-Liebig-Universität. Hauswirtschaft und Wissenschaft 44:31–36

Sloan AE (1999) The new market: Foods for the not-so-healthy. Food Technology 53, No 2:54–60

Sloan AE (1998) A very healthy turnout. Food Technology 52, No 8:26

Troschke J (1996) Gesundheitswissenschaft oder Gesundheitswissenschaften? Public Health Forum 4, Heft 12:15–16

WHO-World Health Organization (1999) Content Treatment for the Health Futures Exhibition at EXPO 2000

Wiegand U (1995) Ökotrophologie – ein Studium mit Zukunft!? Die Ernährungs- und Haushaltswissenschaften und die Chance der Profilierung der Ökotrophologie aus haushaltswissenschaftlicher Sicht. Diplomarbeit am Institut für Wirtschaftslehre des Haushalts und Verbrauchsforschung der Justus-Liebig-Universität Gießen, Gießen (Ms.)

Nutritional Science in Global Perspective

PETER BELTON

I've been asked to talk about nutrition in a global context, but I don't intend to give a talk about comparative geographical nutrition. What I'd like to do following the spirit of these symposia is to talk about nutrition in the context of the social and anthropological world. And I want to address some questions and ask why some people hear food messages – we know from measurements of response, that people hear food messages, but do not act on them. Why do some people fear some foods (and we saw a list of peoples fears about food)? Why do they not believe or accept or act on professional advice? And why do they express so much concern about food safety and purity when it is obvious from the statistics of longevity and health in the western world that food is safer and purer than it has ever been. We have some serious questions to address here, because those questions are having major effects on policy. And I think we have to think about three specific things: We have to think first of all about the role of food in our lives. And I want to dwell on that for some while. We need to think about communicating about food. We need to think about the position of science in a post-modern society. I think unless we address those three questions we aren't likely to get very far.

The first question you have to address is: "What is food?" Here is my definition of food: Food is slightly decayed organic matter that somebody wants to eat. It is always slightly decayed, because if we pick the freshest fruit, chemical reactions begin immediately. Very often we build in the decay process. It's normal to hang meat for one or two days or in the case of game several days in order that decay processes can take place. Very often we deliberately initiate the decay process by adding fungi such as yeast. And in other cultures other fungi are added or bacilli such as lactobacilli. So food is slightly decayed organic matter, but there's lots of slightly decayed organic matter in the world. It only becomes food when somebody actually wants to eat it. And I think that is the important point. I came across a quotation which I think sums it up beautifully: "Food is an interaction, not an object." I wish I had said it, in fact it was said by the professor of English literature at Oxford university. I'm sorry it wasn't Goethe. But I think this is absolutely key to what we must think about: Food is an interaction, not an object. Science objectifies food. But actually food is an interaction between this slightly decayed organic matter and the human being. That I think is the first critical point that we must think about.

So, what about food? Freud taught us a very important point: that we learn about food and sex at the breast. Infant sexuality is directly coupled to infant feeding. Now, I don't know how objective you are about sex, but I think most of us regard sex as a very personal, very intimate process. But we learn about food at the same time as we learn about sex. Sex and food are coupled, there is always a strong sensual element in eating. And I think therefore we have to recognise that being objective about food is extremely difficult. Whatever we say publicly what we do when it comes to putting things in our mouth is a very private and intimate process.

Where do we learn about food? That we learn, this is the interesting word – we learn about food and sex. There's no real evidence anywhere to suggest that food preferences are genetic. The best evidence we have from studies of food preferences is that they are learned. And so we are taught what is good and what is not good food and we are clearly taught from a very early age. And we can learn to like food. Few of us, when we were six or seven years old liked beer, for example. If you're six or seven years old it tastes fairly revolting. Most adults enjoy drinking beer, this adult certainly does. And one has to learn to appreciate that taste. Indeed, one might say with the best foods one does have to work at appreciating the taste – the richest cheeses, the finest wines. We learn about food. It isn't something build into us. So we carry with us a great deal of baggage about what food is about, what is nice food, what is good food, what a good taste, what a bad taste is. Indeed, I would go further. I think the sociological and biological studies back me up on this, actually well fed people rarely eat simply, because they are hungry. There have been lots of experimental demonstrations that show, that the amount, that people eat and the degree of hunger they express is very much controlled by the social environment, by what people are doing around them. So, eating is not, is far from some simple biological process. It is in fact an extraordinary social, cultural and psychological process. And I think we begin to see then why we run into trouble with communicating science about food. Because very often we don't take account of all this other baggage. Let's think about why people actually eat. Last night members of this foundation where kind enough to entertain me to dinner. It was a great pleasure. It's a thing you do. It is a way of indicating social bonding. There are very other, very few other fundamental biological activities that we carry out socially. But food is one of them. And it is intimately tied up with social and familiar bonding. The family meal for the nuclear family and often for the extended family in other societies is a critical point in the family's day and it is a critical point in holding a family together. Many sociologists have identified the widespread practice of snacking, e. g. particularly prevalent in the United States, as very much associated with the disintegration of the nuclear

family structure. We actually need to eat together because it defines what group we belong to, who we are. We obviously eat as an indicator for hospitality, we show it as a means of welcome. If you give food you give sustenance and you welcome a person into a group. We eat for prestige. There are lots of prestige foods that you can buy to show your social position, to impress your friends. In some societies the ability to eat large quantities of food is a measure of prestige and fatness, obesity is regarded as a mark of distinction. We eat to please ourselves. Because we suckle at the breast, because there's sensual pleasure in food, it is actually a pleasure to eat. And because it is a sensual pleasure it is a comfort, it makes us feel better. You can treat yourself by buying some nice food or some nice wine. You can stroke yourself by giving yourself good things. And you can stroke your partner by giving him or her good things to eat. It is not surprising then that food is very much tied up with religious rituals and taboos. What you eat is a way of defining who you are, what you don't eat is a way of defining others. Now there's very interesting anthropological literature on purity and taboo – there is no time to go into – but clearly partly this function of food is to define who you are and what religion you are, what social and cultural context and matrix you operate in. But also the offering of food and the taking of food is essential to religious practice. It goes in different ways. In the Christian religion the sacrament is a key symbol. In the sacrament we take the body and the blood. And I think it is a very interesting phrase, because I think the sacramental value of food – in what is considered to be a secular society – is actually a very important aspect of food. If you consider the situation perhaps two or three hundred years ago, we lived in a primarily agricultural society of small farms. When you put food on the table for your children, you were in some very literal sense giving your body and your blood, because it was the sweat of your brow and your physical labour that directly produced that food. There was very intimate connection between providing the stuff of life and your own physical and manual labour. The sacrament thus for medieval society had more than an indirect symbolism. It had a very direct symbolism of what they did every day. They provided their body and their blood. We live in a society that is very far divorced from the soil. But I believe there is a hangover of this view of food and the way you can value food is by choosing the best food. The best in terms not only of it's actual perceived quality, but also it's ritual quality, it's ritual purity, it's lack of taboo. But that's been true perhaps for the last two hundred years. The society is industrialised more and more, towns have grown, urbanization is going on, fewer and fewer people have lived on the soil and have actually produced the body and the blood for their offspring. Why is it a problem now?
I suggest the possible reason why is what I call the normality of affluence. If you look in Western Europe at the average amount of annual income spent on food it has declined very significantly in the post-war years. In the UK now ap-

proximately 15 % of annual income is spent on food. That means that the cost of providing food in a family group is actually quite small. It means therefore that there is the economic ability to make choices. You can afford to buy the specialist food, the food that makes health claims, the food that makes purity claims, so that it is actually possible to express this sacramental nature because of the current economic situation. We increasingly live in a time-poor, cash-rich society, we have less time for each other, and we have less time certainly for our children. Once again one of the ways that we can show why things are important to us, what things are important to us, is by being very picky about the food that we offer. It is, in summary, a way to show that we care. It becomes a symbol of our caring, our concern. Therefore it assumes huge symbolic value. "Why not then" we might ask ourselves "given that people are so concerned about these things be guided by science?" After all science can tell us what is good food and what is bad food, can't it?

As scientists we would hope to do that, I think the outside world regards things a little differently. Science is seen in a number of different lights, I put up some things that you might regard as good science and things that you regard as bad science (Tab. 1).

You'll probably say most of these have got nothing to do with science. That's because most of you perhaps are scientists. The outside world, I believe, makes no distinction. The effects of technology are seen as the results of science. And therefore things are tied up in good and bad, it's very interesting. About thirty years ago perhaps a little longer, perhaps forty years ago a symbol of knowledge and good sense was a man in a white coat. They even had men in white coats advertising washing powder saying this is very good for you. A man in a white coat now is likely to be associated with these bad things rather than these good things. It has become the symbol of a responsible science. It might be more appropriate if we wore black coats, I suppose, so that we could be seen clearly to a change from angels to devils, but in fact, I think, we have to recognise that science no longer is regarded as objective and straightforward. Indeed, I would say that we live very much in a post-modern era. What characterises the post-modern world? There's really no general world view in

Table 1. Science: Good and Bad

"Good"	"Bad"
New Materials	Chernobyl
Aeroplanes	BSE
Food Supply	Pollution
Electricity	Global Warming
Antibiotics?	Ozone Depletion

the post-modern world. The world view dominated by religion really collapsed in the middle of the nineteenth century. The world view dominated by
science and modernism has collapsed in the post-war era. The modernism expressed by e.g. communism is now seen as a failure, science is seen as a har-
binger of evil as well as good. There isn't any consensus nationally, continent
wide or worldwide about what the world is about. Increasingly we are seeing
the view that science has no special knowledge, that it is one among many
world views.

The so-called strong critique of science is that all science is social construc-
tion, a weaker critique might say what science chooses to do – researching – is
constructed socially. I don't think it matters actually whether those views of
science are correct or incorrect or, indeed, if science is, as some claim, a value
free, objective and a true picture of nature. The fact is that we live in a world in
which those views are expressed and taken seriously. And science therefore
has lost its possession of privilege. It is simply one among many world views.
If you look for a concrete example of that, look at the growth of alternative medicine. Medicine, traditional medicine, has shown itself to be an extraordinary
powerful approach to the treatment of illness and functional disorder.
However, more and more people are turning to alternative medicine. Because
for some reason they have lost the view that traditional medicine is the only
way to treat one's body. And I believe that science is in this position as well. So
we are in a situation then, first of all, that always food was associated with a
whole number of things. It was associated with basic physical, sensual, sexual
things. It is associated with psychological, social and cultural values. And on
top of that science is loosing its position of privileged knowledge. Therefore
we find ourselves, I think as scientists, in a particularly difficult position. And
so, we have to go forward, I think, into a different world with a different degree
of humility, let's say more humility than we perhaps have shown in the past.
The problem is how do we communicate with that world? And this goes on to
something I touched on earlier. I have listed again some English words (Tab. 2).

Table 2. I mean, you mean

a phenomenon	**NATURAL**	good, honest, healthy, simple, clean
relating to the chemistry of carbon compounds	**ORGANIC**	pure, unadulterated
appertaining to the study of heritability	**GENETIC**	dangerous, relating to inherited disease

I just like to think about the meaning of words. If you take a word like "natural", to a scientist it means a phenomenon. The world's premier scientific journal is "Nature". It means the things that happen. But I believe that there is associated with the word "natural" in fact with the consumer a whole lot of other ideas. Ideas like good, honest, healthy, simple, clean. These sorts of concepts are associated with this word. Again if you take a word like "organic", for scientists it relates to the chemistry of carbon compounds. Outside it has again these connotations of not being adulterated, of being clean, of being non-chemical, because chemical is another one of these words that has a multiplicity of meanings. "Genetic", appertaining to the study of heritability, in the outside world it's something dangerous, it relates to Frankenstein and all these sorts of things, it's relating to inherited disease. I think therefore we have a problem of language. This isn't to say that there is a right and wrong interpretation of these words. What we have to do is we have to recognise that these words are used differently by different people. Under those circumstances we must be extremely careful in our use of words and recognise that what we mean by one of these words – and there are many of them, we probably have no idea how many there are – what we mean by one of these words is quite different. I think one of the problems that we actually have at the moment is because of the prior strong position of science that the language of technology has hijacked the language of discussion about food. If for aesthetic or personal reasons you dislike the idea of some kind of food, be it with chemical additives or whatever, you are more likely in discourse to produce a technological argument for why it is undesirable rather than simply say "Yuk, I don't like it." What we have to do I believe is to legitimise that ability to say "I don't like it, because … ". And it has nothing to do with what the technological arguments are, it has something to do with how I feel. Because I believe unless we legitimise that kind of discourse we will actually never get anywhere in the discussion between scientists and consumers. And of course, when we walk out of this building we become consumers. There isn't really a distinction between scientists and consumers, we all react to food in all different sorts of ways. And we all eat things that we know are nutritionally not a good idea and so on and so on.

So really, I think in a sense this dichotomy between scientists and non-scientists is actually a forced dichotomy, that really we are all consumers, but some of us don't happen to be scientists, but we have to recognise that we have to legitimise the non-technological, the non-quantified, we have to legitimise people expressing all those other values that can't be expressed in scientific terms.

And we have to find a way of entering into dialogue with those things. I think it is only then that it is going to be possible for us to actually genuinely move forward. What I don't want to do is to put down science, I am a scientist, I believe in science. But I think we are, indeed, in many ways loosing the battle, because people are not hearing what we say or they are partly not hearing what we say, because we are not hearing what they say. And we are forgetting that the objectification of food is something that we do in the laboratory as scientists: we are doing our best to be as objective and non-human as we can be.

And when you walk outside that laboratory food ceases to become an object, it becomes an interaction. And it is an extraordinarily complex interaction overlaid by psychological, social, cultural and religious layers. We therefore have to recognise that and we have to enter into that dialogue and I think in a quite different way to the way that this dialogue has been addressed before.

I think it is only then that the real value that science has to bring to the controversy about food will actually be recognised.

(This work was funded in part by the BBSRC)

Pfade in die Zukunft?
Entwicklungslinien der Ernährungswissenschaft
im 19. und 20. Jahrhundert

UWE SPIEKERMANN

Die Frage nach der Zukunft gründet immer auf einer speziellen Deutung der Gegenwart. Damit ist sie stets Teil der Arbeit der Geschichtswissenschaft, die sich eben nicht mit Vergangenheit beschäftigt, sondern mit vergegenwärtigter Vergangenheit. Geschichte als empirische Gegenwartswissenschaft – das mag vielleicht ungewöhnlich erscheinen, gelten Historiker doch eher als Erforscher vergangener Zeiten. Doch an den vielen Debatten über vermeintlich Vergangenes zeigt sich deutlich, dass Historiker mit gefährlichem Stoff umgehen, der unmittelbar gegenwartsbezogen ist.[1]

Gefährlicher Stoff scheint sie nun nicht zu sein, die Geschichte der Ernährungswissenschaft. Historiker haben sich damit nämlich nur in Ansätzen beschäftigt. Es waren vielmehr die Ernährungswissenschaftler selbst, die sich – vornehmlich in Festreden oder in den einleitenden Kapiteln der Handbücher – mit ihrer eigenen Herkunft beschäftigten.[2] Das Ergebnis hat etwas Heroisches. Denn wie in der Geschichtsschreibung des 19. Jahrhunderts dominieren die großen Männer und ihre großen Taten. Liebig stand am Anfang (die französischen Heroen erwähnt man eher leise), es folgte die Münchener Schule um Pettenkofer, Voit und Rubner. Das Geschichtsbild des Faches atmet den Geist des Fortschritts, denn es ist von immer neuen Entdeckungen zu berichten, Glanztat folgt auf Glanztat.[3] Der Erste Weltkrieg warf die deutsche Forschung zwar zurück, doch gerade in den 1920er und 1930er Jahren zeigten deutsche Vitaminforscher, dass man sich auch neuen Fragestellungen nobelpreisträchtig öffnete. Wiederum ein Weltkrieg, wiederum der Aufschwung, wiederum von Gießen aus. Dann verliert sich der Faden etwas, schon sind wir im aktuellen Tagesgeschäft, die Festrede ist zu Ende, die nächsten Kapitel des Handbuchs warten. Die Zukunft bei einem solchen Geschichtsbild ist klar. Man wird weiter forschen, Neues entdecken und so die Erfolgsgeschichte des Faches weiterschreiben.[4] Vielleicht verstehen Sie, dass ich mit dieser Art der Spitzenforschung meine Probleme habe. Und die werden sogar größer, wenn die Blicke weiter zurück schweifen und die uns geistig fremden Griechen zu Stammvätern reklamiert werden oder gar – in einer Art Reminiszenz an die Naturgeschichte des 18. Jahrhunderts – die biologische Geschichte des Menschen bemüht wird, die irgendwie zwingend in die spätere Ernährungswissenschaft mündet.

Genug der Vorrede. Mein Ansatz muss offenbar anders sein, denn ansonsten hätte ich jetzt mein Pulver verschossen. Und daher habe ich erst einmal einen anderen Startpunkt: Nicht die Griechen, nicht Liebig, nicht das Gießener Institut für Ernährungswissenschaft standen am Anfang: Am Anfang der Ernährungswissenschaft in Deutschland stand der Krieg. Denn erst 1916 wurde der Begriff der Ernährungswissenschaft, der vereinzelt schon zuvor benutzt wurde[5], zum Signum einer neuer Sammelbestrebung im Angesicht der Ernährungskatastrophe dieser Zeit. Max Rubner und Emil Abderhalden sahen die Ernährungswissenschaft als neue Leitwissenschaft, um in der Krise bestehen zu können. Ähnlich wie der Kaiser schon 1914 keine Parteien, sondern nur noch Deutsche zu kennen glaubte, so galt es nun, die vielen Teildisziplinen aus Chemie, Physiologie, Medizin und Technologie in einem Sinne und zu einem Ziel zu vereinen: Um nämlich „ein tieferes geordnetes Eindringen in die Materie"[6] der Ernährung zu ermöglichen. Die Ernährungswissenschaft wandte sich dabei strikt gegen den simplen Geist des Laien, des Essenden, der von Nahrungsmitteln einfach nur wissen wolle, „ob es ‚gesund', ob es ‚kräftigend' und stärkend ist".[7] Rubner war schon 1916 skeptisch, ob dies die breite Masse zu schätzen wisse. Gegen das Alltagsverständnis der Vielen setzte er auf systematische wissenschaftliche Beratung. Folgte man dieser, dann erfuhr man, so Emil Abderhalden in seinem Vortrag „Ernährungswissenschaft", dass die Kriegskost „ganz ausgezeichnet"[8] sei. Angesichts der Hungertoten des folgenden Steckrübenwinters fürwahr eine Bildungsaufgabe.

Diese Konstituierung im Krieg fiel nicht vom Himmel. Sie resultiert aus der Entwicklung verschiedener ernährungsbezogener Teildisziplinen seit der Mitte, vorrangig aber seit dem letzten Drittel des 19. Jahrhunderts. Um zu verstehen, warum es gerade bestimmte Teildisziplinen waren, die im Krieg als Ernährungswissenschaft propagiert wurden, will ich zuerst deren Entwicklung im 19. Jahrhundert skizzieren. Wichtiger aber ist die Fortentwicklung der Ernährungswissenschaft bis hinein in den zweiten Weltkrieg. Meine These ist, dass all die Entwicklungen, die gemeinhin dem Aufbruch der Ernährungswissenschaft in den 1960er Jahren zugeschrieben werden, als von Gießen ausgehend interdisziplinär genannte Studiengänge für Ernährungs- und Haushaltswissenschaft eingerichtet wurden, dass all diese Entwicklungen schon in den 1920er und 1930er Jahren konzeptionell ausgebildet waren. Am Ende werde ich noch auf einige Entwicklungslinien im Nachkriegsdeutschland eingehen und mich abschließend dann mit den Konsequenzen meiner Vergegenwärtigung von Vergangenheit beschäftigen – und damit auch mit der strukturellen Zukunftsfähigkeit der Ernährungswissenschaft.

Laborforschung und soziale Verantwortung

Wie setzen sich unsere Nahrungsmittel zusammen? Was sollen wir essen? Wie viel braucht der Mensch, um gesund zu leben? Diese einfachen, bis heute drängenden Fragen standen um die Mitte des 19. Jahrhunderts erstmals im Mittelpunkt der Forschung. Ausgehend von elementaren Vorarbeiten französischer und skandinavischer Wissenschaftler bot Justus von Liebig hierauf erste zeitgenössisch überzeugende Antworten.[9] Sein Lebensmodell war das eines gleichermaßen für Pflanze, Tier und Mensch geltenden Energiestoffwechsels. Die chemisch definierten Nährstoffe unterschied er klar und wies ihnen deutlich unterschiedliche Funktionen und Wertigkeiten zu. Eiweiß war „plastischer" Nährstoff, diente dem Körperaufbau, Kohlenhydrate und Fette dagegen dem Körperbetrieb, der Atmung und der Leistung. Polemischer Sinn und populärer Instinkt befähigten Liebig, seine Vorstellungen in Wissenschaft und zunehmend auch in der gebildeten Öffentlichkeit zu verankern. Dabei halfen ihm gewiss seine unmittelbar anwendungsbezogenen Arbeiten über Agrikulturchemie.[10]

Mit Liebig begann in Deutschland eine neue, naturwissenschaftlich ausgerichtete Forschungsweise. Allen notwendigen Differenzierungen zum Trotz[11] basierte ihr Wissen auf dem Experiment, zielte auf Quantifizierung, grenzte sich ab von allem nicht Messbaren – und war unmittelbar anwendungsbezogen. Zur modernen Wissenschaft gehörte die Spezialisierung von Fragestellung und Methode. Nicht mehr eine umfassende Darstellung der den Menschen umgebenden Realität war das Ziel – so etwa noch Eduard Reich in seiner natur- und kulturwissenschaftliche Ansätze verbindenden „Nahrungs- und Genussmittelkunde"[12] von 1860 –, sondern ein Verfügungswissen über die menschliche Umwelt, über die menschliche Nahrung und über den Menschen selbst.

Liebig war es auch – etwas Heroismus darf ja sein –, der München seit 1852 zum neuen Mekka ernährungsbezogener Wissenschaften machte. Seine Schüler, der Hygieniker Max Pettenkofer und vor allem der Physiologe Carl Voit verbesserten und widerlegten teils Liebigs wissenschaftliche Arbeiten und legten dabei die Basis unseres heutigen Verständnisses des menschlichen Stoffwechsels. Ein neues Instrument wurde zum Menetekel neuer Zeiten, der Respirationsapparat.[13] Er ermöglichte kurz- und mittelfristige Umsatzstudien an Menschen und größeren Tieren. Voit ermittelte den Verbrauch vermeintlich normaler Menschen und gewann so ein Kostmaß von begrenzter Gültigkeit. 118 gr. Eiweiß, 56 gr. Fett, 500 gr. Kohlehydrate und genügend Wasser lautete das Ergebnis für einen mittleren Arbeiter (genauer für den Labordiener Voits)[14]: Die Betriebsstoffe der kalorischen Verbrennungsmaschine Mensch schienen damit in einem klaren und einfach anwendbaren Maß gebündelt.

Die Münchener Schule verstand Ernährung und Stoffwechsel zwar chemisch, doch ihre Arbeiten waren Teil der damaligen Biologie, der Hygiene, der Medizin und dann der Physik. Energetische Untersuchungen stellte vor allem Max Rubner an, den wir schon als Namensgeber der Ernährungswissenschaft kennen.[15] Von Anfang der 1880er Jahre bis zu seinem Tode 1932 war er der einflussreichste und auch bedeutendste Fachwissenschaftler.[16] Ich werde auf ihn zurückkommen, doch zuvor ein Blick auf die sich seit den 1880er Jahren schnell entwickelnde Nahrungsmittelchemie.

Herausragend war dabei das analytische Werk des Münsteraners Joseph König, doch wird man dessen und Albert Hilgers organisatorische Arbeiten kaum geringer schätzen dürfen. Vielfach auf westfälischer Analytik gründend, veröffentlichten die bayerischen Nahrungsmittelchemiker seit 1885 Normzahlen für Nahrungsmittel und zunehmend auch für Produkte der aufstrebenden Lebensmittelindustrie.[17] Noch gab es keine enge Verbindung zwischen Lebensmittelchemie und Industrie. Die öffentlich besoldeten Chemiker sahen sich vielmehr als Garanten reiner, unverfälschter Lebensmittel und fochten bis zum Weltkrieg manch hartes Gefecht mit unsauber arbeitenden Produzenten und täuschend agierenden Händlern. Namen wie Adolf Juckenack oder auch Adolf Beythien sind hier zu nennen.[18] Besser als den Physiologen, Ernährungsmedizinern und auch Tierärzten gelang es ihnen, öffentliche Gelder zu organisieren, um so die Lebensmittelüberwachung sicherzustellen. Die um die Jahrhundertwende schnell wachsende Lebensmittelindustrie nutzte ihnen dagegen kaum, denn für Kühlhäuser und Kartoffeltrocknung, Braukessel und Müllereigetriebe waren Ingenieure zuständig, die sich, wie etwa Carl von Linde, zunehmend auf diese Bereiche spezialisierten.[19]

Sie sehen ein zunehmend engeres Geflecht naturwissenschaftlich gebildeter Fachleute, die in einer komplexen arbeitsteiligen Gesellschaft ernährungsbezogene Spezialaufgaben übernahmen. Auch die Medizin geriet, nicht zuletzt unter dem Eindruck der bakteriologischen Forschung seit 1880, zunehmend unter den Einfluss dominant naturwissenschaftlicher Sichtweisen. Die Säuglingsheilkunde wurde bakteriologische Diätetik, gründete auf hygienischen Verbesserungen rational organisierter Milchwirtschaft. Energetische Fragen des Stoffwechsels standen im Mittelpunkt der Forschung, altbekannte und in der Praxis unsystematisch angewandte Diäten wurde in Frage gestellt und gezielt ersetzt. An die Stelle der klinischen Medizin am Krankenbette trat eine naturwissenschaftliche Ätiologie der Krankheit, die nach klar zu benennenden Ursachen suchte, nach pathogenen Mikroorganismen, nach fehlenden oder vorhandenen Lebensmittelinhaltsstoffen.[20] Die Ernährung war gleichwohl ein wichtiges Hilfsmittel des ärztlichen Handwerkes, auch wenn die Pharmakotherapie späterer Zeiten schon in den vielfältigen Nährmitteln zum Vorschein kam.[21] Trotz einer teils noch beachtlichen Individualisierungsleistung – etwa bei der Behandlung der Fettleibigkeit – boten Quantifizierung und abstrakte Ätiologie schon die Grundlage für das Nummernwesen des Patienten, für das „Menschenmaterial" des Ersten Weltkrieges.

Hier scheint sich der Kreis zu schließen. Doch dann hätten wir wesentliches vergessen. Denn die Naturwissenschaften sind ein kulturelles Phänomen und aus sich selbst heraus nicht angemessen zu verstehen. Schon bei der Nahrungsmittelchemie deutete sich an, dass die Vorläufer der Ernährungswissenschaft gesellschaftliche Interessen bewusst verteidigten, sie sogar offen propagierten.[22] Angesichts einer nur rudimentär entwickelten Ernährungspolitik – ich spreche hier nicht von der Agrarpolitik – war es vor allem die soziale Verantwortung, welche die Hauptvertreter der Münchener Schule besonders auszeichnete. Denn die einfachen Fragen nach dem täglichen Essen, nach dem Bedarf des Menschen waren eminent politische Fragen zu einer Zeit, in der elementare Not zu Fehl- und Unterernährung führte.[23] Das Voitsche Kostmaß wurde gerade von der Arbeiterbewegung aufgegriffen und zu Forderungen nach dem täglichen Stück Fleisch umgemünzt. Die Physiologie machte Menschen gleich, differenzierte einzig nach Körper und Arbeitsleistung, war damit Teil der bürgerlich-liberalen Emanzipationsbewegung. Mochten die Herren Professoren auch darüber sinnen, ob Knochenleim und Stärke nicht doch gute Nährstofflieferanten für arme Menschen seien, mochten sie über die Bildung der Mehrzahl einseitig richten – das Recht des Einzelnen auf auskömmliche Nahrung propagierten sie. Welch hohe Bedeutung soziale Verantwortung besaß, zeigte sich bei der Frage nach dem Eiweißminimum, der wichtigsten Fachdebatte um die Jahrhundertwende. Die Münchener Zumutung eines hohen Eiweißkonsums führte zu umfangreichen physiologischen und epidemiologischen Arbeiten sowohl seitens konservativer Naturwissenschaftler als auch seitens vieler Vegetarier und Lebensreformer.[24] Während die einen den Minderbemittelten vornehmlich wenig Fleisch und eine billige Kost empfahlen, wandten sich die anderen gegen die einseitige Betonung animalischen Eiweißes. Rubner löste das Dilemma, indem er gegen heftige Kritik strikt zwischen einem physiologischen Minimalwert und einem wünschenswerten, sozial und gesundheitlich gleichermaßen zuträglichen Bedarf unterschied.[25] Sie finden hier ein frühes Modell von Sicherheitszuschlägen, das die Diskussion über Zufuhrempfehlungen heute prägt.

Bürgerlich-liberaler Optimismus stand – neben konfessionellem Engagement – auch am Anfang der Bildungsbemühungen im Felde der Hauswirtschaft. Seit den späten 1880er Jahren wurde schulische und außerschulische Hauswirtschaftslehre zunehmend angeboten, um Mädchen auf ihren Dienst an Mann und Gesellschaft vorzubereiten. Man mag die patriarchalischen Konzepte dieser Zeit verdammen, mag die sozialpazifierende Wirkung begrenzter Ausbildung bedauern; doch da sollte auch etwas Respekt sein für das immer noch sichtbare bürgerliche Bildungsprojekt. Dies war eben noch nicht engstens verkoppelt mit der herrschenden reaktionären Politik des Kaiserreichs, entwickelte vielmehr eigene Pfade in die Zivilgesellschaft unserer Tage.

Vor diesem Hintergrund erscheint auch Max Rubners Konstituierung der Ernährungswissenschaft im Krieg in anderem Licht: Es war der Versuch eines national gesonnenen Deutschen, der planlosen und menschenverachtenden Ernährungspolitik im Ersten Weltkrieg wissenschaftliche Rationalität und Kompetenz anzudienen. Dies gilt, auch wenn der Ansatz nur auf wenige, seinerzeit etablierte Teildisziplinen setzte und politisch realitätsfremd war.

Bromatik und neuer Lebensstil

Die Appelle im Ersten Weltkrieg verhallten kaum gehört. Dennoch gab es seinerzeit einen Bruch mit der alten Ernährungslehre, begann ein modern anmutender Aufbruch der Ernährungswissenschaft. Fünf Punkte möchte ich besonders hervorheben:

1. Durch die eintönige und kaum gewürzte Kriegskost wurden Geschmack und Zubereitung des Essens zu wissenschaftlichen Fragen. Schon vor dem Ersten Weltkrieg hatte darauf der Ernährungsmediziner Wilhelm Sternberg beredt hingewiesen, war von seinen Fachkollegen jedoch als zu feuilletonistisch abgelehnt worden.[26] Nun aber zeigte sich der unmittelbar gesundheitliche Wert des Geschmacks. Trotz Hungers lehnte die Mehrzahl der Deutschen im Krieg Volksküchen mit ihren Suppen und Ersatzmittelspeisen strikt ab. Eine neue Wissenschaft entstand im Rahmen der Ernährungswissenschaft, die Bromatik.[27] Die schmackhafte und physiologisch optimale Zubereitung der Speisen stand hier im Mittelpunkt. Die neu gegründete Deutsche Forschungsanstalt für Lebensmittelchemie in München konzentrierte sich anfangs auf diese Arbeiten[28], das Institut für Kochwissenschaft in Frankfurt griff sie in den 1940er Jahren dann gezielt auf.[29]
2. Im Jahrzehnt der Ernährungskrise zeigte sich, wie wichtig die Hauswirtschaft für die Gesamtgesellschaft war. Die hauswirtschaftliche Bildung wurde nun – basierend auf amerikanischen Arbeiten – ergänzt durch eine moderne Hauswirtschaftswissenschaft, deren Ziel eine nachhaltige Rationalisierung der Hauswirtschaft war.[30] Dabei dominierten betriebswirtschaftliche Ansätze, doch zunehmend wurde der Blick auf die Wirklichkeit der Hausfrau geweitet, geriet frauliche Tätigkeit ins Blickfeld einer auch von Frauen selbst betriebenen Forschung. Nicht mehr allein Belehrung war das Ziel, sondern Wahrnehmung und dann Optimierung hauswirtschaftlichen Tuns.
3. Die ernährungswissenschaftliche Revolution, die mit der Entdeckung und Benennung der „Vitamine" einher ging, brach sich in Deutschland eher

langsam Bahn.[31] Die Ernährungspolitik des Ersten Weltkrieges gründet
nicht auf den neuen Kenntnissen. Die Mängel der Kriegskost resultierten
auch aus Mängeln im Verständnis der essentiellen Bestandteile menschli-
cher Ernährung. Die Vitaminforschung wurde dann jedoch zum neuen Signum der Ernährungswissenschaft. Sie wurde populär, der „Vitaminrum-
mel" begann. Die biochemische Forschung mündete unmittelbar in ernährungsmedizinische Erfolge. Das galt um so mehr, als seit Ende der
1920er Jahre erste Vitamine synthetisiert und klinisch gezielt angewendet
werden konnten. Der Blick auf die neuen Lebensstoffe sollte allerdings nicht
vergessen machen, dass während dieser Zeit auch neuartige Erkenntnisse
über die sog. Asche, d. h. die Mineralstoffe gewonnen wurden. Auch sie wurden in den „Ring der Nährstoffe"[32] eingebunden, ihr Stoffwechsel – gerade
im reformerischen Bereich – schon vor dem Ersten Weltkrieg ansatzweise
erforscht.[33] Auch nach dem Ersten Weltkrieg wurde der Stoffwechsel einzelner Mineralstoffe, so etwa von Jod, intensiv erforscht. Eine systematische
und erfolgreiche Kropfprophylaxe wurde so grundsätzlich möglich.[34] Parallel entwickelte sich seit der Jahrhundertwende eine intensive biochemisch
fundierte Enzymforschung, auf deren Basis Stoffwechselfragen neu bewertet werden mussten. Die Interaktion von Mensch und Lebensmittel wurde
zum Thema.[35]
Generell wurde die alte Kalorienlehre überwölbt, trat an die Stelle einer
energetischen eine funktionelle Betrachtung. Die Zahl bekannter essentieller Stoffe stieg schnell an, Nahrung und Ernährung erwiesen sich als wesentlich komplexer als bisher angenommen.

4. Aus heutiger Sicht ebenso wichtig ist, dass sich die Ernährungswissenschaft
dem neuen Lebensstil der Weimarer Republik öffnete. Schwindende Mus-
kelarbeit und das Vordringen der Angestelltenkultur erforderten auch eine
neue Ernährungsweise. Der Physiologe Otto Kestner forderte explizit eine
Abkehr von der Kost der Bauern und Handwerker, forderte stattdessen
eine eiweißreiche, von Milch und Fleisch geprägte Kost, die zugleich wesentlich mehr Obst und Gemüse enthalten sollte.[36] Bei leichter Verdaulich-
keit sollte die Nahrung eine hohe Nährstoffdichte besitzen, „da den ange-
strengten, nervös überreizten Organen möglichst wenig Arbeit zugemutet
werden darf."[37] Damit wurden die alten Forderungen der Physiologie mit
den neuen der Vitaminforschung verbunden. Mit wachsenden Kenntnissen
über die Heilwirkungen der Vitamine empfahlen Ernährungswissenschaftler zunehmend eine frische pflanzliche Kost, die aus agrarpolitischen Rück-
sichten auch regional und saisonal sein sollte.[38] Ernährungswissenschaft
und die publizistisch sehr rege Lebensreformbewegung näherten sich in
ihren Ratschlägen vielfach an – Ratschlägen übrigens, die sich nur wenig
von den heutigen Empfehlungen der DGE für eine vollwertige Ernährung
unterscheiden.[39]

5. Die Ausweitung der Ernährungswissenschaft in den 1920er Jahren führte zu neuen Teildisziplinen. Wirtschaftliche und gesellschaftliche Aspekte wurden nach den Erfahrungen des Weltkrieges deutlich intensiver untersucht, drangen auch in den etablierten Bereich des Faches vor. Das betraf zum einen die staatliche und institutionelle Ernährungsberichterstattung, die sich vornehmlich in Gesundheitsberichten und einer heute nicht mehr erreichten Zahl von empirischen Einzelstudien niederschlug.[40] Das neue Interesse an der Ernährung hatte jedoch auch marktrelevante Aspekte. Das galt für die sich neu positionierende Agrarmarktlehre ebenso wie für die Anfänge der Marktforschung.[41] Letztere zeigt auch, dass psychologische Aspekte zunehmend ins Bewusstsein drangen.[42]

Die Ernährungswissenschaft widmete sich um 1930 nicht mehr nur der Chemie und der Physiologie von Nahrung und Ernährung, sondern nahm auch die gesellschaftliche Realität reflektiert zur Kenntnis und integrierte sie in die wissenschaftliche Arbeit. Was das hieß, zeigte sich ansatzweise in der damaligen „Zeitschrift für Volksernährung".[43] Entsprechendes fehlt heutzutage.

Gleichwohl war es eine einseitige Entdeckung der Ernährungsvielfalt. Die Ernährungswissenschaft erweiterte sich von Seiten der Naturwissenschaft und gedrängt durch die praktischen Probleme der Zeit. Während Lebensmittelchemiker selbst über die Bedeutung der Geschichte für ihr Fach nachsannen,[44] griff die Mehrzahl der Sozial-, insbesondere aber der Kulturwissenschaftler diesen ersten interdisziplinären Aufbruch nicht auf und stützte sie durch ihre spezielle Fachkompetenz. Die heutige – grundsätzlich berechtigte – Forderungsmentalität der Sozial- und Kulturwissenschaften stellt sich vor diesem Hintergrund gewiss etwas anders dar.

Entmenschlichte Forschung

Es hätte in dieser Weise weitergehen können. Doch der Übergang zu einem autoritären Regime 1930 und die 1933 erfolgte Machzulassung der Nationalsozialisten ließ andere, zuvor ebenfalls angelegte Tendenzen innerhalb der Ernährungswissenschaft zum Tragen kommen. Das Resultat war entmenschlichte Forschung.

Das gilt erst einmal recht elementar. Denn Bakteriologie und Vitaminforschung hatten das Forschungsobjekt wesentlich verändert. Nicht mehr Menschen und größere Tiere waren Basis der Forschung, sondern daneben traten seit ca. 1880 Analysen auf Nährböden und nach 1900 Versuche mit kleinen Nagern. Mäuse, Meerschweinchen und Ratten boten die Tiermodelle, um letztlich menschliche Ernährung zu ergründen.[45] Die Forschungspraxis wurde insbesondere seit den 1920er Jahren stark professionalisiert, „big science" hielt auch in Deutschland Einzug, an die Stelle des eigenständig forschenden Wissenschaftlers trat verstärkt die arbeitsteilig agierende Gruppe. Der chemische und biochemische Kern der Ernährungswissenschaft verengte sich auf strikt stoffliche Fragestellungen, die Reindarstellung einzelner Bestandteile wurde unabhängig von der sozialen Realität zur Essenz der Forschung. „Was ist schon eine Revolution, wenn man ein Experiment machen muss!"[46] Dieses frühe Diktum Pawlows bezeichnet einen bestimmten, nun dominant werdenden Typus von Wissenschaftler.

Seine Einsatzmöglichkeiten nahmen zu. Gerade im Bereich der Lebensmittelindustrie eröffneten sich neue Tätigkeitsfelder. Das galt schon im Krieg, wo die Suche nach synthetischen Ersatzmitteln jedoch kein der Ammoniak-Synthese entsprechendes Ergebnis brachte. Fragen der Vorratspflege und Qualitätssicherung stellten sich, Vitaminlehre und Bromatik ergaben höhere Ansprüche an die Produkte. Wissenschaftliches Know-how prägte zunehmend die Konserven- und Fettindustrien, Ideen des Taylorismus führten zu neuen effizienten und komplexen Maschinen.[47]

Diese innere Professionalisierung der Ernährungsindustrie erleichterte die Kooperation mit der amtlichen Lebensmittelüberwachung. Schon vor dem Ersten Weltkrieg hatte man vom Staat unterstützt begonnen, Vereinbarungen über die Normgehalte von Lebensmitteln zu erzielen.[48] Während der Vorbereitung und Umsetzung des Lebensmittelgesetzes von 1927 etablierte sich endgültig ein Wissenskartell von Staat, Industrie und Ernährungswissenschaft, welches Standards für Lebensmittel setzte, ohne diese als Teil einer gesellschaftlichen Diskussion zu begreifen.

Entwicklungen dieser Art müssen nicht an sich problematisch sein. Spezialisten und Fachleute sind unabdingbar in arbeitsteiligen und effizient agierenden Gesellschaften. Ohne innere Wertbindung an Zivilisationsgrundlagen werden sie jedoch zum Problem. Nationale Gesinnung zeichnete die meisten der sich unpolitisch gebenden Wissenschaftler aus. Ausgebildet im hierarchischen System der deutschen Universität, waren sie zumeist leicht empfänglich für die Sache des autoritären und dann nationalsozialistischen Staates. Mit heißem Herzen sprach der führende deutsche Kältetechniker vom einigenden „Frontkämpfergeist"[49], sprach der Vorsitzende der Deutschen Lebensmittelchemiker von der „mit elementarer Kraft losgebrochene[n] Welle nationaler und völkischer Begeisterung",[50] konnten Fachfragen nun endlich mit Polizeigewalt gelöst werden: „Wir möchten empfehlen, sie einzusperren und die Presse in dieser Richtung der Ernährungslehre unter Zensur zu stellen"[51] hieß es etwa über alternative „Auswüchse".

Die deutsche Ernährungswissenschaft war ein wichtiger Nutznießer der „braunen Revolution", die nun die Experimente bestimmte. Geschickt bediente man sich dabei bestehender Dispute im Felde der Sozialhygiene, der Arbeitsphysiologie, konzentrierte die Forschung auf Fragen der Autarkie, der

Kriegsfähigkeit und der optimalen Versorgung der eigenen Bevölkerung.[52] Die Frage nach gesunder Ernährung veränderte sich grundlegend. Wissenschaft wies den Weg, der Einzelne hatte zu parieren: „Gesundsein ist nicht Privatsache, sondern Staatsbürgerpflicht, wer sich dagegen wehrt, tut ein großes Unrecht an sich, seiner Familie und dem Staat."[53] Aus dem limitierten naturwissenschaftlichen Menschenbild resultierte ein Interventionismus, der den Menschen und sein Handeln in Gänze umgriff.

Ziel des Staates, Ziel auch der Ernährungswissenschaft war „Nahrungs- und Wehrfreiheit", war damit letztlich Krieg und Rassenkampf.[54] Der Körper des deutschen Menschen sollte bestmöglich versorgt werden, die gebärende Frau musste die Nahrung für diese Aufgabe erhalten. Vitaminforschung und Stoffwechselphysiologie wurden auf diese Ziele hin ausgerichtet, denn nicht noch einmal sollte die Ernährung limitierender Faktor des Krieges sein. Die Lebensmittelforschung wurde intensiviert, um neue Produkte zu ermöglichen.[55] Zum anderen aber konzentrierte man sich auf die „Vorratspflege", d. h. die optimale Ausnutzung und Sicherung der vorhandenen Lebensmittel.[56] Als 1939 das Deutsche Reich den Krieg begann, war die Rationierung ernährungswissenschaftlich optimiert, begann eine Fortifizierung einzelner Lebensmittel, wurden Schwangere und Kinder mit Vitaminpräparaten versorgt.[57] Die Wehrmacht verfügte über eine Vielzahl neuer Nährmittel, so Schokakola und Traubenzuckerpräparate, getrocknete Produkte oder aber Speisen mit Soja.[58] Die vornehmlich für das Militär genutzte Gefrierkonservierung produzierte 1942 Mengen, die erst 1961 wieder erreicht wurden.[59] Während des 3. Reiches wurde die Forschung staatlich intensiv gefördert, so etwa durch mehrere neue ernährungswissenschaftliche Reichsanstalten.[60] Welche Bedeutung dieses Know-how für die Kriegsführung besaß, zeigt sich drastisch am Beispiel der NS-Gemeinschaftsverpflegung, auf die 1944 ein Drittel der Deutschen (und die Mehrzahl der „Fremdarbeiter", Kriegsgefangenen und Lagerinsassen) angewiesen war.[61]

Hauptrichtung und Seitenfelder

Das Bild der Ernährungswissenschaft im Nationalsozialismus ist gleichwohl komplizierter, erschöpft sich nicht allein im glatten Funktionieren.

Zum einen waren eine Reihe von Chemikern auch zu dieser Zeit bemüht, ihre durch das Lebensmittelgesetz 1936 deutlich eingeschränkte Kontrolltätigkeit auszufüllen.[62] Sie nutzten dabei neue Möglichkeiten, denn Fälscher wurden bewusst als „Volksschädlinge" präsentiert. Konservierungs- und Zusatzstoffe gerieten stärker unter Verdikt, Teerfarbstoffe wurden im Lebensmittelgewerbe verboten.[63] Parallel aber ließen die Gesetze und Verordnungen immer neue Streckungsmittel und Austauschstoffe zu.[64]

Zum zweiten führte die spezifisch nationalsozialistische Deutung der Frau zu intensiven hauswirtschaftlichen Bildungsbestrebungen.[65] Der Bestand des Regimes gründete auf den Kochfähigkeiten der Hausfrauen und ihrer Lehrerinnen. Hunderttausende von Frauen haben diesen Dienst in staatlichen und halbstaatlichen Funktionen erfüllt. Ihr Dienst war Teil der sog. Verbrauchslenkung, war integraler Bestandteil der Ernährungspolitik.[66] Die wissenschaftliche Inspiration, die noch in den 1920er Jahren die Hauswirtschaftslehre belebte, zerstob als 1935 das Berliner „Institut für Hauswirtschaftswissenschaft" geschlossen, die „Hauswirtschaftlichen Jahrbücher" eingestellt wurden.

Die Ernährungswissenschaft blieb auch während des Nationalsozialismus formal interdisziplinär. Die Ernährungswirtschaftslehre gewann in der gesteuerten NS-Wirtschaft wichtige Aufgaben hinzu.[67] Sitten und Gebräuche der deutschen Regionen, aber auch der eroberten Gebiete wurden sozialwissenschaftlich und sozialstatistisch erkundet, um hierauf eine gezielte Ernährungspolitik zu gründen.[68] Wissenschaft diente der Herrschaft, letztlich der Scheidung zwischen Volksgemeinschaft und Gemeinschaftsfremden. Das galt auch für Fragen etwa der Sensorik, des Geschmacks und der Qualität der Lebensmittel. Sie alle wurden funktional zur Stützung eines verbrecherischen Regimes genutzt.

Dies zeigt sich auch am Beispiel der vom Nationalsozialismus nicht nur geduldeten, sondern teils spezifisch geförderten Lebensreformbewegung. Deren Ausrichtung auf eine saisonale, regionale, großenteils pflanzliche, gering verarbeitete Kost deckte sich mit Kernzielen der staatlichen Ernährungspolitik.[69] Diätetik und Fastenlehre und eine auf wissenschaftlichen Methoden gründende biologische Ernährungsforschung gewannen gerade zu Beginn an Terrain, gerieten später jedoch ins Hintertreffen.[70] Gleichwohl blieben sie auch während des Krieges verbunden, beispielhaft etwa in der Arbeit des 1939 gegründeten Reichsvollkornbrotausschusses.[71]

Diese Einschränkungen verdeutlichen einige Probleme einer angemessenen Beurteilung der Ernährungswissenschaft dieser Zeit. Doch das scheinen historische Spezialprobleme zu sein, denn für die meisten heutigen Fachvertreter/innen hat es diese Zeit offenbar nicht gegeben.

Fortleben in Ost und West

Der Sieg der alliierten Streitkräfte bedeutete für die deutsche Ernährungswissenschaft keinen Bruch. Die Alltagsprobleme erforderten Fachkenntnisse. Kontinuität bestimmte das Bild, auch die Mehrzahl von Regimetreuen betonte, früher nur unpolitisch und Fachmann gewesen zu sein. Dies zeigt exemplarisch die Person Wilhelm Ziegelmayers. Während der NS-Zeit strategischer Kopf der deutschen Militär- und Gemeinschaftsverpflegung, koordinierte er seit 1945 die Ernährungspolitik in der sowjetischen Besatzzone und war Spiritus Rector des späteren Deutschen Instituts für Ernährungsforschung in Potsdam.[72]

Im Westen nicht anders. Die Tagesarbeit wurde erledigt, die Forschung des westlichen Auslandes rezipiert. Nach Gründung der Bundesrepublik entstanden mit meist altem Personal die neuen, teils heute noch bestehenden Organisationen.[73] Die Beziehungsgeflechte zwischen Wissenschaft, Staat und Industrie wurden restituiert. Politik galt als problematisches Feld, spezialisierte Fragestellungen waren die Folge. An die Spätphase der Weimarer Republik wurde nicht angeknüpft, interdisziplinäre Arbeiten nur vereinzelt durchgeführt. Eine selbstkritische Auseinandersetzung unterblieb. Stoffwechselfragen und die Chemie der Wirkstoffe standen weiterhin im Mittelpunkt der Forschung, Lebensmitteltechnologie und Vorratspflege ergänzten sie.[74] Innovationen gab es vorwiegend durch neue Forschungsmethoden, etwa die Analytik mittels Isotopenelemente oder durch neue Instrumente, so das Diaferometer, die Ultrazentrifuge, das Elektronenmikroskop, das Spektrophotometer und vor allem die Chromatographen.[75] Zu nennen sind auch neue Perspektiven, die sich insbesondere durch die Molekularbiologie erschlossen. Nachhaltige Änderungen ergaben sich dadurch gerade in der Ernährungsmedizin, wo diätetische Therapien durch leistungsfähige Medikamente zunehmend verdrängt wurden.[76]

Die eigentliche Innovation der Forschung kam jedoch von außen, war gesellschaftlich bedingt. Die zunehmende Versorgungssicherheit in den 1950er Jahren und die dann folgende Überernährung ließ die Frage des Umgangs mit ernährungsbedingten Krankheiten zum neuen Fokus ernährungswissenschaftlicher Arbeit werden. Nicht mehr Streckung und Mangelbeseitigung standen im Mittelpunkt, sondern wissenschaftlich abgesicherte Vorgaben für den Umgang mit der neuen Fülle. Die Forderung nach einer Ernährungsweise, die der immer geringeren körperlichen Anstrengung und dem modernen Lebensmittelangebot entsprach, war wahrlich nicht neu, wurde jedoch als solche propagiert.[77] Entsprechend begannen – die USA war hierbei Lehrmeister – intensive Arbeiten zum Fettstoffwechsel und der Auswirkung der Überernährung vor allem auf kardiovaskuläre Erkrankungen.[78] Die Wissenschaft öffnete sich hier der Gesellschaft, doch ihr Modell von hierarchischer Belehrung über richtige Ernährung führte zu keinem Wandel. Die Folge waren immer neue Beschwörungen des immer Gleichen, waren kulturkritische Zukunftsszenarien.[79] Im Begriff der sog. „Zivilisationskrankheiten" oder dem der „Vermassung" spiegelt sich die Verwurzelung der naturwissenschaftlichen Krisenbeschreibungen in der antiwestlichen und antidemokratischen Denkweise der Vorkriegs- und Kriegszeit.

Mehr Interdisziplinarität wagen

Die wichtigste organisatorische Konsequenz war die Etablierung des Faches Ernährungs- und Haushaltswissenschaft seit 1962.[80] Sie nahm von Gießen ihren Ausgang, war Resultat einerseits länger zurückreichenden Bemühens um eine zeitgemäße Ausbildung landwirtschaftlicher Lehrerinnen, war andererseits aber Reaktion auf erhöhten Beratungsbedarf angesichts der „stürmischen Entwicklung von Wohlstand und Wohlfahrt und der sich damit verändernden Lebensformen und Lebensstile."[81] Den Kern bildeten die Naturwissenschaften, doch man wagte mehr Interdisziplinarität, integrierte ökonomische, sozialwissenschaftliche und psychologische Aspekte in das Studium.[82] Selbst sozial- und wirtschaftshistorische Fragen wurden aufgegriffen, allerdings die nachhaltigen Veränderungen innerhalb der Geschichtswissenschaft in den 1970er und 1980er Jahren nicht mehr rezipiert.
Diese Interdisziplinarität war jedoch strukturell begrenzt. Faktisch handelte es sich auch in Gießen um die Etablierung einerseits von Haushaltswissenschaften, andererseits einer strikt naturwissenschaftlich orientierten Ernährungswissenschaft.[83] Die Interdisziplinarität ist additiv geblieben, ihr fehlt ein verbindender Kern, fehlt der Rückbezug auf die in der Weimarer Republik angelegten Traditionen. Gemeinsame Forschungsprojekte beider Bereiche hat es meines Wissens jedenfalls nicht gegeben.[84] Eine erweiterte Blickrichtung ergab sich eher durch die Frage nach der Ernährung in Entwicklungsländern, die in Gießen ebenfalls seit Anfang der 1960er Jahre systematisch behandelt wurde.
Die weitere Entwicklung soll nicht detailliert vorgestellt werden.[85] Drei Punkte aber sollten im Gedächtnis bleiben:

1. Für die Kernfächer des Faches, für Chemie, Physiologie, die zunehmend Bedeutung gewinnende Molekularbiologie, die Lebensmitteltechnologie[86], bedingt auch die Ernährungsmedizin erlaubte das neue Fach Ernährungswissenschaft eine bequeme Arbeit in der selbstgesetzten Nische. Für umfassendere Fragen war der Kollege, ab und an auch die Kollegin vom anderen Fachbereich zuständig.
2. Zunehmend verfeinerte Methodik und erweiterte physiologische Grundkenntnisse sollten nicht davon ablenken, dass die Grundfragen trotz aller Fortschritte kaum andere sind als um die Jahrhundertwende. Die Begeisterung angesichts der möglicherweise positiven gesundheitlichen Wirkungen von Antioxidantien bzw. Phytochemicals ist letztlich nur Ausfluss eines im 19. Jahrhundert entstandenen stofflichen Ansatzes, strukturell vergleichbar mit der Entdeckung und Analyse der Vitamine. Hier stehen zu bleiben, hieße in der Vergangenheit zu verweilen.
3. Zukunftsgewandt ist dagegen ein anderer, ebenfalls in Gießen systematisierter Ansatz, nämlich die Vollwert-Ernährung und die darauf aufbauende

Ernährungsökologie – auch, wenn deren Grundlagen schon in den 1930er Jahren gelegt wurden.[87] Beide sind Reaktionen auf die Ökologiebewegung der 1970er Jahre und versuchen, die von der Münchener Schule hochgehaltene Frage nach der sozialen Verantwortung von Ernährungswissenschaft und Ernährungsweisen für unsere Zeit neu zu beantworten. Doch wie schon im 19. Jahrhundert produzieren auch hier Expert/inn/en Wissen, geben es an Laien weiter und setzen auf die Überzeugungskraft rationaler Argumente.

Die Vergangenheit der Zukunft

Mehr Interdisziplinarität wagen hieß es in Gießen Anfang der 1960er Jahre. Mehr Interdisziplinarität wagen ist jedoch auch eine aktuelle Herausforderung. Doch nicht additive Interdisziplinarität ist gefragt, sondern strukturelle. Dazu ist der Zielpunkt allen wissenschaftlichen Tuns zu beachten: der Mensch. Ein wahrlich ganzheitliches Wesen, strebend, duldend und handelnd. Was ich Ihnen vorgeführt habe, waren Resultate vornehmlich handelnder Menschen, Wissenschaftler zumal. Dieser Begriff des handelnden Menschen müsste auch in die Ernährungswissenschaft aufgenommen werden. Deren Forschungspraxis blickt irritiert auf den strebenden Menschen, doch ihr eigentlicher Fokus ist der objektivierte, der zu belehrende, der duldende Mensch. Was bei Stoffwechselfragen noch sinnvoll erscheint, wird zum Problem, wenn wir den Bereich der gesunden Ernährung betreten. Menschen handeln. Sie besitzen Eigensinn. Ihr Tun ist nicht an sich defizitär.
Die Vorstellung eines aktiv tätigen Menschen erfordert anderes von der Wissenschaft als hierarchische Belehrung. Sie fordert Nachdenken über das eigene Handeln, um dann gezielt zu handeln. Wissenschaft scheidet zwischen wahr und falsch, doch da sie dies historisch, d. h. in der uns alle verbindenden Zeit tut, muss ein Wissenschaftler stets über die Begrenztheit seiner Aussagen reflektieren. Sein begrenztes Detailwissen und die eigene Fachsprache, die stete Isolierung des Kulturphänomens Essen/Ernährung, die soziale, regionale, kulturelle, generations- und geschlechtsspezifische Enge des eigenen Ansatz, die simplen Modelle von Stofflichkeit und unmittelbarer Kausalität – all dies ist als Teil wissenschaftlicher Arbeit zu bedenken, wenn gesellschaftliche Realität und Fachwissen zusammenfinden sollen. Geschieht dies nicht, wird Wissenschaft Teil von Herrschaft, Ausdruck strukturellen Zwangs.
Die praktische Ernährungsberatung nimmt den handelnden Menschen immerhin ansatzweise ins Visier. Doch ihre Arbeit greift meist erst im Nachhinein. Ist Gefahr im Verzug, der Patient krank oder kränkelnd, so nimmt man sich die Zeit, die zuvor nicht da war. Wissenschaftler sollten hier vorher handeln, sollten sich die Zeit nehmen, um frühzeitig in einen Dialog zu treten, des-

sen Ergebnis nicht immer vorhersehbar ist. Handeln die Ernährungswissenschaftler in diese Richtung, so sehe ich neue Chancen in der Zukunft. Handeln sie nicht so, so wird das Fach auch in der Zukunft stets nur Vergangenheit sein.

Literatur

[1] Vgl. hierzu Spiekermann U (1997) Was kann die Geschichtswissenschaft zur Analyse gegenwärtigen Ernährungsverhaltens beitragen? In: Bodenstedt A et al.: Materialien zur Ermittlung von Ernährungsverhalten. Bundesforschungsanstalt für Ernährung, Karlsruhe, S 13–21

[2] Besondere Bedeutung haben McCollum EV (1957) A history of nutrition. The sequence of ideas in nutrition investigations. Houghton Mifflin Co., Boston; Mani N (1976) Die wissenschaftliche Ernährungslehre im 19. Jahrhundert. In: Heischkel-Artelt E (Hrsg) Ernährung und Ernährungslehre im 19. Jahrhundert. Vandenhoeck & Ruprecht, Göttingen, S 131–197. Die gängigen „historischen" Einführungen genügen historischen Qualitätskriterien nicht. Dies gilt auch für die besseren Arbeiten, etwa Cremer HD (1980) Entwicklung der Wissenschaft von Ernährung und Diätetik. In: Cremer HD, Hötzel D, Kühnau J (Hrsg) Ernährungslehre und Diätetik, Bd. 1, T. 1. Georg Thieme, Stuttgart New York, S 10–22; Müller MJ, Schmidt T (1998) Ernährung und Ernährungswissen im Wandel der Zeit. In: Müller MJ (Hrsg) Ernährungsmedizinische Praxis. Methoden – Prävention – Behandlung. Springer, Berlin Heidelberg New York, S 9–28; Elmadfa I, Leitzmann C (1998) Ernährung des Menschen. 3. Aufl, Eugen Ulmer, Stuttgart, S 13–20

[3] Vgl. etwa Cremer M (1908) Carl v. Voit. Münchener Medizinische Wochenschrift 55: 1437–1442, hier 1437: „Voit war es vergönnt, in jener glücklichen Zeit der Entwicklung der Physiologie zu leben, mit seinen wissenschaftlichen Arbeiten zu beginnen, wo die grösseren Entdeckungen Schlag auf Schlag aufeinander folgten und die leitenden Gesichtspunkte für Jahrhunderte festgelegt wurden."

[4] Denn schließlich sind Ernährungswissenschaftler, nach der schönen Formulierung unseres unvergessenen Bundespräsidenten, „Generalstäbler eines Feldzuges, der im Interesse der ganzen Menschheit geführt wird. Die Feinde, die es zu beseitigen gilt, sind Hunger, Unterernährung und falsche Ernährung" (Lübke H (1967) Ansprache bei der Eröffnung des VII. Internationalen Ernährungskongresses. In: Kühnau J (Ed) Proceedings of the seventh international congress of nutrition, Hamburg 1966, Vol. 1: Nutrition and Health. Friedr. Vieweg & Sohn, Pergamon Press, Oxford et al., S X–XII, hier X

[5] Vgl. etwa Rubner M (1908) Die volkswirtschaftlichen Wirkungen der Armenkost. In: Rubner M: Volksernährungsfragen. Akademische Verlagsgesellschaft m.b.H., Leipzig, S 43–143, hier 47. Die sprachliche Bündelung wurde insbesondere von Kritikern etablierter Wissenschaftsstrukturen aufgegriffen. Vgl. etwa Vischer H (1910) Die sportlichen Erfolge der Naturgemäßen, und ihr Einfluß auf Ernährungswissenschaft, Militärwesen und soziale Frage. Vegetarische Warte 43: 99–101; Sternberg W (1914) Die Grundfehler der Ernährungswissenschaften. Allgemeine Medizinische Central-Zeitung 83: 429–430

[6] Rubner M (1916) Die Ernährungswissenschaft. Deutsche Revue 41,3: 262–268, hier 268

7   Ebd., 268

8   Abderhalden E (o. J. (1916)) Ernährungswissenschaft. Vortrag, gehalten am 21. April in Berlin. Kriegspresseamt, Berlin, S 19

9   Über dessen Arbeit unterrichten u. a. Liebig H von (1903) Justus v. Liebig geb. am 12. Mai 1803 gest. am 18. April 1873. Die Umschau 7:381–390; Cremer HD (1973) Justus von Liebig und die Entwicklung der Ernährungswissenschaft. Gießener Universitätsblätter 6:20–45; Strahlmann B (1973) Justus von Liebig (1803–1873). Sein Einfluß auf Lebensmittel- und Ernährungswissenschaft. Ernährungs-Umschau 20:478–483

10   Zur Durchsetzungsgeschichte vgl. Fellmeth U (1997) „Erfahrung" contra „Exakte Naturwissenschaft". Die Entstehung der „Rationellen Landwirtschaftswissenschaft" und ihre Überwindung durch die Naturwissenschaften im 19. Jahrhundert. Zeitschrift für Württembergische Landesgeschichte 56:105–126

11   Vgl. dazu fundiert Meinel C (1998) Tempel der Zukunft. Die Karriere des chemischen Laboratoriums im 19. Jahrhundert. Spiegel der Forschung 15, Nr. 2: 40–42, 44–48, 50–53

12   Reich E (1860/61) Die Nahrungs- und Genussmittelkunde historisch, naturwissenschaftlich und hygienisch begründet. 2 Bde, Vandenhoeck & Ruprecht, Göttingen

13   Vgl. hierzu Carpenter TM (1949) The historical development of metabolism studies. Journal of the American Dietetic Association 25:837–841. Zur Methodologie s. Pettenkofer M von, Voit C (1866) Untersuchungen über den Stoffwechsel des normalen Menschen. Zeitschrift für Biologie 2:459–573

14   Voit C von (1881) Handbuch der Physiologie des Gesammt-Stoffwechsels und der Fortpflanzung, Th. 1: Physiologie des allgemeinen Stoffwechsels und der Ernährung. F.C.W. Vogel, Leipzig, S 518–528. Dort auch notwendige Differenzierungen

15   Damit einen strikten Übergang von einem (unreflektierten) Körperkonzept der Maschine hin zu dem des Motors zu verbinden, ist eine spannende Denkfigur, findet sich in den Quellen der Zeit jedoch nur selten in reiner Form. Vgl. zum Gesamtkomplex Tanner J (1999) Fabrikmahlzeit. Ernährungswissenschaft, Industriearbeit und Volksernährung in der Schweiz 1890–1950. Chronos, Zürich, v. a. S 64–71

16   Einige Hintergrundinformationen enthält Pietzka S (1981) „Der Physiologe und Hygieniker Max Rubner. Ein Vergleich der damaligen und heutigen Arbeitsgebiete der Hygiene". Med. Diss. Köln (Ms.), doch leider nicht mehr. Vgl. auch Fick R (1932) Gedächtnisrede auf M. Rubner. Sitzungsberichte der Preußischen Akademie der Wissenschaften, Hist.-Phil. Klasse: CXXVIII-CXLVI; Lusk G (1932) Contribution to the science of nutrition. A tribute to the life and work of Max Rubner. Science 76:129–135

17   Hilger [A] (1885) Vereinbarungen betreffs der Untersuchung und Beurtheilung von Nahrungs- und Genussmitteln, sowie Gebrauchsgegenständen. Julius Springer, Berlin war der Beginn einer Reihe ähnlicher Publikationen. Das analytische Wissen dieser Zeit bündelten die diversen Auflagen von Joseph Königs „Chemie der menschlichen Nahrungs- und Genussmittel".

18   Beythien [A] (1911) Der Kampf gegen die Nahrungsmittelverfälschung und seine Bedeutung für die Volksgesundheit. Blätter für Volksgesundheitspflege 11:121–123; Juckenack A (1905) Die Nahrungsmittelkontrolle in Deutschland, ihre Entstehung und Entwicklung, sowie ihr Einfluß auf den Verkehr mit Lebensmitteln und auf die Volksernährung. Deutsche Vierteljahrsschrift für öffentliche Gesundheitspflege 37:678–688

[19] Als Überblick kann dienen Schubinger GF (1984) Histoire de la technologie alimentaire. Une approche synoptique. Travaux de chimie alimentaire et d'hygiene 75: 421–446

[20] Vgl. Fanconi G (1968) Klinische Beurteilung des Ernährungszustandes beim Kinde. In: Ritzel G (Hrsg) Richtlinien gesunder Ernährung. Referate gehalten bei der Arbeitstagung „Zur Methodik von Ernährungserhebungen" der Schweizerischen Gesellschaft für Ernährungsforschung am 11. November 1967 in Basel. Hans Huber, Bern Stuttgart, S 12–19, hier 15–16

[21] Noch heute beeindruckt die Synopsis von Noorden C von, Salomon H (1920) Handbuch der Ernährungslehre, Bd. 1: Allgemeine Diätetik. Julius Springer, Berlin.

[22] Die funktionale Betrachtung von Barlösius E (1999) Soziologie der Ernährung. Eine sozial- und kulturwissenschaftliche Einführung in die Ernährungsforschung. Juventa, Weinheim München, S 58–66 ist zu stringent, unterschätzt die historischen Problemlagen der Jahrhundertwende

[23] Vgl. etwa Voit [C] (1876) Anforderungen der Gesundheitspflege an die Kost in Waisenhäusern, Casernen, Gefangenen- und Altersversorgungsanstalten, sowie in Volksküchen. Deutsche Vierteljahrsschrift für öffentliche Gesundheitspflege 8:7–55

[24] Vgl. aus der großen Zahl zeitgenössischer Arbeiten Hirschfeld F (1889) Betrachtungen über die Voit'sche Lehre von dem Eiweissbedarf des Menschen. Archiv für Physiologie 44: 428–468; Hindhede [M] (1908) Eine Reform unserer Ernährung. Lebe gesund! Lebe kräftig! Lebe billig! K.F. Köhler, Leipzig. Die politischen Konsequenzen eines primär das physiologische Eiweißminimum betrachtenden Ansatzes zeigten sich deutlich im Ersten Weltkrieg und dann wieder in der NS-Gesundheitspolitik

[25] Rubner M (1908) Die Frage des kleinsten Eiweissbedarfs des Menschen. In: Rubner M: Volksernährungsfragen. Akademische Verlagsgesellschaft m.b.H., Leipzig, S 1–42. Rubner galt deshalb – kontrafaktisch – sogar bei vielen Vegetariern als Bundesgenosse. Vgl. Ebert K (1917) Die Reform unserer Ernährung. Vegetarische Warte 50: 60–61, 71–72. Zugleich mündeten durch Rubner angeregte Forschungen 1909 in den von Karl Thomas geprägten Begriff der „biologischen Wertigkeit" der Eiweißstoffe. Vgl. hierzu Müller-Limroth W (1961) Wandel in der Bewertung der Hauptnährstoffe in der Ernährung. Hippokrates 32:789–798

[26] Vgl. etwa Schmid A (1907) Rez. v. Sternberg W (1907) Kochkunst und ärztliche Kunst. Der Geschmack in der Wissenschaft und Kunst, Stuttgart. Zentralblatt für innere Medizin 28:960. Sternberg schrieb zwischen 1907 und 1914 mehr als hundert Einzelarbeiten zu Geschmack, Appetit, der Zubereitung der Lebensmittel, der ärztlichen Diätetik und auch zur Bedeutung des später Sensorik genannten Feldes

[27] Vgl. Paul T (1919) Wesen und Bedeutung der Bromatik, d. h. der Lehre von der Zubereitung der Speisen nach wissenschaftlichen und wirtschaftlichen Grundsätzen. Biochemische Zeitschrift 93:364–383; Hasterlik A (1919) Bromatik. Blätter für Volksgesundheitspflege 19:95–97. Zum Fortgang vgl. Täufel K (1933) Zubereitung der Lebensmittel. In: Bömer A, Juckenack A, Tillmans J (Hrsg) Handbuch der Lebensmittelchemie, Bd. 1. Julius Springer, Berlin, S 1249–1283

[28] Vgl. Paul T (1918) Die Einrichtung der Deutschen Forschungsanstalt für Lebensmittelchemie in München. Zeitschrift für Untersuchung der Nahrungs- und Genußmittel 35:58–67; NN (1921) Eine deutsche Forschungsanstalt für Lebensmittelche-

mie in Deutschland. Zeitschrift für Volksernährung 13:71–72. Zur späteren Entwicklung vgl. NN (1958) Deutsche Forschungsanstalt für Lebensmittelchemie. Flüssiges Obst 25: III/24–III/25

[29] Vgl. Ziegelmayer W (1933) Unsere Lebensmittel und ihre Veränderungen. Mit Darstellung der Lehre von der Kochwissenschaft. Theodor Steinkopff, Dresden Leipzig; Ziegelmayer W (1949) Nachruf auf das Institut für Kochwissenschaft in Frankfurt am Main. Ernährung und Verpflegung 1:54–57. Im Hintergrund dieser Arbeit standen vielfach Fragestellungen der Kolloidchemie

[30] Vgl. Meyer E (1929) Der neue Haushalt. Ein Wegweiser zu wirtschaftlicher Haushaltsführung. 37. wes. erg. u. erw. Aufl., Franck'sche Verlagshandlung, Stuttgart; Silberkuhl-Schulte M (1933) Allgemeine Wirtschaftslehre des Haushalts. Versuch einer hauswirtschaftlichen Betriebslehre, T. I: Die Betriebsmittel. Julius Beltz, Langensalza Berlin Leipzig

[31] Vgl. Spiekermann U (1999) Bruch mit der alten Ernährungslehre. Die Entdeckung der Vitamine und ihre Folgen. Internationaler Arbeitskreis für Kulturforschung des Essens. Mitteilungen Heft 4:16–20; Werner P (Hrsg) (1998) Vitamine als Mythos. Dokumente zur Geschichte der Vitaminforschung. Akademie Verlag, Berlin

[32] Der Begriff stammt vom Pädiater Finkelstein, hier zit. n. Nassau E (1926) Kritisches Sammelreferat über praktische Ergebnisse der Vitaminforschung. I. Deutsche Medizinische Wochenschrift 52:342

[33] Vgl. etwa Bauernfeind H (1898) Die polare Verteilung der Mineralstoffe in den verschiedenen Nährmitteln. Eine Studie aus der Ernährungschemie. Vegetarische Warte 31:2–5, 29–32, 61–65, 93–97, 125–130, 157–160, 194–197, 219–221, 252–255, 277–279; Schilling F (1907) Mineralstoffwechsel. Therapeutische Monatshefte 21: 351–356; Röse C, Berg R (1918) Über die Abhängigkeit des Eiweissbedarfs vom Mineralstoffwechsel. Münchener Medizinische Wochenschrift 65:1011–1016

[34] Auslöser neuen Nachdenkens war vor allem Hunziker-Schild H (1915) Der Kropf, eine Anpassung an jodarme Nahrung. Aphoristische Gedanken über Wesen und Verhütung des Kropfes. A. Francke, Bern. Eine gute (aber auch einseitige) Zusammenfassung bietet Wespi-Eggenberger HJ (1942) Die Kropfprophylaxe. Ergebnisse der inneren Medizin und Kinderheilkunde 61:489–585

[35] Vgl. Bersin T (1938) Geschichtliche Entwicklung der Fermentforschung. Zeitschrift für Volksernährung 13:283–284. Der eigentliche Durchbruch lag wie bei den Vitaminen am Ende der 1920er Jahre, als zentrale Enzyme isoliert werden konnten. Begrenzte Überblicke liefern Ammon R (1930) Der Stand der Fermentforschung. Die Volksernährung 5:293–295; Weitzel W (1942) Fermente und Vitamine als Stoffwechselregeler in einer natürlichen und sinngemäßen Nahrung und ihre Bedeutung für den Ablauf normaler Lebensvorgänge. Zeitschrift für Volksernährung 17: 315–316, 331–334

[36] Vgl. Kestner O (1923) Beruf, Lebensweise und Ernährung. Klinische Wochenschrift 2: 150–154; Kestner O (1927) Die Rationalisierung der Ernährung. Klinische Wochenschrift 6: 1461–1462

[37] Tyszka C von (1927) Hunger und Ernährung. Wirtschaftlicher Teil. In: Gottstein A, Schlossmann A, Teleky L (Hrsg) Handbuch der Sozialen Hygiene und Gesundheitsfürsorge, Bd. 5. Julius Springer, Berlin, S 318–373, hier 322. Ausführlich: „Mit fortschreitender Kultur, der zunehmenden Einsicht in die physikalischen und wirtschaftlichen Zusammenhänge und in Verbindung damit den Fortschritten der

Wirtschaft durch Änderungen der Technik infolge Erfindungen tritt der Einfluß der Natur des Landes sowie des Herkommens und der religiösen Anschauungen mehr und mehr zurück, und das Bestreben gewinnt die Oberhand, die Nahrung immer zweckmäßiger zu gestalten durch Auswahl der Speisen, die leicht verdaulich, bekömmlich und schmackhaft sind und eine abwechslungsreichere Kost gestatten. Reich eiweißhaltige Stoffe werden dabei bevorzugt, vor allem Fleisch, dann auch Milch, Eier, Butter, Käse. Die vegetablische Nahrung wird verfeinert, und zwar in doppelter Weise: einmal durch Anbau der feineren, eiweißhaltigeren Vegetabilien an Stelle der gröberen, zum anderen durch bessere Bereitung der aus diesen Stoffen hergestellten Speisen, feinere Ausmahlung des Mehles u. dgl. Dazu tritt das Bestreben, einmal die Kost durch Gewürze reizvoller, zum anderen durch Genußmittel wie Zucker, Kakao, Kaffee, Tee u. dgl. abwechslungsreicher zu gestalten" (Ebd., 319). Tyszkas Grundannahmen finden sich seit den 1950er Jahren regelmäßig bei Joachim Kühnau oder aber Hans Glatzel wieder

[38] Dabei stieg insbesondere die Bedeutung von Rohkost. Beispiele waren im Felde der Ernährungsmedizin die heftig umstrittenen Arbeiten von Friedberger (etwa Friedberger E (1927) Über den Anschlagswert der Nahrung, insbesondere über seine Herabsetzung durch den Kochprozeß. Die Volksernährung 2:225–228) bzw. die Gersondiät (vgl. Gerson M (1929) Die Entstehung und Begründung der Diätbehandlung der Tuberkulose. Die Medizinische Welt 3, T. 2:1313–1317)

[39] Das gilt trotz einiger pointierter Stellungnahmen gegen die Alternativbewegung, etwa bei Noorden C von (1931) Alte und neuzeitliche Ernährungsfragen unter Mitberücksichtigung wirtschaftlicher Gesichtspunkte. Julius Springer, Wien Berlin; Rubner M (1930) Deutschlands Volksernährung. Zeitgemäße Betrachtungen. Julius Springer, Berlin

[40] Vgl. etwa NN (1932) Das Gesundheitswesen des Preussischen Staates im Jahre 1930. I. A. des Herrn Ministers für Volkswohlfahrt bearb. in der Abt. f. Volksgesundheit des Ministeriums. Richard Schoetz, Berlin. Beispiele für empirische Studien enthält Spiekermann U (1993) Haushaltrechnungen als Quellen der Ernährungsgeschichte. In: Reinhardt D, Spiekermann U, Thoms U (Hrsg) Neue Wege zur Ernährungsgeschichte. Peter Lang, Frankfurt a.M. et al., S 51–85, v. a. 65–67

[41] Vgl. etwa die von Karl Brandt herausgegebenen „Blätter für landwirtschaftliche Marktpflege" (1933 verboten) bzw. Bergler G (o. J. (1959)) Die Entwicklung der Verbrauchsforschung in Deutschland und die Gesellschaft für Konsumforschung bis zum Jahre 1945. Michael Laßleben, Kallmünz

[42] So etwa Katz D (1931) Psychologische Probleme des Hungers und des Appetits. Die Naturwissenschaften 19:838–842

[43] Vgl. hierzu Reinhardt D, Spiekermann U (1997) Die „Zeitschrift für Volksernährung" 1925–1939. Geschichte und bibliographische Erschließung. In: Bodenstedt A et al.: Materialien zur Ermittlung von Ernährungsverhalten. Bundesforschungsanstalt für Ernährung, Karlsruhe, S 74–186

[44] So etwa Fincke H (1930) Die Bedeutung der Geschichte der Lebensmittelchemie. Zeitschrift für Untersuchung der Lebensmittel 60:54–63

[45] Cremer HD (1973) Ernährung, Altern und Lebenserwartung. In: Bässler KH, Siebert G (Hrsg) Aktuelle ernährungswissenschaftliche Probleme. Festgabe für Konrad Lang zum 75. Geburtstag. Dr. Dietrich Steinkopff, Darmstadt, S 130–138, hier 130, gibt 1909 für den ersten ernährungswissenschaftlichen Rattenversuch an. Dieses

Datum ist zu revidieren, so etwa durch die 1908 begonnenen Versuche von Eugen Bircher (Bircher E (1910) Zur experimentellen Erzeugung der Struma, zugleich ein Beitrag zu deren Histogenese. Deutsche Zeitschrift für Chirurgie 103:276–364, v. a. 283). Später urteilte Konrad Lang eindeutig: „Ein nicht unbeträchtlicher Teil der Ernährungsliteratur besteht in der Schilderung von Einzelbeobachtungen am Menschen. Nach dem Gesagten sind solche Mitteilungen nur von zweifelhaftem Wert. Sie sind, falls es sich um einwandfrei fundierte Beobachtungen handelt, als heuristische Beiträge interessant, können aber niemals die Klärung einer Fragestellung bringen" (Lang K (1952) Die Physiologie der Ernährung. In: Lang K, Schoen R (Hrsg) Die Ernährung. Physiologie – Pathologie – Therapie. Springer, Berlin (W) Göttingen Heidelberg, S 65–134, hier 66)

[46] Zit. n. Kusildo S (1999) Das Wasser im Munde des Hundes. Der Physiologe Pawlow erforschte nicht nur Reflexe. Frankfurter Rundschau 55, Nr. 213 v. 14.09.: 28.

[47] Beispiele enthält Beythien A (1948) Wichtige Erfindungen der Lebensmittelindustrie. Deutsche Lebensmittel-Rundschau 44:105–107

[48] Vgl. Spiekermann U (1998) Was ist Lebensmittelqualität? Ein historischer Rückblick. Ernährungs-Umschau 45:198–200, 203–205, hier 203

[49] Heiss R (1934) Umriß: Wird der Nationalsozialismus die technische Kulturkrise lösen? In: Heiss R (Hrsg) Die Sendung des Ingenieurs im neuen Staat. VDI-Verlag GmbH, Berlin, S 1–11, hier 3. Was das bedeutete, wurde schnell klar: „Der Nationalsozialismus hat endlich damit begonnen, in die aus den Fugen gegangenen Erziehungsgrundlagen wieder höhere Wertbegriffe einzusetzen, so die Begriffe der soldatischen Unterordnung, der wehrhaften Gesinnung, der Opferbereitschaft, der sittlichen Verantwortungsfreudigkeit und Entschlußkraft, er erzieht wieder zu selbstverantwortlichen Persönlichkeiten mit Mut und Willen, er betont wieder das Geistige und Göttliche" (Ebd., 7)

[50] Nottbohm, FE (1934) Eröffnungsansprache. Zeitschrift für Untersuchung der Lebensmittel 68:3–5, hier 3

[51] Nachsatz der Redaktion zu Raunert M (1933) Ernährungssekten und ihre Auswüchse. Zeitschrift für Volksernährung und Diätkost 8:149–150, hier 150. Ähnlich Fincke H (1933) Das volkstümliche Schrifttum über Ernährung muß überwacht werden! Zeitschrift für Volksernährung und Diätkost 8:247

[52] Vgl. Flößner O (1936) Aufgaben der Deutschen Ernährungsforschung. Die Ernährung 1:12–18; Bommer S (1939) Ernährungslehre und ihre Aufgaben. Deutsche Medizinische Wochenschrift 65:1333–1336, 1373–1376

[53] NN (1928) Programm des Reichsvereins Volksernährung. Die Volksernährung 3: 257–261, hier 257

[54] Vgl. etwa Ziegelmayer W (1936) Rohstoff-Fragen der deutschen Volksernährung. Eine Darstellung der ernährungswirtschaftlichen und ernährungswissenschaftlichen Aufgaben unserer Zeit. Theodor Steinkopff, Dresden Leipzig; NN (1938) Forschung für Volk und Nahrungsfreiheit. Arbeitsbericht 1934 bis 1937 des Forschungsdienstes. J. Neumann, Berlin; NN (1942) Forschung für Volk und Nahrungsfreiheit. Arbeitsbericht 1938 bis 1941 des Forschungsdienstes. J. Neumann, Berlin; Pieszczek E, Ziegelmayer W (Hrsg) (1942) 1. Tagungsbericht der Arbeitsgemeinschaft Ernährung der Wehrmacht. Theodor Steinkopff, Dresden Leipzig

[55] Vgl. etwa Bleyer B (1934) Der gegenwärtige Stand der Lebensmittelforschung. Zeitschrift für Volksernährung 9:261–263; Lund (1934) Die Bedeutung der Lebens-

mittelforschung im neuen Reich. Zeitschrift für die gesamte Kälteindustrie 41: 118–119

56 Umfassende Hintergrundinformationen enthält die seit 1938 publizierte Zeitschrift „Vorratspflege und Lebensmittelforschung". „Die Arbeiten auf dem Gebiet der Ernährungswissenschaft sind kaum übersehbar und von einer so ausschlaggebenden wirtschaftlichen und politischen Bedeutung für das deutsche Volk, wie man es sich früher nie hätte träumen lassen" (Blome K (1938) Freiheit der Forschung und Wissenschaft. Deutsches Ärzteblatt 68:242–248, hier 245)

57 Vgl. Scheunert A (1937) Zur Frage der Vitaminisierung der Margarine. Die Ernährung 2:49–55; Ertel H (1941) Zu den gegenwärtigen, vorsorglichen Maßnahmen zur Sicherung der Vitaminversorgung. Die Ernährung 6:105–107

58 Vgl. Ziegelmayer W (1937) Die Wehrmacht als Erzieher zur richtigen Verbrauchslenkung und zur gesunden Ernährung. Zeitschrift für Volksernährung 12:13–15; Kittel W, Schreiber W, Ziegelmayer W: Soldatenernährung und Gemeinschaftsverpflegung. Theodor Steinkopff, Dresden Leipzig. Im Urteil eines Beteiligten: „Zu Beginn des zweiten Weltkrieges verfügte die Wehrmacht bereits über einen weitgehend vorbereiteten, personell und institutionell wohlfunktionierenden Apparat, der schnell ausgebaut werden konnte. Viele Engpässe der Nahrungsversorgung konnten überwunden werden. Doch wurden oft auch negative Erkenntnisse, die bereits während des ersten Weltkrieges gewonnen waren, nicht genutzt und zunächst mancher zeitraubender Umweg eingeschlagen" (Lauersen F (1968) Ernährungsphysiologische Aspekte der Verpflegungsbevorratung bei der Bundeswehr. In: Heilmeyer L, Holtmeier HJ (Hrsg) Ernährungswissenschaften. Georg Thieme, Stuttgart, S 206–217, hier 206)

59 Näheres enthält Spiekermann U (1997) Zeitensprünge: Lebensmittelkonservierung zwischen Industrie und Haushalt 1880–1940. In: Katalyse e.V./Buntstift e.V. (Hrsg) Ernährungskultur im Wandel der Zeiten. Eigenverlag, Köln, S 30–42, hier 35 sowie Mosolff H (1941) (Hrsg) Der Aufbau der deutschen Gefrierindustrie. Handbuch der Tiefkühlwirtschaft. Hans A. Keune, Hamburg

60 Beispiele sind die Reichsanstalten für Fleischwirtschaft, für Getreideverarbeitung und für Vitaminprüfung und Vitaminforschung

61 Detaillierte Angaben finden sich in der Zeitschrift „Gemeinschaftsverpflegung", die bis Anfang 1945 erschien (zuvor als „Zeitschrift für Gemeinschaftsverpflegung" bzw. „Gemeinschaftsverpflegung und Kochwissenschaft")

62 Vgl. Petri W (1934) Über den zukünftigen Ausbau der Lebensmittelkontrolle. Zeitschrift für Untersuchung der Lebensmittel 68:17–31; Holthöfer [H] (1934) Das Recht als Bundesgenosse gegen minderwertige Lebensmittel, Hippokrates 5: 350–361; Merres E (1936) Grundsätzliches zum Lebensmittelrecht unter besonderer Berücksichtigung des neuen Lebensmittelgesetzes. An der Hand der amtlichen Begründung. Die Ernährung 1:74–80

63 Vgl. Kretz (1944) Gegen die mißbräuchliche Verwendung krebsgefährlicher Teerfarbstoffe (Azofarbtoffe) in den Lebensmitteln. Hippokrates 15:127–128

64 Zur Planung vgl. Kartenberg G (1941) Ernährungswirtschaftsplanung nach dem Kriege, erläutert an den Ei-Austauschstoffen. Zeitschrift für Volksernährung 16:383, 385

65 Vgl. hierzu das in sich sehr heterogene Buch von Harter-Meyer R (1999) Der Kochlöffel ist unsere Waffe. Hausfrauen und hauswirtschaftliche Bildung im Nationalsozialismus. Schneider Verlag Hohengehren, Baltmannsweiler

66 Zum Kontext vgl. Berghoff H (1999) Von der „Reklame" zur Verbrauchslenkung. Werbung im nationalsozialistischen Deutschland. In: Berghoff H (Hrsg) Konsumpolitik. Die Regulierung des privaten Verbrauchs im 20. Jahrhundert. Vandenhoeck & Ruprecht, Göttingen, S 77–112

67 Vgl. hierzu Decken H von der (1944) Probleme der ernährungswirtschaftlichen Forschung. Weltwirtschaftliches Archiv 59:59–78

68 Beispiele finden sich etwa in NN (1940/41) Verzeichnis der Veröffentlichungen des Arbeitswissenschaftlichen Instituts. Jahrbuch des Arbeitswissenschaftlichen Instituts der Deutschen Arbeitsfront 4,1:13–22. Die sog. „Ostforschung", die „Westforschung" und die Tätigkeit in den okkupierten Gebieten bleiben Forschungsaufgaben. Zur Tätigkeit der Fachleute etwa in Weißrußland vgl. Gerlach C (1999) Kalkulierte Morde. Die deutsche Wirtschafts- und Vernichtungspolitik in Weißrußland 1941 bis 1944. Hamburger Edition, Hamburg, v. a. S 231–371

69 Umfassende Informationen enthält die Zeitschrift „Hippokrates".

70 Vgl. etwa Heupke W (1945) Diätetik. Die Ernährung des Gesunden und des Kranken. 4. verb. u. erg. Aufl, Theodor Steinkopff, Dresden Leipzig (1. Aufl. 1936) bzw. Schenck EG, Meyer HE (1938) Das Fasten. Hippokrates-Verlag Marquard & Cie., Stuttgart Leipzig, wo es deutlich hieß: „Gesundheitspflege in unserem Sinne ist ein Appell an die Härte und Widerstandsfähigkeit des Menschen, ist, man kann so sagen, etwas Soldatisches" (ebd., 21)

71 Näheres enthalten: Reichsvollkornbrotausschuß (Hrsg) (1939) Kampf ums Brot. Stimmen und Zeugnisse zur Vollkornbrotfrage. Müllersche Verlagshandlung, Dresden Planegg; NN (1942) Vollkornbrot. Wissenschaftliche Beiträge zur Vollkornbrotfrage. Johann Ambrosius Barth, Leipzig. Eine Zusammenfassung enthält Spiekermann U (2000) Vollkorn für die Führer. Zur Geschichte der Vollkornbrotpolitik im Dritten Reich, Heidelberg (Ms.)

72 Vgl. Ziegelmayer W (1948) Drei Jahre Ernährungswirtschaft in der Ostzone. Deutscher Zentralverlag GmbH, Berlin. Seine Planungsarbeit schrieb er den Verhältnissen gemäß um: Ziegelmayer W (1947) Die Ernährung des deutschen Volkes. Ein Beitrag zur Erhöhung der deutschen Nahrungsmittelproduktion. Zugleich 5., völlig umgearb. Aufl v. „Rohstoff-Fragen der deutschen Volksernährung". Theodor Steinkopff, Dresden Leipzig. In der DDR wurde die Vergangenheit Ziegelmayers nicht thematisiert, ist bis heute nur ausnahmsweise Gegenstand kritischen Eingedenkens am DIfE: Vgl. NN (1950) Wilhelm Ziegelmayer Ü 18.1.1898 bis 4.1.1951. Natur und Nahrung 4, Nr. 23/24:1–2; Ulmann M (1956) Überblick über die Geschichte des Instituts für Ernährungsforschung 1946–1955. Ernährungsforschung 1:8–17, v. a. 8–11. Das aktuelle Geschichtsbild findet sich in Gaßmann B, Lewerenz HJ, Linow F (1996) Zur Geschichte der institutionalisierten Ernährungsforschung in Deutschland. Ernährungs-Umschau 43:208–210, 212–214, hier v. a. 210

73 Zum ideellen Vorläufer der DGE vgl. Ertel H (1936) Die Reichsarbeitsgemeinschaft für Volksernährung, ihre Gründung und Aufgaben. Die Ernährung 1:19–20. Bei Oberritter H (1993) DGE – Geschichte und Auftrag. Zum 40jährigen Bestehen der Deutschen Gesellschaft für Ernährung. Ernährungs-Umschau 40:52–56 fehlt jeglicher Hinweis

74 Typisch hierfür sind etwa Kraut H (1947) Die ernährungsphysiologischen Grundlagen der Arbeitsleistung. Zentralblatt für Arbeitswissenschaft 1:121–126; Diemair W

(1952) Die Verarbeitung der Lebensmittel. In: Lang K, Schoen R (Hrsg) Die Ernährung. Physiologie – Pathologie – Therapie. Springer, Berlin (W) Göttingen Heidelberg, S 135–195; Greiner A, Franzke C (Hrsg) (1955) Ernährung und Lebensmittelchemie. VEB Deutscher Verlag der Wissenschaften, Berlin (O). Die neuen Forderungen, die Kurt Täufel 1950 erhob, nämlich anstelle des Begriffs der Nährstoffe den der Wirkstoffe zu setzen und statt einer statischen nun eine dynamische Stoffbetrachtung anzustellen (Täufel K (1950) Ernährungsforschung und zukünftige Lebensmittelchemie. Akademie-Verlag, Berlin (O), S 4–5), wurden schon seit zwei Dekaden praktiziert. Vgl. etwa schon Täufel K (1943) Zur Charakteristik der Lebensmittel. Deutsche Lebensmittel-Rundschau: 61–63, 71–74

[75] So Täufel (1950), S 11

[76] Heilmeyer L (1968) Begrüßung. In: Heilmeyer L, Holthöfer HJ (Hrsg) Ernährungswissenschaften. Georg Thieme, Stuttgart, S 1–3, hier 2

[77] Vgl. etwa Glatzel H (1955) Nahrung und Ernährung. Altbekanntes und Neuerforschtes vom Essen. 2. verb. u. erw. Aufl, Springer, Berlin (W) Göttingen Heidelberg; Kühnau J (1960) Die Bedeutung der Küche für die Volksgesundheit. Die Ernährungswirtschaft 7: 453–456

[78] Vgl. Cuthbertson DP (1964) President's Address. In: Proceedings of the Sixth International Congress of Nutrition. Edinburgh 9th to 15th August 1963. E. & S. Livingstone Ltd., Edinburgh/London, p xiv–xv, hier xiv

[79] Hierbei waren sich auch wissenschaftliche Gegner offenbar einig, vgl. etwa Kühnau J (1965) Wandlungen der Ernährung im technischen Zeitalter. Die industrielle Obst- und Gemüseverwertung 50: 238–240 bzw. Kollath W (1960/61) Der Gebißverfall als Indikator für bestehende Fehlernährung. Die Therapiewoche 11: 84–90

[80] Zum Hintergrund vgl. auch Cremer HD (1968) Ernährungswissenschaften in Forschung und Lehre in Deutschland. In: Heilmeyer L, Holtmeier HJ (Hrsg) Ernährungswissenschaften. Georg Thieme, Stuttgart, S 152–162, 263 (Disk.) bzw. das damalige Schwerpunktprogramm der DFG: Klose F (1960) Die Ernährung – im Lichte der Forschung. Die Ernährungswissenschaft 7: 219–227

[81] Schweitzer R von (1988) Der Studiengang Haushalts- und Ernährungswissenschaften in Gießen: Rückblick und Ausschau. Beruf und Leben 33: 6–9, hier 7. In der gegenwärtigen Debatte über Inhalte und universitäre Zukunft der Ernährungswissenschaft wird dieser Punkt nicht angemessen gewürdigt (so etwa in der einseitigen und historisch falschen Darstellung von Daniel H (1999) Auf dem Drahtseil der Ökotrophologie zwischen Breite und Spezialisierung. VDOe-Position, Heft 3: 4–5)

[82] Details enthält Schmucker H (1967) Das Studium der Haushalts- und Ernährungswissenschaften an den deutschen Hochschulen. Berichte über Landwirtschaft 45: 687–700

[83] Details zur Arbeit enthält NN (o. J. (1967)) 1957–1967. Zehn Jahre Institut für Ernährungswissenschaft. Eigenverlag, Gießen

[84] Wiegand U (1995) Ökotrophologie – ein Studium mit Zukunft!? Die Ernährungs- und Haushaltswissenschaften und die Chancen der Profilbildung der Ökotrophologie aus haushaltswissenschaftlicher Sicht, Dipl.-Arbeit Gießen (Ms.), S 10

[85] Einen allgemeine Überblick der Forschungsschwerpunkte enthält Walker AF (1997) From the composition of foods using chemical analysis…to the micronutrients and beyond. British Journal of Nutrition 78: S73–S80

[86] Dem Vorbild des westlichen Auslandes entsprechend etablierte sich in den 1950er Jahren im Forschungskreis der Ernährungsindustrie auch eine wichtige Förderinstanz für anwendungsbezogene Forschung

[87] Vgl. hierzu Spiekermann U (2000) Der Naturwissenschaftler als Kulturwissenschaftler. Das Beispiel Werner Kollaths. In: Neumann G, Wierlacher A, Wild R (Hrsg) Essen und Lebensqualität. Natur- und Kulturwissenschaften im Gespräch. Akademie Verlag, Berlin (im Erscheinen)

Ernährungsphysiologie – Rückschau und Ausblick

WERNER KÜBLER

Die Speisen haben vermutlich einen sehr großen Einfluss auf den Zustand des Menschen, wie er jetzo ist, der Wein äußert seinen Einfluss mehr sichtbar, die Speisen tun es langsamer, aber ebenso gewiss.
Wer weiß, ob wir nicht einer gut gekochten Suppe die Luftpumpe und einer schlechten den Krieg oft zu verdanken haben. Es verdiente dieses eine genauere Untersuchung. Georg Christoph Lichtenberg: Aphorismen 1766

Für einen seit Jahren – bei mir sind es sechs – entpflichteten Hochschullehrer ist es überaus reizvoll, Ansichten über den Zustand und die Entwicklungschancen seines Faches mit jüngeren Kollegen auszutauschen. Bei einem jungen Fach, wie die Ernährungswissenschaft, verspricht ein solcher Gedankenaustausch besonders anregend zu werden; können doch noch persönliche Erfahrungen aus der Entwicklungszeit und aus den Ursprungsfächern der Ernährungswissenschaft in die Diskussion eingebracht werden – viele von uns haben ja noch nicht Ernährungswissenschaft studiert, sondern Lebensmittelchemie, Soziologie, Psychologie, Medizin, um nur einige Fächer zu nennen.
Sie sehen, ich setze den Beginn der Ernährungswissenschaft später an als der Historiker – auch, wenn der Begriff schon früher (aber unter anderen Prämissen: denen des Lebensmittelmangels und seiner Bekämpfung) hin und wieder benützt worden ist. Ich meine nämlich, dass wir von Ernährungswissenschaft als eigenständiger Disziplin erst reden können, seit sich speziell interessierte Wissenschaftler aus den verschiedenen Fächern der theoretischen und klinischen Medizin mit solchen aus den naturwissenschaftlich-technischen Gebieten der Lebensmittelwissenschaften und den gesellschaftswissenschaftlichen Disziplinen Soziologie und Psychologie zusammengefunden haben, um den Gesetzmäßigkeiten der Ernährung des *Menschen* näher zu kommen.
Die Tierernährung, die auf eine weit ältere Tradition zurückblicken kann, hat ja ganz andere Wurzeln: sie basiert auf dem Bestreben nach maximalen Erträgen und gehört damit zu Recht zu den Produktionsfächern der Agrarwissenschaften und nicht zur Veterinärmedizin. Dennoch ist es ein schwerwiegendes Versäumnis der deutschen Ernährungswissenschaft, dass es ihr nicht gelungen ist, sich organisatorisch mit den Forschungsaktivitäten der Tierernährung enger zusammenzuschließen, was in Großbritannien und den Niederlanden

(übrigens auch in der DDR) zu erfolgreichen Gemeinschaftsprojekten geführt hat.

Wenn Sie bereit sind, mir so weit zu folgen, wird deutlich, dass die Ernährungswissenschaft im heutigen Verständnis in den angelsächsischen Ländern, vor allem in den Vereinigten Staaten, entstanden ist. Dort ist die Heimat der *home economics*, insbesondere der Verbrauchsforschung, die uns unentbehrliche Instrumente für die Erforschung der Humanernährung zur Verfügung stellt. Aus den USA stammen die „Recommended Dietary Allowances" (National Research Council 1943), die den „Empfehlungen für die Nährstoffzufuhr" (DGE 1955, DGE 1991) und zahlreichen anderen nationalen und internationalen (u. a. Passmore et al. 1974) Ernährungsrichtlinien als Vorbild dienten. Schließlich diente das Modell des Studiums der „Home Economics and Nutrition" in den Vereinigten Staaten als Vorbild für das Studium der Haushalts- und Ernährungswissenschaften in der Bundesrepublik.

Es ist indessen unbestritten, dass auch die US-amerikanische Ernährungsforschung in wesentlichen Teilen auf die Schule Justus v. Liebigs zurückgeht – vor allem in der Nachfolge des Physiologen W. O. Atwater (1844–1907), einem Mitarbeiter des Pettenkofer-Schülers Voit. Indessen betrachteten sich diese Forscher in den USA, wie in Deutschland, als Hygieniker, Physiologen, Kliniker oder – etwas später – als physiologische Chemiker. In der Tat bestanden beträchtliche Teile der Forschung in diesen Fächern aus Themen, die wir heute der Ernährungswissenschaft zuordnen.

Die eigentliche Geburt der Ernährungswissenschaft fand, wie ich meine, statt, als sich diese „Mutter-Disziplinen" anderen Schwerpunkten zuwandten. In den konservierenden klinischen Fächern war dies die Folge der großen Fortschritte auf dem Gebiet der Chemo- und Antibiotikatherapie und der Endokrinologie – in Deutschland vor allem in der frühen Nachkriegszeit. Diese verdrängten die bis in feinste Details ausgearbeitete Diättherapie, die bis in die 30er-Jahre eine wichtige Rolle in der inneren Medizin gespielt hat. Ich habe diese während meines klinischen Studiums in den späten 40er-Jahren fast nur noch als Teil der „naturgemäßen Heilmethoden" gehört, gelesen (unter recht geringer Beteiligung) vom jüngsten Privatdozenten – es war aber wenigstens ein Pflichtfach, das belegt werden musste und im Staatsexamen geprüft wurde! Mit großer (positiver) Anteilnahme erlebte ich den Rückgang der ernährungsbezogenen Basis der physiologisch-chemischen Forschung am Max-Planck-Institut für Biochemie in Tübingen. Dort verzichtete kein geringerer als der Nobelpreisträger Adolf Butenandt (der übrigens über seinen Lehrer Windaus ebenfalls zu der „Liebig-Familie" zu zählen ist) fast ganz auf die in den anderen physiologisch-chemischen Universitäts-Instituten verbreitete Enzym- und Vitaminforschung und wandte sich der Biochemie zellulärer, subzellulärer und molekularer Strukturen zu, die heute als „Molekularbiologie" die Forschungslandschaft beherrscht. Dieselbe Entwicklung gab übrigens auch den Anstoß zur Entstehung eines selbständigen Faches „klinische Chemie" im Rahmen der klinischen Forschung und Praxis, weil auch in diesem Bereich eine Lücke entstanden war.

In meinen Augen hat die Ernährungswissenschaft alle Charakteristiken einer angewandten Wissenschaft, weil sie mit zahlreichen naturwissenschaftlichen und geisteswissenschaftlichen Forschungsbereichen eng verflochten ist (vgl. DGE 1972). Wir sollten uns gegen eine solche Zuordnung nicht sträuben, sondern das Bewusstsein dieser vielfachen Beziehungen – als Kennzeichen einer modernen fachübergreifenden Wissenschaft (nicht anders als die theoretische und klinische Medizin oder die Agrarwissenschaft heute) – sorgfältig pflegen. Anders als bei den theoretischen Geistes- und Naturwissenschaften, denen man Forschung um der Forschung willen (also Grundlagenforschung) gestattet, kann man von den angewandten Wissenschaften verlangen, dass sie in Forschung und Lehre einem klar definierten praktischen Ziel dienen.

> Das Ziel der Ernährungswissenschaft ist, Formen einer gesund erhaltenden Ernährung wissenschaftlich zu identifizieren, ihre Voraussetzungen zu definieren und die Basis dafür für einen möglichst großen Teil der Weltbevölkerung zu sichern.

Am Beispiel der Ernährungsphysiologie lässt sich dies sehr gut demonstrieren. Damit kann ich mich meinem eigentlichen Thema zuwenden. Ich folge dabei gern den gut durchdachten Vorgaben der Herausgeber. Wenn ich dabei vor allem auf eigene Ergebnisse zurückgreife, bitte ich, dies nicht *nur* meiner Autoreneitelkeit zuzurechnen: mir sind eben die Argumente in diesen Bereichen am geläufigsten.

Stand der Ernährungsphysiologie

Probleme

These:

„Ernährungsphysiologie" ist nur als *Lehrfach* einigermaßen selbständig denkbar. In der Forschung ist sie ein Teil der vegetativen Physiologie und naturgemäß auch untrennbar mit neurophysiologischen und sinnesphysiologischen Problemen verbunden.

Beleg:

Ein charakteristisches Beispiel bietet der Einfluss der Magen-Darm-Motorik auf typische ernährungswissenschaftliche Fragestellungen.
Betrachten wir ein stark vereinfachtes Modell der Darmpassage (Abb. 1), so wird auch ohne die daraus hergeleiteten Formeln (Kübler 1979) deutlich, dass

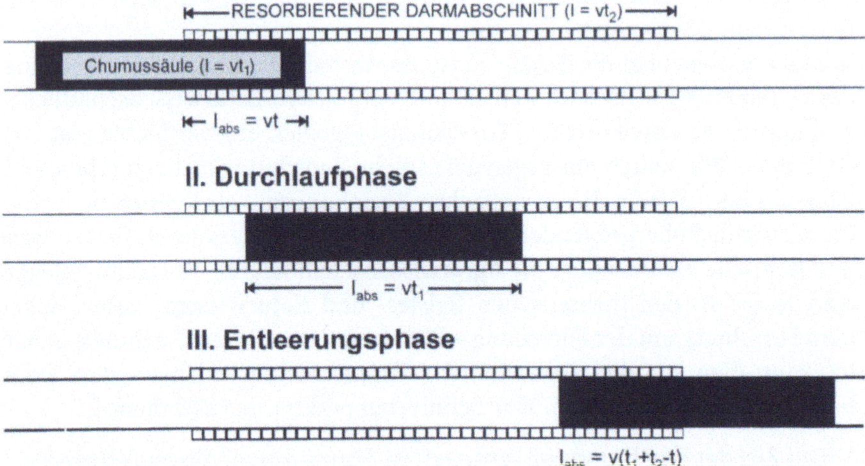

Abb. 1. Einfluss der Darmpassage auf den Resorptionsablauf (nach Kübler 1979)

die resorbierte Stoffmenge – sofern sie nicht von einer sehr hohen Absorptionskonstante bestimmt wird – von zwei Zeitkonstanten abhängig ist: der „Magenentleerungszeit t_1" und der „Passagezeit t_2" des resorbierenden Darmabschnittes (die in der Regel von t_1 abhängt, weil von dieser Zeitkonstante auch die Durchlaufgeschwindigkeit v beeinflusst wird).

Im einfachsten Fall (gleichförmige Absorptionskonstante k_{abs}, keine Magenresorption) ergibt sich das Verhältnis zwischen verabfolgter Dosis D und resorbierter Menge D_{abs} aus

$$D_{abs} = D \left(1 - e^{-k_{abs} t_2}\right).$$

Bei $k_{abs} \cong 0{,}32\ h^{-1}$ bewirkt z. B. eine Verkürzung von t_2 auf 50 % eine Verminderung von D_{abs} auf ca. 69 %.

Bedenkt man die enorme Streubreite von Magenentleerung, Magensekretion, Darmsekretion, Gallenblasenentleerung, Darmmotilität, die alle die Passagezeit t_2 beeinflussen, wird deutlich, wie sich, neben der Menge und Zusammensetzung der Nahrung (z.B. fest oder flüssig, Fett- und Faserstoffgehalt, Begleitgetränk), endokrine, sensorische, ethnische (Tabus), psychische (Stress oder Ekel) und viele physiologische – und manche pathologische – Einflüsse auswirken können.

Wie Sie richtig vermutet haben, habe ich das Beispiel der Magen-Darm-Motorik nicht ohne Hintergedanken gewählt:

■ Es erklärt – zumindest teilweise – warum in manchen Regionen „Delikatessen" (z.B. faule Eier oder Ratten) genossen werden, die in anderen Ethnien ekelhaft oder „giftig" sind.

Ich hoffe, damit auch Eva Barlösius (Barlösius 1999) entgegenzukommen, die sich darüber wundert, dass es offenkundig (ganz im Gegensatz zu den Postulaten mehrerer Dutzend internationaler und nationaler Autoritäten) keine „optimale" Ernährung, sondern – betrachtet man die Fähigkeit des Menschen, unter den verschiedenartigsten Bedingungen zu überleben und sich fortzupflanzen – deren Hunderte zu geben scheint. Ich werde auf diese interessante Hypothese noch einmal zurückkommen.

Und natürlich möchte ich nicht versäumen, darauf hinzuweisen, dass es Ansätze gibt, die Parameter der Magen-Darm-Passage und ihre Varianten zu ermitteln (Kübler 1979) – und damit einige der angeschnittenen Fragen zu beantworten, vielleicht auch die eine oder andere Hypothese ad absurdum zu führen.

So, wie sich durch Analyse der Magen-Darm-Motorik Fragen der aktuellen Bekömmlichkeit bearbeiten lassen, erschließen sich dem Ernährungsforscher durch das Instrumentarium der Nachbarfächer – von der Lebensmittelchemie und -technologie über Biochemie, Toxikologie, Pathophysiologie, Epidemiologie bis hin zu den Sozialwissenschaften, der Ökonomie und kulturwissenschaftlichen Disziplinen – ein breites und oft unbearbeitetes Feld vielversprechender Forschungsarbeiten mit oft überraschenden Ergebnissen. Der Ernährungsforscher ist berechtigt, sich dieser Instrumente der Nachbardisziplinen zu bedienen, weil nur er die sein Fach betreffenden Fragestellungen in vollem Umfang überblicken kann. Aber natürlich ist Grundbedingung, dass die wissenschaftlichen Hilfsmittel der Nachbarfächer kunstgerecht und kritisch verwendet werden. Und diese Verantwortung kann der Ernährungsforscher nicht an andere Fachvertreter delegieren.

Probleme

… ergeben sich naturgemäß daraus, dass die Methoden unmöglich alle beherrscht werden können. Dies zwingt die Ernährungswissenschaftler in ungewöhnlichem Umfang zur fachübergreifenden Zusammenarbeit. Diesem organisatorischen Nachteil verdanken wir aber auch eine Fülle wichtiger Anregungen.

Das schwerwiegendste Problem der Ernährungsforschung ist ein *Beweisnotstand*. Er entsteht, weil wir in den Wohlstandsländern ganz vorwiegend mit spät auftretenden Folgen langfristiger Fehlernährungen zu rechnen haben. Am Beispiel des Thiaminmangels lässt sich dies sehr anschaulich zeigen. Die Verlaufskurven in Abb. 2 gehen von experimentellen Beobachtungen (Marks 1975) aus, in denen, nach Auffüllen der Thiaminspeicher, thiaminfrei – aber sonst vollständig – ernährt wurde (selbstverständlich nicht bis zum Auftreten irreversibler Symptome). Man fand eine typische Symptomfolge:

1. Abfall der Thiaminkonzentrationen in Blutplasma und Geweben – dies entspricht noch den üblichen physiologischen Schwankungen, hat also keinen Krankheitswert.
2. Nachweis biochemischer Mangelzeichen (Anhäufung von Metaboliten, herabgesetzte Enzymaktivitäten – bei Thiamin: Erythrozyten-Transketolase) – marginale Bedarfsdeckung bis subklinischer Mangel (da eindeutig erfassbare klinische Zeichen fehlen).
3. In den Frühstadien des klinischen Mangels treten krankhafte Störungen auf, deren Ursachen allenfalls mit Hilfe biochemischer Tests zu klären sind (z.B. psychische Labilität oder Konzentrationsschwäche (Heseker et al. 1990)) – unspezifische Mangelsymptome.
4. Die manifeste Mangelerkrankung (Beriberi) ist frühestens nach 100 Tagen an den typischen Symptomen zu erkennen; diese vertiefen sich, können irreversibel werden und im Extremfall zum Tode führen.

Die Kausalitätskette zwischen Ernährungsstörung und ihren Folgen wird noch schwieriger belegbar, wenn man berücksichtigt, dass

unter natürlichen Verhältnissen niemals eine vollständig thiaminfreie Ernährung auftreten kann, die Mangelzeichen sich also erheblich langsamer und daher oft verändert entwickeln;

ein *isolierter* Thiaminmangel nur selten entsteht; er ist meist mit anderen Mangelzuständen (z.B. Marasmus, Protein- oder Vitamin A-Mangel) verbunden, wodurch die Symptomatik abgeändert wird.

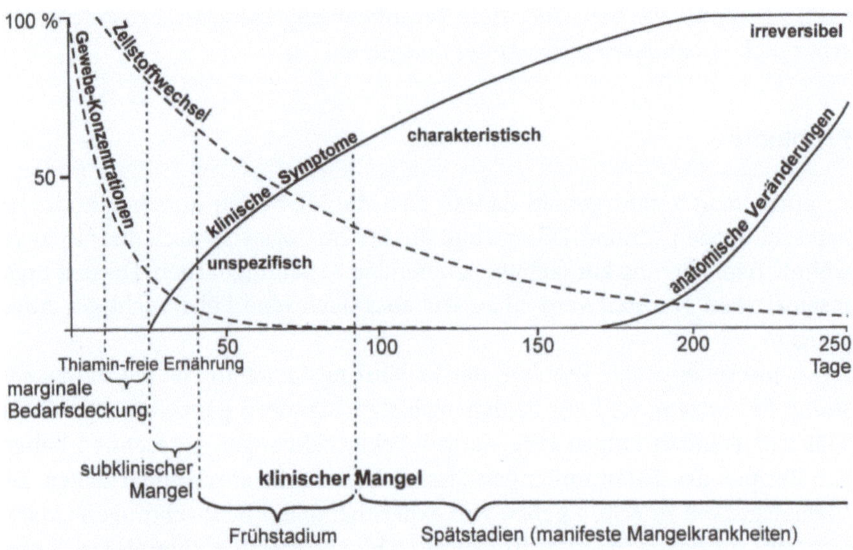

Abb. 2. Entwicklung des Thiaminmangels beim Menschen (nach Marks 1975, modifiziert Kübler 1988)

Tabelle 1. Reservekapazität für Nährstoffe.
Geschätzte Zeitspanne bis zum Auftreten erster Symptome bei vollständigem Nähr-stoffmangel nach maximalen Nährstoffspeichern (Passmore 1965, ergänzt Kübler 1980)

Calcium	10	– 20	Jahre*
Vitamin B_{12}	3	– 5	Jahre
Vitamin A	1	– 2	Jahre
Eisen, Männer	1,5	– 2	Jahre
Frauen	1	– 1,5	Jahre
Vitamin E	6	– 12	Monate
Folsäure, Vitamin D	2	– 4	Monate
Vitamin C, Riboflavin, Niacin, Vitamin B_6, Vitamin K	2	– 6	Wochen
Thiamin	4	– 10	Tage
Protein, labiler Pool	knapp 1		Tag
verfügbare Proteine	6	– 8	Wochen*

*) Verlust von Funktionsgewebe

Die Speicherkapazitäten für die meisten essentiellen Nährstoffe sind erheblich größer als für Thiamin (vgl. Tab. 1). Daher dehnen sich bei ihnen die Zeit-spannen zwischen dem Einsetzen eines Mangels und erkennbaren Mangelzei-chen noch weit länger aus. Bei den meisten Vitaminen und Spurenelementen lassen biochemische Frühzeichen dennoch eine Diagnose zu.
So verfügen wir heute für die meisten Vitamine über eine Batterie recht siche-rer Versorgungsindikatoren; wobei wir möglichst Funktionsmeßgrößen (En-zymaktivitäten, atypische Metabolitkonzentrationen, morphologische Blut-bildveränderungen) heranziehen, weil diese gegen Zufuhrschwankungen und andere exogene Einflüsse stabiler sind als die Konzentrationen in Körperflüs-sigkeiten oder Geweben.
Noch schwieriger ist ein Nachweis von Gesundheitsschäden durch chronische Fehlernährung. Hier scheitert der Beweis von Zusammenhängen zwischen den Noxen und ihren Folgen schon an der Unmöglichkeit, die Folgen extrem langfristiger Einwirkungen lang genug zu beobachten. Noch mehr treffen die-se langen Fristen die experimentelle Ernährungsforschung am Menschen. Jah-relange Mangelversuche, wie sie in Sheffield an Kriegsdienstverweigerern oder in den USA an Häftlingen durchgeführt wurden, sind heute nicht mehr denkbar.
Da der direkte Beweis eines Zusammenhanges zwischen Ursachen und Schä-den nicht zugänglich ist, bleiben in der Regel indirekte Schlüsse mit Hilfe von Indikatoren – oft aufgrund von Ergebnissen aus Tierversuchen. Wie wir in Abb. 2 gesehen haben, bestehen grundsätzlich Möglichkeiten, biochemische

Symptome zum Frühnachweis einer Schädigung heranzuziehen. Indessen sind solche „Surrogat-Indikatoren" – wie die Bezeichnung andeutet – Ersatzlösungen, die mit Unsicherheiten belastet sind.

Aber selbst wenn wir (z.B. mit Hilfe epidemiologischer Daten) in der Lage sind, langfristige Effekte klar charakterisierter Ernährungsformen nachzuweisen, bewegen wir uns auf dünnem Eis, weil immer wieder wesentliche Fragen offen bleiben:

■ Wie sind bei solchen Befunden Fehlschlüsse durch mangelhafte Repräsentativität des erfassten Kollektivs, durch unzureichende Charakterisierung der Zielgrößen oder nicht erkannte Störfaktoren (confounder) zu vermeiden? Auf diese wichtige Frage von allgemeiner Bedeutung für die Ernährungsforschung komme ich noch einmal zurück.

■ Führt eine Senkung der Erkrankungshäufigkeit oder Sterblichkeit an einem ernährungsabhängigen Leiden auch zu einer Verbesserung der Lebenserwartung?

■ Ist es wirklich erstrebenswert, signifikante Verlängerungen der Lebenserwartung anzustreben, wenn es nicht gleichzeitig gelingt, die Lebens*qualität* zu verbessern, die nun einmal durch hohes Alter nachhaltig beeinträchtigt wird. Zwar zeigt die klinische Erfahrung, z.B. bei der Aufzucht von unreif Geborenen, bei Schwerbehinderten oder bei Notfallmaßnahmen nach schweren polytraumatischen Unfällen, dass es fast immer gelingt, durch Maßnahmen zur Lebenserhaltung auch die Chancen für eine bessere Lebensqualität anzuheben – aber gilt dies auch für Hochbetagte?

■ Und schließlich: Gibt es wirklich ein Optimum (oder ein Spektrum von Optima) der Nährstoffzufuhr oder vielleicht doch fördernde Ernährungsfaktoren (oder Lebensformen), die ohne Nebenwirkungen unbegrenzt gesteigert werden können?

Sogar relativ kurzfristige experimentelle Ansätze sind in der Ernährungsforschung erschwert, sobald die Zielgröße durch die subjektive Befindlichkeit beeinflusst werden kann – und dies ist ja bei ernährungsphysiologischen Fragestellungen beim Menschen recht häufig der Fall. Im Gegensatz zur Arzneimittelprüfung, wo nach den Prinzipien von Paul Martini ein Placebo-Effekt durch Scheinmedikation und Doppelblindversuch fast sicher ausgeschlossen werden kann, ist dies im Ernährungsexperiment (zumindest wenn es mit Lebensmitteln durchgeführt wird) kaum möglich.

Dem schwierigsten Problem begegnen wir aber dort, wo wir „Ernährungs-Fachleuten" gegenüberstehen, die aus der unbestreitbaren Tatsache, dass Essen und Ernährung weit verbreitete Beschäftigungen darstellen, das Recht herleiten, sich als Autoritäten auf diesen Gebieten zu betrachten oder gar zu erklären.

Stärken und Defizite des Faches

Nach den soeben dargestellten Problemen – leider ist die Liste noch keineswegs vollständig – lassen sich auch einige

Stärken des Faches

... hervorheben. Sie sind nicht fachspezifisch, die Ernährungswissenschaft verdankt sie aber ihrer typischen Eigenschaft der fachübergreifenden Zusammenarbeit von Natur- und Geisteswissenschaften – in diesem Fall der angewandten Mathematik.

So hat es die Ernährungsforschung zum Beispiel besser verstanden, ihre Bezugsgrößen in ein einheitliches System zu bringen als vergleichbare Disziplinen, wie die klinische Chemie oder die chronische Toxikologie. Dies verdankt sie nicht zuletzt der engen Zusammenarbeit mit der Verbrauchsforschung, für die sie als junge Wissenschaft offener war als die anderen Disziplinen. Abb. 3 zeigt, wie sich die verschiedenen Kenngrößen des Bedarfes an einem essentiellen Nährstoff aus einer Verteilungskurve der Dosis-Wirkungs-Beziehung herleiten lassen.

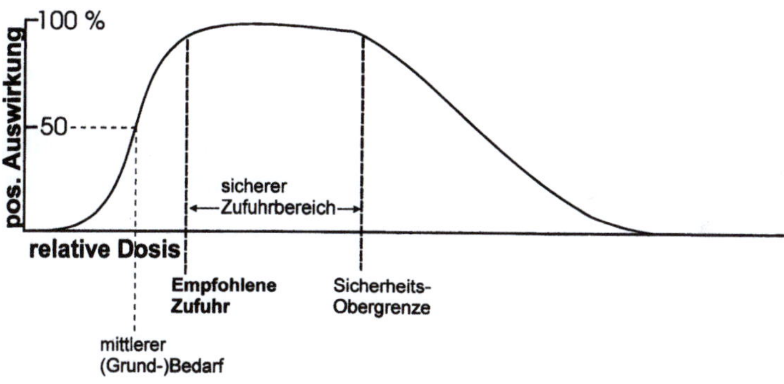

Abb. 3. Verteilungskurve der Dosis-Wirkungsbeziehung und Bedarfskenngrößen (aus Joint FAO/WHO Expert Consultation 1988, modifziert)

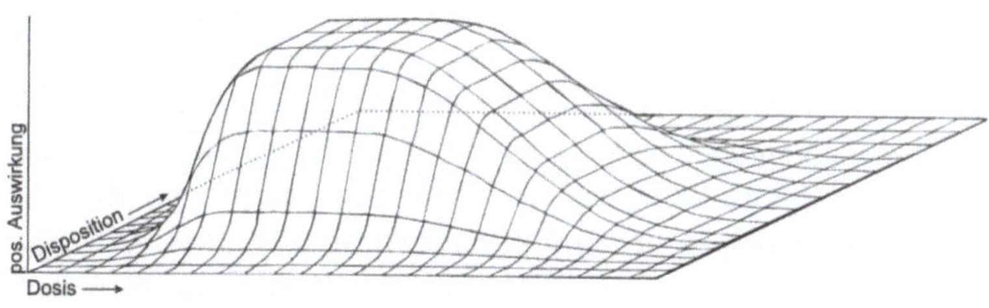

Abb. 4. Mehrdimensionale Verteilungskurve

Der Ausdruck „relative Dosis" soll andeuten, dass die zum Erreichen bestimmter Wirkungen erforderliche individuelle Dosis verschieden groß sein kann. Dies hängt von zusätzlichen Faktoren ab, deren Summe ich in Abb. 4 als dritte Dimension unter der Bezeichnung „Disposition" eingefügt habe. Aus der dreidimensionalen Darstellung entsteht eine vieldimensionale, wenn die Disposition in ihre einzelnen Komponenten, wie Geschlecht, Alter, genetische und erworbene Körperfunktionen, Ernährungsgewohnheiten, Genussmittelkonsum aufgelöst wird.

Frau Barlösius hat also Recht. Es kann nicht nur *eine* optimale Ernährungsform geben: Die Dosis-Wirkungs-Funktion der Nährstoffe hat kein Optimum, sondern einen *Optimalbereich*, der, abhängig von der Zahl der Einflussgrößen, zahlreiche flächige Facetten aufweist.

Schon eine flüchtige Betrachtung der genannten Dispositionskomponenten zeigt, dass sie nur zum Teil voneinander unabhängig sind. Zieht man darüber hinaus in Betracht, dass einige, wie körperliche Aktivität, Ernährungsverhalten und Genussmittelkonsum, durch soziokulturelle Einflüsse, wie Schulbildung, Familiengröße, Einkommen oder Wohnregion, beeinflusst werden, so wird deutlich, mit welcher Vorsicht einzelne Einflussfaktoren analysiert werden müssen, wenn falsche Schlüsse auf Ursachenketten durch übersehene innere Zusammenhänge vermieden werden sollen. Andererseits bietet eine sorgfältige biometrische Bearbeitung zahlreiche Möglichkeiten, wichtige Zusammenhänge zwischen Ernährung und Gesundheit aufzudecken – immer vorausgesetzt, dass die erfasste Bevölkerungsstichprobe die Gesamtbevölkerung für die Fragestellung ausreichend repräsentiert.

Ich möchte dies an einigen Beispielen deutlich machen. Gelegenheit dazu geben mir die Ergebnisse eines vom Bundesministerium Forschung und Technologie geförderten Doppelprojektes.

■ „Nationale Verzehrsstudie (NVS)" (Anders et al. 1990, Adolf et al. 1995) 1985–1989; rd. 24 600 Personen in rd. 11 100 deutschsprachigen Haushalten; erfasst wurden Haushaltsstruktur und quantitative, von Interviewern überwachte 7-Tage-Protokolle der Verzehrsmengen und Tätigkeit sämtlicher Haushaltsangehöriger (Ausschöpfung: i. M. über 73 % der Erstansprachen), durchgeführt durch GfK Nürnberg.

■ „Verbundstudie Ernährungserhebung und Risikofaktoren-Analytik (VERA)" (Kübler et al. 1992–1997) 1987–1989; repräsentative Teilstichprobe der NVS, rund 2 070 gesunde Erwachsene; erfasst wurden über 100 klinisch-chemische Risikoindikatoren, Nährstoff-Versorgungs-Messwerte und Umweltbelastungs-Indikatoren aus Blut-, Harn- und Haarproben (Ausschöpfung über 90 % der angesprochenen NVS-Teilnehmer). Logistik: GfK Nürnberg; Analytik: Med. Univ.-Kliniken FU Berlin und Heidelberg, BGA Berlin, IfE Gießen und BA Milchforschung Kiel; Auswertung: IfE Gießen.

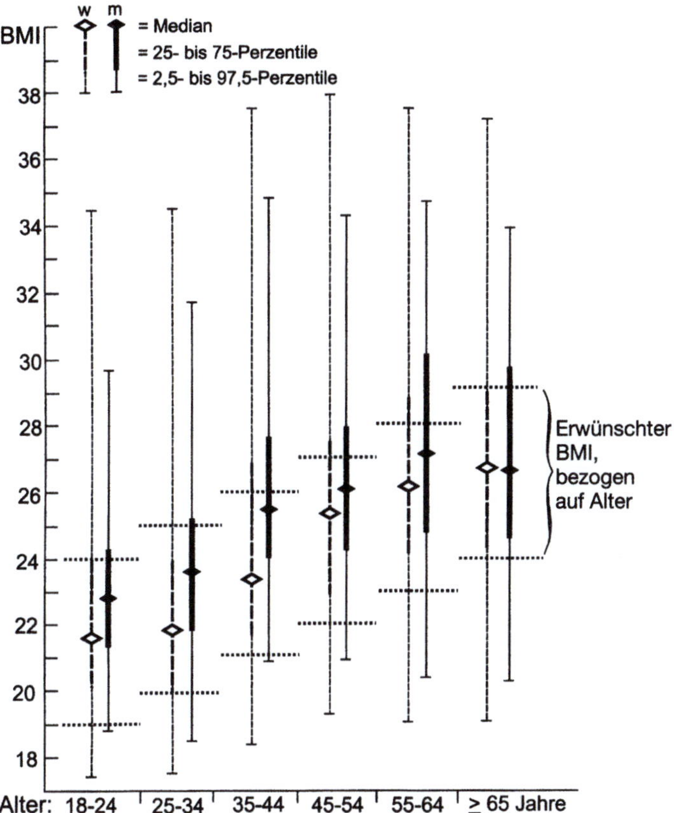

Abb. 5. Altersabhängigkeit der relativen Körpergewichte (Body Mass Index – BMI) (aus Kübler et al. 1997)

Besonders auffallend sind *Altersunterschiede*. Ein Beispiel bietet die Entwicklung des Körpergewichtes (Abb. 5).

Beim Vergleich mit dem wünschenswerten BMI nach Andres (Andres 1985) – Kriterium: höchste Lebenserwartung in der jeweiligen Altersklasse – finden wir gesicherte Abweichungen nach oben in den Altersklassen 25 bis unter 65 Jahre; bei Männern ausgeprägter als bei Frauen.

Ein sehr schwerwiegender Einflussfaktor auf nahezu alle Verhaltensfaktoren – vom Genussmittelkonsum über die körperliche Aktivität bis zum Fett-, Obst- und Gemüseverzehr – ist die *Schulbildung*. Dies bleibt deutlich, wenn die störenden Einflüsse des Lebensalters (Abitur und Studium im Alter von 25–34 Jahren weit häufiger als bei über 65-Jährigen; bei Männern um den Faktor 5,5; bei Frauen um den Faktor 8,2) durch Stratifizieren ausgeschlossen werden. Allerdings ist dieser Einfluss auf Ernährungsfaktoren bei Frauen weit geringer ausgeprägt als bei Männern.

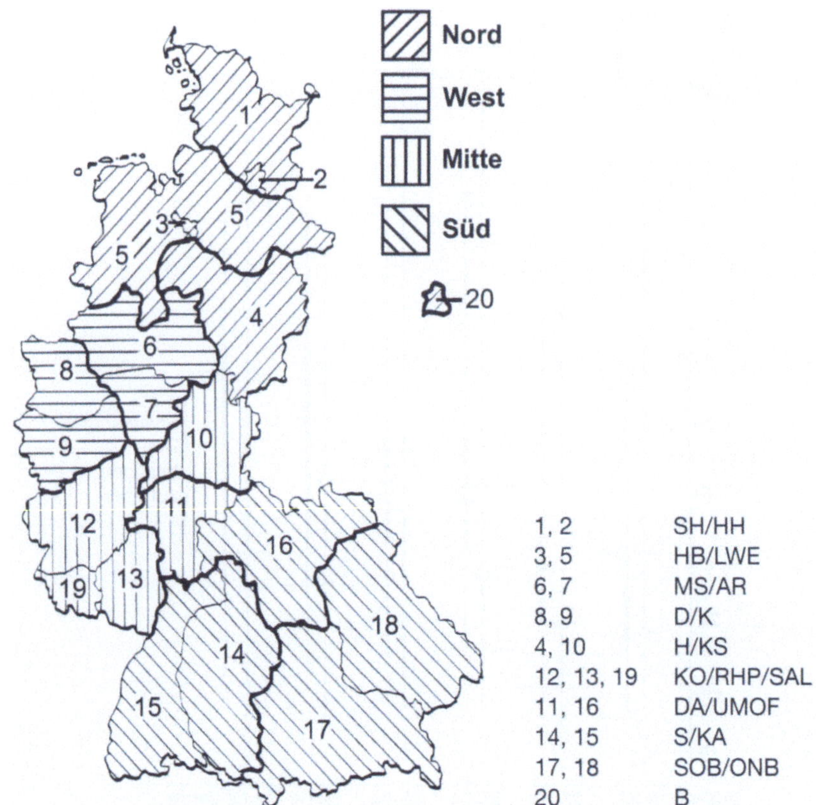

Abb. 6. Regionaleinteilung der Nationalen Verzehrsstudie (Kübler et al. 1997) (Für die Abkürzungen siehe Tab. 2)

Dagegen wirkt sich das *Familieneinkommen* bei Frauen sehr deutlich auf Ernährungsparameter aus; bei Männern ist dies nur sporadisch nachweisbar. Eindrucksvolle Einflussfaktoren sind *landsmannschaftliche Verzehrsmuster.* Die meisten Unterschiede – z. B. bei Fisch, Nährmitteln, Kartoffeln und (nicht nur alkoholischen) Getränken – finden wir in Nord-Süd-Richtung (Tab. 2). Den Rekord hält der exzessive Teeverbrauch an der westlichen Nordseeküste, der auch den Zuckerkonsum deutlich anhebt – interessanterweise im Gegensatz zu den benachbarten Regionen Schleswig-Holstein/Hamburg und Münsterland/Arnsberg.

Die Auswirkungen der regionalen Kontraste des Lebensmittelverzehrs (i.M. über 44 % der bundesweiten Durchschnittswerte) bewirken beim Nährstoffverbrauch überraschend geringe Unterschiede (Tab. 3).

Die mittlere Abweichung vom Bundesdurchschnitt (11,2 ± 6,0 %) ist nur ein Viertel von der des Lebensmittelverzehrs und zeigt wesentlich geringere Asymetrien. Deutlichere Unterschiede finden wir nur bei wenigen Nähr-

Tabelle 2. Lebensmittelverzehr – regionale Unterschiede.
Regionen mit den höchsten und niedrigsten mittleren Verzehrswerten: Prozentuale Abweichungen vom mittleren Verzehr der Bundesrepublik ($\bar{x}$) (nach Kübler et al. 1997)

		Männer					Frauen				
		$\bar{x}$ (g)	hoch	(%)	niedrig	(%)	$\bar{x}$ (g)	hoch	(%)	niedrig	(%)
1	Fleisch	97,3	MS/AR:	5,0	S/KA:	−4,5	73,8	MS/AR:	4,8	S/KA:	−6,6
2	Fleisch-, Wurstwaren	95,1	SOB/ONB:	38,0	SH/HH:	−20,0	57,7	SOB/ONB:	32,2	S/KA:	−21,1
3	Fisch, Fischprodukte	19,1	SH/HH:	31,4	S/KA:	−23,6	15,3	SH/HH:	28,5	S/KA:	−20,4
5	Milch, Milchprodukte	164,1	SH/HH:	25,9	KO/RHP/SAL:	−13,0	149,1	SH/HH:	17,0	KO/RHP/SAL:	−12,8
6	Käse	40,7	B:	9,3	SOB/ONB:	−15,2	38,4	B:	8,9	SOB/ONB:	−19,5
9	Brot, Brotwaren	251,2	KO/RHP/SAL:	4,1	B:	−6,6	191,6	KO/RHP/SAL:	5,3	B:	−7,5
10	Nährmittel	39,4	S/KA:	32,0	SH/HH:	−13,3	32,0	S/KA:	25,1	SH/HH:	−10,8
11	Kartoffeln	120,8	HB/LWE:	21,9	SOB/ONB:	−26,4	97,3	HB/LWE:	16,1	SOB/ONB:	−25,1
12, 13	Gemüse, Gemüsekonserven	150,1	S/KA:	7,6	H/KS:	−7,4	144,2	S/KA:	8,2	H/KS:	−6,2
14−16	Früchte, gesamt	95,3	D/K:	9,3	SOB/ONB:	−10,2	113,2	S/KA:	9,3	KO/RHP/SAL:	−8,2
18	Zucker	10,9	HB/LWE:	48,1	SH/HH:	−21,4	8,4	HB/LWE:	27,4	SH/HH:	−17,9
19	Süßwaren	18,8	B:	22,1	KO/RHP/SAL:	−10,8	18,5	B:	15,8	KO/RHP/SAL:	−6,9
20	Erfrischungsgetränke	460,4	SOB/ONB:	25,3	HB/LWE:	−16,2	473,8	SOB/ONB:	27,0	HB/LWE:	−16,7
21	Alkoholische Getränke	464,2	SOB/ONB:	50,4	SH/HH:	−27,6	143,8	DA/UMOF:	32,4	HB/LWE:	−17,0
22	Kaffee	369,7	D/K:	14,9	SOB/ONB:	−22,7	373,3	D/K:	14,0	SOB/ONB:	−18,0
23	Tee	84,1	HB/LWE:	156	MS/AR:	−34,1	81,8	HB/LWE:	131	MS/AR:	−35,5
5, 20, 22, 23	Alkoholfreie Getränke	1 080	HB/LWE:	5,6	KO/RHP/SAL:	−3,9	1 080	S/KA:	5,6	D/K:	−4,7
5, 20−23	Getränke, gesamt	1 551	SOB/ONB:	13,6	SH/HH:	−4,7	1 224	SOB/ONB:	6,6	D/K:	−4,8

Fett: Differenz zwischen „hoch" und „niedrig" $\geq 30\%$

SH/HH	Schleswig-Holstein/Hamburg	KO/RHP/SAL	Koblenz, Trier/Rheinhessen, Pfalz/Saarland
HB/LWE	Bremen/Lüneburg, Weser-Ems	DA/UMOF	Darmstadt/Unter-, Mittel-, Oberfranken
MS/AR	Münster, Detmold/Arnsberg	S/KA	Stuttgart, Tübingen/Karlsruhe, Freiburg
D/K	Düsseldorf/Köln	SOB/ONB	Schwaben, Oberbayern/Oberpfalz, Niederbayern
H/KS	Hannover, Braunschweig/Kassel	B	Berlin (West)

Tabelle 3. Nährstoffverbrauch – regionale Unterschiede.
Regionen mit den höchsten und niedrigsten mittleren Verbrauchswerten: Prozentuale Abweichungen vom mittleren Verbrauch der Bundesrepublik ($\bar{x}$) (nach Kübler et al. 1997)

	Männer					Frauen				
	$\bar{x}$	hoch	(%)	niedrig	(%)	$\bar{x}$	hoch	(%)	niedrig	(%)
Energie	2720 kcal	SOB/ONB:	8,0	D/K:	−1,9	2061 kcal	SOB/ONB:	3,7	D/K:	−2,4
Protein	89,7 g	SOB/ONB:	4,1	H/KS:	−1,0	70,1 g	SOB/ONB:	1,0	H/KS:	−2,1
Fett	115,6 g	SOB/ONB:	3,9	B:	−1,2	90,2 g	SOB/ONB:	3,3	B:	−2,2
Kohlenhydrate	257,3 g	**S/KA:**	**7,3**	**B:**	**−7,9**	199,6 g	**S/KA:**	**6,2**	**SH/HH:**	**−4,3**
Polysaccharide	170,3 g	**SOB/ONB:**	**10,5**	**SH/HH:**	**−8,8**	117,1 g	**S/KA:**	**5,9**	**SH/HH:**	**−6,1**
Vitamin A	0,99 mg RÄ	HB/LWE:	3,4	DA/UMOF:	−5,9	0,86 mg RÄ	SH/HH:	1,4	DA/UMOF:	−2,1
β-Carotin	1,47 mg	**S/KA:**	**11,4**	**DA/UMOF:**	**−8,8**	1,49 mg	**S/KA:**	**10,1**	**DA/UMOF:**	**−9,9**
Vitamin E	14,0 mg α-TÄ	**S/KA:**	**5,4**	**SOB/ONB:**	**−5,8**	11,8 mg α-TÄ	**S/KA:**	**7,5**	**SOB/ONB:**	**−3,5**
Thiamin	1,39 mg	SOB/ONB:	3,9	SH/HH:	−3,6	1,10 mg	KO/RHP/SAL:	3,4	SH/HH:	−5,6
Riboflavin	1,55 mg	B:	5,9	H/KS:	−2,9	1,28 mg	B:	6,1	H/KS:	−3,3
Vitamin B6	1,78 mg	MS/AR:	3,0	B:	−3,9	1,38 mg	MS/AR:	1,9	H/KS:	−3,9
Vitamin B12	6,3 µg	SOB/ONB:	0,2	S/KA:	−4,3	4,5 µg	**SOB/ONB:**	**9,3**	**S/KA:**	**−7,1**
Vitamin C	74,0 mg	**B:**	**18,4**	**SOB/ONB:**	**−9,0**	79,2 mg	**B:**	**24,7**	**SOB/ONB:**	**−4,1**
Natrium	3,61 g	**SOB/ONB:**	**11,6**	**B:**	**−7,5**	2,76 g	**SOB/ONB:**	**8,7**	**B:**	**−6,9**
Kalium	3,25 g	B:	1,1	SOB/ONB:	−3,3	2,76 g	B:	5,0	SOB/ONB:	−2,9
Magnesium	361 mg	**HB/LWE:**	**1,9**	**DA/UMOF:**	**−2,0**	285 mg	B:	4,8	SOB/ONB:	−1,5
Calcium	726 mg	**HB/LWE:**	**7,2**	**KO/RHP/SAL:**	**−5,6**	639 mg	HB/LWE:	3,4	KO/RHP/SAL:	−3,1
Chlorid	5,52 g	SOB/ONB:	10,5	B:	−6,3	4,11 g	**SOB/ONB:**	**6,9**	**B:**	**−7,2**
Phosphor	1470 mg	B:	3,0	D/K:	−0,9	1165 mg	HB/LWE:	3,4	D/K:	−2,3
Eisen	15,5 mg	KO/RHP/SAL:	3,4	SH/HH:	−2,8	12,6 mg	S/KA:	4,4	SH/HH:	−2,7
Zink	12,1 mg	S/KA:	4,6	D/K:	−1,8	9,6 mg	S/KA:	3,4	D/K:	−1,8
Wasser	1965 ml	**SOB/ONB:**	**7,9**	**SH/HH:**	**−2,3**	1625 ml	SOB/ONB:	3,2	SH/HH:	−0,9

Fett: Differenz zwischen „hoch" und „niedrig" ≥ 10%

SH/HH	Schleswig-Holstein/Hamburg	KO/RHP/SAL	Koblenz, Trier/Rheinhessen, Pfalz/Saarland
HB/LWE	Bremen/Lüneburg, Weser-Ems	DA/UMOF	Darmstadt/Unter-, Mittel-, Oberfranken
MS/AR	Münster, Detmold/Arnsberg	S/KA	Stuttgart, Tübingen/Karlsruhe, Freiburg
D/K	Düsseldorf/Köln	SOB/ONB	Schwaben, Oberbayern/Oberpfalz, Niederbayern
H/KS	Hannover, Braunschweig/Kassel	B	Berlin (West)

stoffen: β-Carotin (Indikator für Gemüsekonsum – hier finden wir ein West-Ost-Gefälle), Vitamin C (neben hohem Obst- und Gemüsekonsum, evtl. auch Folge zusätzlicher Vitamin-C-Einnahmen; hier liegt West-Berlin auffällig stark über dem Bundesdurchschnitt). Natrium und Chlorid zeigen einen deutlichen Anstieg von Norden (Berlin und Schleswig-Holstein) nach Alt-Bayern – der sich übrigens *nicht* in Form höherer Blutdruckwerte in Bayern manifestiert.

Die in den Verzehrsprotokollen erkennbaren Regionalunterschiede des Nährstoffverbrauches bestätigen sich übrigens durch die Bioindikatoren Plasma-β-Carotin und -Vitamin C, Natrium- und Chlorid-Ausscheidung im 24-Stunden-Urin. Abschließend sei erwähnt, dass die Jod-Ausscheidung im Urin *kein* Nord-Süd-Gefälle und die Selenkonzentration im Blut *keine* West-Ost-Differenzen erkennen ließ. Dies ist sicherlich eine Folge des starken Güteraustausches zwischen den Regionen.

Rauchen – prüfbar war nur das Zigarettenrauchen, Pfeifen- und Zigarrenraucher waren zu schwach vertreten – hat ein großes Spektrum beträchtlicher Auswirkungen auf den Ernährungszustand. Es muss jedoch berücksichtigt werden, dass mit zunehmendem Alter – zwischen 25 und über 65 Jahren – der Anteil starker Raucher (über 20 Zigaretten pro Tag) auf weniger als ein Sechstel zurückgeht. Raucher unterscheiden sich auch in ihrem Ernährungsverhalten von Nichtrauchern: Sie trinken weniger Milch und essen weniger Brot und Käse, vor allem aber weniger Gemüse und Früchte – insgesamt ist ihre Aufnahme von Nahrungsenergie eingeschränkt. Auch wenn man die daraus resultierende Minderzufuhr von Vitamin C und β-Carotin zugrunde legt, findet man, besonders bei hohem Zigarettenverbrauch, eine deutlich erniedrigte Vitaminversorgung, insbesondere bei Vitamin A, β-Carotin, Vitamin C, überraschenderweise auch bei Vitamin D (s. Abb. 7), nicht aber bei Vitamin E. Das relative Körpergewicht von Nichtrauchern ist (alterskorrigiert) etwas höher als bei Rauchern; es ist noch stärker erhöht bei Ex-Rauchern. Zigarettenverbrauch und Alkohol- sowie Kaffeekonsum sind stark korreliert.

Der Alkoholverbrauch wirkt sich nach unseren Daten weniger auf den Ernährungszustand aus als das Rauchen. Unsere Daten sind jedoch nicht zuverlässig: i. M. werden (regional verschieden) bis zu 60 % weniger Alkoholverbrauch angegeben als die amtlichen Statistiken ausweisen. Mäßiger Alkoholgenuss senkt bei Frauen die LDL/HDL-Cholesterin-Rate. Bei Männern steigt die Eisenspeicherung (Indikator: Serum-Ferritin) bei starken Trinkern auf pathologische Werte (Abb. 8).

Abschließend sei noch auf eine technische Erfahrung verwiesen: Sehr häufig erhält man besser gesicherte statistische Ergebnisse, wenn beim Vergleich von Kollektiven neben den arithmetischen Mittelwerten (für viele Fragestellungen günstiger: Medianwerte) die Häufigkeit von Grenzwertunter- oder -überschreitungen (Prävalenzen – vgl. Abb. 7) herangezogen werden; einmal weil

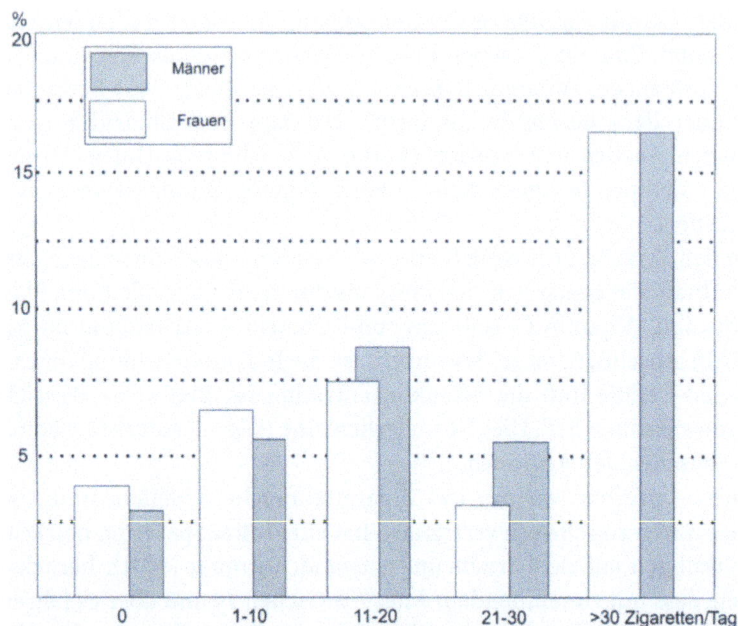

Abb. 7. Prävalenz niedriger Vitamin-D-Werte / Zigaretten (nach Heseker et al. 1992)

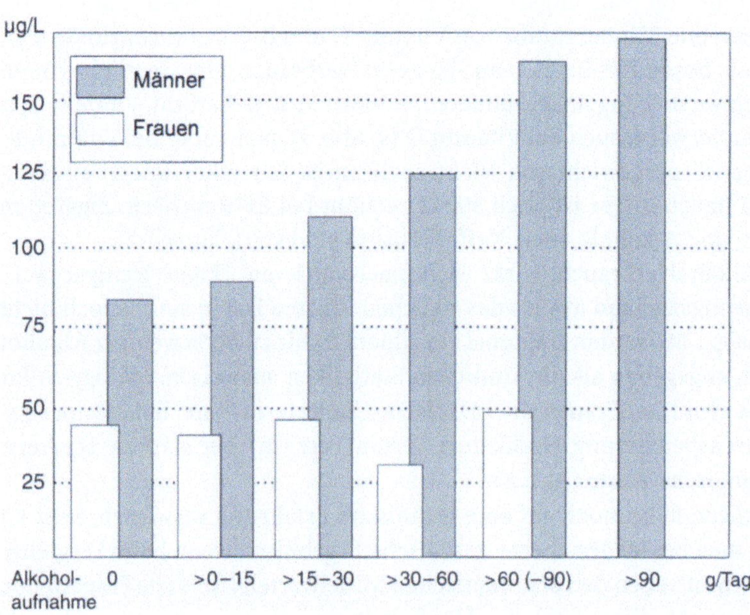

Abb. 8. Serum-Ferritin / Alkoholkonsum – Medianwert (nach Kübler et al. 1997)

Ernährungsphysiologie   62   W. Kübler

dabei Besonderheiten der Verteilungen besser erfasst werden; zum anderen weil dabei die oft schärfer diskriminierende Ereignisstatistik eingesetzt werden kann. Die benützten *Grenzwerte* können (natürlich *nur für die statistische Auswertung!*) nach der Struktur der zu vergleichenden Kollektive gewählt werden – dass es sich dann *nicht* um eine Abgrenzung gegen pathologische Werte handelt, muss ganz besonders deutlich hervorgehoben werden.

Defizite

Das Problem der *Abgrenzung zwischen noch normalen* und *schon pathologischen* Messwerten gehört zu den schwierigsten Problemen der Pathophysiologie – und damit auch der mit Bioindikatoren arbeitenden Ernährungswissenschaft (halten Sie sich nur die oben angedeutete vieldimensionale Verteilung vor Augen!). Es fällt danach nicht schwer, sich vorzustellen, wie schwierig es ist, zwischen *noch gesund erhaltenden* und *schon mit Risiken belasteten* Ernährungsformen zu unterscheiden – kommen doch noch die methodischen Schwierigkeiten der Erfassung und der fast immer langfristig wirkenden Ursachen hinzu.

In der Regel kommt es darauf an, die Ergebnisse verschiedener Untersuchungen miteinander zu vergleichen. Das verleiht dem Problem der Vergleichbarkeit, d. h. einer möglichst weitgehenden *methodischen Normierung –* in Erhebungs- und Versandtechnik, chemischer und statistischer Analytik sowie Interpretation – ein überragendes Gewicht. Die damit schon im Rahmen eines gemeinsam geplanten nationalen Projektes verbundenen Probleme haben wir kennen gelernt; die Schwierigkeiten bei zeitlich versetzten internationalen Vorhaben wage ich mir nicht vorzustellen.

Ein besonders faszinierendes, aber, wie ich meine, völlig ungelöstes Problem ist die *repräsentative Erfassung* von Randgruppen: Unter den günstigstenfalls 20 bis 30 % nicht erfasster Probanden findet sich ein weit überproportionaler Anteil besonders gefährdeter Personen; Bewusstsein nicht befriedigender Verhaltensweisen, altersbedingte Ängstlichkeit, prinzipielle Abneigung (von der Null-Bock-Mentalität bis zur grundsätzlichen Ablehnung von Erhebungen) und nicht zuletzt Suchtprobleme sind Motive, die unter den verweigernden Personen beträchtliche Verzerrungen i.S. einer negativen Auswahl erwarten lassen. Angesichts der ganz überwiegend überraschend günstigen Ergebnisse von NVS und VERA-Projekt vermute ich, dass sich im nicht erfassten Anteil des Kollektives ein Großteil der Personen verbergen, die für die wesentlich weniger optimistische Statistik der ernährungsabhängigen Krankheiten in der Bundesrepublik Deutschland verantwortlich sind.
Zieht man die mutmaßlichen Ursachen der Verweigerung in Betracht, liegt es nahe, zu vermuten, dass es sich bei den nicht Erfassten zudem noch um einen Personenkreis handelt, bei dem die Argumente einer Ernährungsinformation besonders häufig auf taube Ohren stoßen – wahrscheinlich nicht einmal zur

Kenntnis genommen werden, weil die Informationsschriften nicht gelesen und Sendungen über Ernährung oder Gesundheit weder gesehen noch gehört werden.

Die Schwierigkeiten einer direkten naturwissenschaftlich begründeten Beweisführung über Zusammenhänge zwischen Ernährungsverhalten und Gesundheit habe ich bereits erwähnt. Uralte mystische Verbindungen zwischen Ernährung und Wohlbefinden, ja, geistig-seelischer Befindlichkeit und nicht zuletzt die von pfiffigen Zeitgenossen immer wieder neu entdeckte Möglichkeit, die Verbindung zwischen beiden in einträgliche Geschäfte umzusetzen, machen ernsthaften Bemühungen um eine Verbesserung der Ernährungssituation das Leben schwer. Einmal, weil der Ratsuchende nicht weiß, wem er glauben soll; zum anderen, weil ihn die Widersprüche der zahlreichen mit derselben Überzeugungskraft vorgetragenen „Ernährungslehren" schließlich zu der (überdies bequemen) Erkenntnis kommen lassen, dass „sich die Fachleute offensichtlich nicht einig sind", Bemühungen um eine vernünftige Ernährung sich also erübrigen.

Die meisten dieser „Diäten" sind mehr oder weniger skurrile aber harmlose Ausflüsse seltsamer oder überholter naturwissenschaftlicher Vorstellungen, einige stützen sich auf ethische oder weltanschauliche Grundsätze, ohne einen ausgewogenen Ernährungszustand zu gefährden. Es gibt indessen eine Reihe von Ernährungsempfehlungen, die bei konsequenter Befolgung mehr oder weniger schwere Risiken – bis zur Lebensgefahr – mit sich bringen (eine Art publizistischer Körperverletzung) oder Ängste und Misstrauen gegenüber bewährten üblichen Ernährungsformen wecken. Eine juristische Möglichkeit, derartigen Gefahren entgegenzutreten, gibt es nicht; nicht einmal die fragliche Herkunft derartiger Verlautbarungen ist ohne genaue Sachkenntnis zu erkennen, weil die Bezeichnungen „Ernährungsberater" oder „Gesundheitsberater" nicht geschützt sind.

In den angelsächsischen Ländern gibt es ein Instrument, um wenigstens den bedenklichsten Fehlinformationen entgegenzutreten: Die zuständigen wissenschaftlichen Gesellschaften – in den USA der Food and Nutrition Board der Academy of Science, in Großbritannien das Committee on Medical Aspects of Food Policy – beriefen *Sachverständigenausschüsse* mit der Aufgabe, bedenkliche Entwicklungen auf dem Gebiet der Ernährung kenntlich zu machen. Leider ist es nicht gelungen, im deutschsprachigen Raum eine ähnliche Institution einzurichten. Ob es sinnvoll wäre, auf der Ebene der Europäischen Gemeinschaften ein Komitee mit einer entsprechenden Aufgabe einzurichten, erscheint mir zweifelhaft: Die Ernährungsgewohnheiten in den verschiedenen europäischen Regionen erscheinen mir zu verschieden, um einheitliche Ernährungsempfehlungen zu rechtfertigen – ein hervorragendes Beispiel für die Bedeutung des viel zitierten Subsidiaritätsprinzips.

Künftige Inhalte der Ernährungsforschung

Eine Vorhersage künftiger Entwicklungen der Forschung ist bei einem „jungen Fach", wie der Ernährungswissenschaft, das überdies methodisch mit zahlreichen Nachbardisziplinen verknüpft ist, überaus riskant. Dennoch zeichnen sich auf dem Gebiet der Ernährungsphysiologie einige Entwicklungen ab, die ich für vielversprechend halte.

Die Möglichkeit, Nährstoffe und Lebensmittel mit *stabilen Isotopen* zu *markieren* und diese in Körperflüssigkeiten oder Biopsien zu bestimmen, eröffnet phantastische Möglichkeiten für Forschungen über Bedarf und Umsatz von essentiellen Nährstoffen – selbst bei Schwangeren, Kindern und Patienten – und von potentiell toxischen Substanzen:
Sie erlauben einen wesentlich verbesserten Zugang zu Fragen der *Bioverfügbarkeit*, insbesondere bei organischen Substanzen.
Vor allem aber lässt sich so ein von F. H. Dost (Dost 1968) entwickelter Ansatz zur Bestimmung des inneren Umsatzes *(Transfer)* realisieren und – mit Hilfe der identifizierbaren Metaboliten und ihrer Biokinetik – überprüfen.

Eine vergleichende Physiologie – insbesondere quantitative Rückschlüsse vom Tierversuch auf den Menschen – ist in der Ernährungsforschung vor allem durch die sehr unterschiedlichen Funktionen des Magen-Darmtraktes und Umsatzgrößen sehr erschwert, oft unmöglich. Auch hier sind die Methoden der *Biokinetik* hilfreich, weil sie erlauben, in Tierversuchen ermittelte Umsatzmodelle durch Einsetzen von Konstanten aus Humanversuchen zu übertragen (Kübler 1989) – oder zu falsifizieren.

Die *Veränderungen des Nährstoffbedarfes bei schweren akuten Erkrankungen* – nicht zuletzt nach schweren Verletzungen oder Operationen – gehört zwar mehr in den Bereich der Ernährungsmedizin. Die beträchtlichen (und wohl noch wachsenden) Lücken der Ernährungskenntnisse in der klinischen Ausbildung der Mediziner machen es wohl notwendig, dass die Anstöße und wohl auch die methodische Begleitung für dieses wichtige Gebiet von der Ernährungswissenschaft kommen.

Die *epidemiologische Ernährungsforschung* wird, wegen unseres „Beweisnotstandes" (den fast immer großen Zeitspannen zwischen den bei unserer Versorgungslage meist chronischen Ernährungsfehlern und ihren Auswirkungen) ein unentbehrliches Standbein der Ernährungswissenschaft bleiben. Sollte es gelingen, ihre methodischen Grundlagen (womöglich international) zu standardisieren, wäre eine Fülle neuer theoretischer und praktischer Fortschritte zu erwarten. Leider lassen sich kausale Zusammenhänge mit Hilfe epidemiologischer Befunde *nicht* mit letzter Sicherheit beweisen. Dieses Handicap teilt die Ernährungswissenschaft mit zahlreichen anderen angewandten Wissenschaften, die klinische Medizin eingeschlossen.

Ernährungswissenschaft oder Ernährungswissenschaften?

Versteht man, wie ich eingangs versucht habe, darzulegen, die Forschung auf dem Gebiet der gesunderhaltenden Ernährung als Produkt einer interdisziplinär angelegten Zusammenarbeit, ergibt sich m. E. zwingend, dass eine Aufteilung in eigenständige Einzelwissenschaften der Ernährungswissenschaft als selbständiger Disziplin den Boden entziehen würde.

Unter keinen Umständen möchte ich die Frage so verstehen, dass den durch geisteswissenschaftliche Fächer ergänzten naturwissenschaftlichen Grundlagen der Ernährungswissenschaft eine oder mehrere auf philosophischer Basis gestützte Ernährungslehren gegenüber gestellt werden. Natürlich schließt dies religiös, ethnisch oder ethisch begründete Ernährungsregeln *nicht* aus der Erörterung aus; ich halte es nur nicht für sinnvoll, diese als eine Art „Gegenwissenschaft" zu erklären.

Indessen erscheint es mir naheliegend, manche religiöse oder volkstümliche Ernährungsregel daraufhin zu untersuchen, ob sie nicht Kerne enthält, die plausible Ergänzungen der „Schulwissenschaft" darstellen. Ich denke dabei z. B. an die Ernährungsgesetze der mosaischen und muslimischen Glaubenslehren. Sie beruhen, wie sich immer wieder bestätigt, zu einem großen Teil auf jahrhundertealten Erfahrungen – warum sollte dies nicht auch auf Regeln zutreffen, deren ernährungsphysiologischer Hintergrund noch nicht erkannt ist (z. B. bei den in zahlreichen Religionen auftauchenden Fastengeboten).

Künftige Entwicklung der Beziehungen zu Wirtschaft und Öffentlichkeit

Es bleiben noch zwei Fragen der Herausgeber, über die ich mich lieber nicht äußern möchte. Ich habe mich seit über 40 Jahren – ohne erkennbaren Erfolg – als ärztlicher Ernährungsberater, als Publizist und im Verbund mit der Deutschen Gesellschaft für Ernährung um eine Verbesserung des Ernährungsverhaltens der bundesdeutschen Bevölkerung bemüht. Meine Kompetenz für Probleme der Öffentlichkeitsarbeit darf also wohl mit Recht bezweifelt werden. Ich möchte mich daher auf zwei Bemerkungen beschränken.

Die Vorliebe für Kapuzinerpredigten gehört zu den Unsitten der Ernährungsberatung. Zu meinem Vergnügen habe ich feststellen können, dass auch dies eine sehr alte Tradition hat, wie die gelehrten Herren in Abbildung 9 zeigen. Die Verwechslung von Mäßigkeit mit Askese trägt aber sicher wesentlich dazu bei, dass die Akzeptanz von Ernährungsregeln zu wünschen übrig lässt. Ich bin sogar der Ansicht, dass ein Ernährungsberater, der sich nicht selbst mit Genuss einem gelungenen Essen widmen kann, seinen Beruf verfehlt hat.

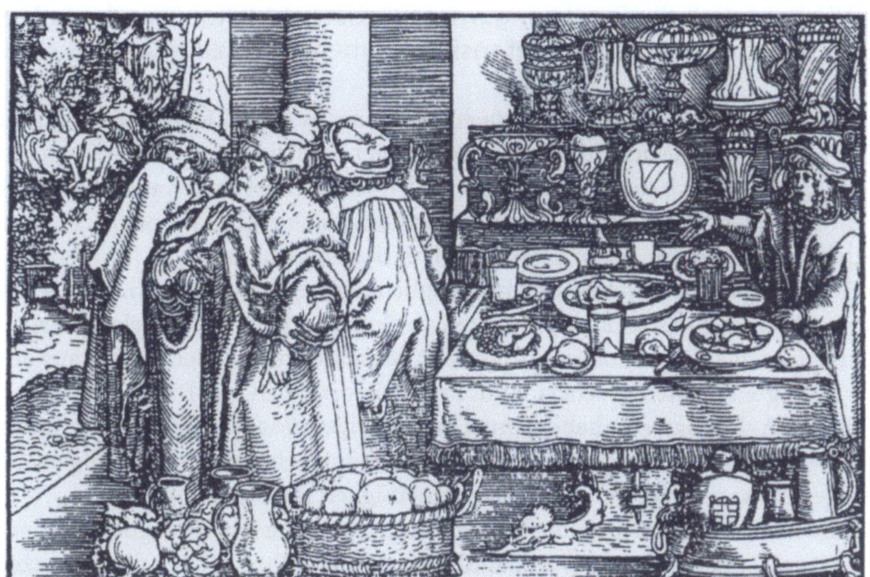

Abb. 9. Von Scheinbarer Kost (Petrarcha 1532)

An dieser Stelle möchte ich noch einmal ausdrücklich hervorheben, dass unsere umfangreichen Studien erneut bestätigt haben, dass unsere landesübliche Ernährung ausreicht, um bei nahezu allen gesunden Personen eine befriedigende Bedarfsdeckung mit den meisten essentiellen Nährstoffen – bis auf wenige Ausnahmen, darunter vor allem Jod – zu sichern. Zu einem Vitamin- oder Mineralstoffmangel kommt es weit häufiger im Gefolge von Genussmittel-, Rauschgift- oder chronischem Arzneimittelgebrauch und bei Erkrankungen oder extrem einseitigen Ernährungsformen.

Regelmäßige Nahrungsergänzungen mit Vitaminen oder Spurenelementen sind bei Gesunden überflüssig. Nach Infektionen können sie dazu beitragen, die Reserven mit den Vitaminen C, A, Thiamin und Folsäure wieder aufzufüllen. Auch bei Hochbetagten halte ich eine Ergänzung der täglichen Kost durch ein Multivitaminpräparat für ratsam, weil Appetitmangel, Medikamente und häufiger auftretende Resorptionsstörungen häufig zu Versorgungslücken führen (Volkert 1997). Die von Vertretern der „orthomolekularen Medizin" propagierten Megadosen sind dagegen zumindest überflüssig, zum Teil – sicher bei den Vitaminen A, D, B$_6$ und den meisten Spurenelementen – bedenklich; die Unbedenklichkeit derartiger Dauermedikationen ist dagegen keineswegs gesichert (ich erinnere an den oben angedeuteten Beweisnotstand).

Wie kann sich die Ernährungswissenschaft aktuellen Trends stellen, ohne dabei regelmäßig defensiv argumentieren zu müssen?

Die Antwort erscheint mir einfach: Sie kann es nicht. Jede Neuerung, die ernährungswissenschaftliche Fragestellungen auch nur berührt, wird von den Medien sicherlich nicht übergangen und, nicht weniger sicher, auch zur Kritik an den anerkannten Lehrgebäuden benützt. Solche „Innovationen" machen dabei auch vor den absurdesten Konstruktionen nicht halt.

Es gibt jedoch, wie ich meine, eine Möglichkeit wenigstens einem Teil der unerwünschten modischen Strömungen die Spitze zu nehmen: Jahrelange Erfahrungen zeigen, dass uns ein großer Teil der diätetischen „Neuheiten" aus den Vereinigten Staaten beschert wird. Fast sicher ist, dass *alle* Diäten, die sich in den USA durchgesetzt haben, innerhalb weniger Wochen auch bei uns in der Bundesrepublik Schlagzeilen machen – und uns beinahe immer zwingen, dagegen zu argumentieren. Diese Gesetzmäßigkeit lässt sich nutzen:

Eine Beobachtung der Medien in den Vereinigten Staaten ermöglicht es, neue Entwicklungen wahrzunehmen und, falls sie unerwünscht sind, die Latenzzeit zur Vorbereitung von Gegenargumenten zu nützen. So könnte es leichter gelingen, eine stärkere Verbreitung offensichtlich unsinniger „Diäten" oder Panikmachen durch frühe und sachliche Gegenargumente zu verhindern.

Eine solche Taktik wird noch besser gelingen, wenn, was ja recht häufig vorkommt, alte und daher weitgehend ausdiskutierte Themen in den Staaten aufs Neue ausgegraben werden. Dann hat eine gut organisierte, also informierte Institution die Zeit, den korrekten Stand der Forschung zu aktualisieren und womöglich die bei uns lebenden Fachwissenschaftler frühzeitig vorzubereiten. Natürlich wäre es für derartige Maßnahmen eine große Hilfe, wenn auch wir in Deutschland (DGE, BgVV) oder in Europa (EANS) auf ein fest installiertes Sachverständigenkomitee zurückgreifen könnten.

Literatur

Adolf T, Schneider R, Eberhardt W, Hartmann S, Herwig A, Heseker H, Hünchen K, Kübler W, Matiaske B, Moch KJ, Rosenbauer J (1995) Ergebnisse der Nationalen Verzehrsstudie (1985–1989) über die Lebensmittel- und Nährstoffaufnahme in der Bundesrepublik Deutschland. VERA-Schriftenreihe Bd XI. Fleck, Niederkleen

Andres R (1985) Mortality and obesity: The rationale for age-specific height-weight tables. In: Andres R (ed) Principles of geriatric medicine. McGraw-Hill, New York, pp 311–318

Anders HJ, Rosenbauer J, Matiaske B (1990) Messung ernährungsphysiologischer Verhaltensweisen (Nationale Verzehrsstudie) I. Methodenbeschreibung. Umschau, Frankfurt a. M.

Barlösius E (1999) Soziologie des Essens. Juventa, Weinheim München

DGE-Deutsche Gesellschaft für Ernährung (Hrsg) (1955) Die wünschenswerte Höhe der Nahrungszufuhr, 1. Mitt. Umschau, Frankfurt a. M.

DGE-Deutsche Gesellschaft für Ernährung (Hrsg) (1972) Ernährungsbericht 1972. Eigenverlag, Frankfurt a. M., S 215–234

DGE-Deutsche Gesellschaft für Ernährung (Hrsg) (1991) Empfehlungen für die Nährstoffzufuhr, 5. Überarb. Umschau, Frankfurt a. M.

Dost FH (1968) Grundlagen der Pharmakokinetik. 2. Aufl Thieme, Stuttgart

Joint FAO/WHO Expert Consultation (eds) (1988) Requirements of vitamin A, iron, folate and vitamin B12. Report of a joint FAO/WHO expert consultation. FAO Food and Nutrition Series No. 23. Lanham, Rome

Heseker H, Kübler W, Westenhöfer J, Pudel V (1990) Psychische Veränderungen als Frühzeichen einer suboptimalen Vitaminversorgung. Ernährungs-Umschau 37: 87–94

Heseker H, Schneider R, Moch KJ, Kohlmeier M, Kübler W (1992) Vitaminversorgung Erwachsener in der Bundesrepublik Deutschland. Vera-Schriftenreihe Bd IV. Fleck, Niederkleen

Kasper H (1970) Neue Aspekte bei der Diätetik von Magen- und Darmkrankheiten. Medizinische Klinik 65: 329–334

Kübler W (1979) Pharmacokinetics of gastrointestinal absorption. In: Gladtke E, Hattingberg HM von (Hrsg) Pharmacokinetics. An introduction. Springer, Berlin Heidelberg New York

Kübler W (1980) Ermittlung des Nahrungsbedarfes. a) Nährstoffe. In: Cremer HD, Hötzel D, Kühnau J (Hrsg) Ernährungslehre und Diätetik, Bd. I/2. Thieme, Stuttgart New York

Kübler W (1988) Suboptimale Vitaminversorgung und ihre Folgen. Bibliotheca Nutritio et Dieta, Basel 42: 88–100

Kübler W (1989) Biokinetik als Instrument der Ernährungsforschung. Ernährungs-Umschau 36: 248–253

Kübler W, Anders HJ, Heeschen W (Hrsg) (1992–1997) VERA-Schriftenreihe, Bd I – X, XIII, XIV A. Fleck, Niederkleen

Kübler W, Baltzer H, Grimm R, Schek A, Schneider R (1997) Die Nationale Verzehrsstudie (NVS) und die Verbundstudie Ernährungserhebung und Risikofaktoren-Analytik (VERA). Synopsis und Ausblick. VERA-Schriftenreihe, Bd XIV. Fleck, Niederkleen

Marks J (1975) A guide to the vitamins: their role in health and disease. University Park Press, Baltimore

National Research Council, Food and Nutrition Board (1943) Recommended dietary allowances. 1st edn, National Academic Press, Washington D.C. 1943 (10th edn, 1989)

Passmore R (1965) Stores in the human body. In: Brozek J (ed) Human body composition. Pergamon Press, Oxford

Passmore R, Nicol M, Narayana R (1974) Handbook on Human Nutritional Requirements. World Health Organization monograph series No. 61. WHO, Geneva

Petrarcha F (1532) Artzney bayder Glück/des guten vnd widerwertigen. Vnnd weß sich ain yeder inn Gelück vnd vnglück halten sol. Auß dem Lateinischen in das Teütsch gezogen. Mit künstlichen fyguren durchauß/gantz lustig vnd schön gezyeret. Heynrich Steyner, Augsburg

Volkert D (1997) Ernährung im Alter. Quelle & Meyer, Wiesbaden

Zukunft der Ernährungsmedizin

REINHOLD KLUTHE

Ich möchte den Vortrag in drei Abschnitte einteilen:

1. Definieren, was Ernährungsmedizin ist.
2. Ausführen, wie sich die Ernährungsmedizin im Moment repräsentiert.
3. Vorsichtig spekulieren, wie geht es mit der Ernährungsmedizin weiter.

Was ist Ernährungsmedizin?

Der Begriff „Ernährungsmedizin" ist noch nicht sehr alt. Er wurde wahrscheinlich zum ersten Mal angewandt von dem unvergessenen Professor Pahlke vom Bundesgesundheitsamt, als die für ihn vorgesehene Abteilung einen Namen bekommen sollte. Man dachte an „Ernährung und Diätetik" und einigte sich schließlich auf das protagonistische Wort „Ernährungsmedizin". Das war Mitte der 70er-Jahre. Der Begriff hat sich im Lauf der Zeit eigentlich sehr schnell durchgesetzt. Er hat den Begriff Diätetik heute weitgehend verdrängt, wobei klar ist, dass mit Ernährungsmedizin weit mehr gemeint ist als Diätetik.
Im Rahmen der Ernährungsmedizin hat der Arzt drei Aufgaben.

Tabelle 1. Arzt und Ernährungsmedizin

Therapeut	Ratgeber in Ernährungsfragen
Typ-2-Diabetes	Richtige Ernährung
Adipositas	Modediäten
Hyperlipoproteinämien	Alternative Ernährungsformen
Hypertonie	Medienberichte
Gicht	
u. a.	

Präventiv Handelnder

- Mangelkrankheiten
  (Struma, Vitaminmangel etc.)
- Überernährung
  (Kalorien, Fett, Kochsalz etc.)

Er ist zuerst Therapeut. Das ist der diätetische Teil seiner Tätigkeit. Als solcher behandelt er Typ-2-Diabetes, Adipositas, Hyperlipoproteinämien, Hypertonie, Gicht und andere Stoffwechselerkrankungen.

Darüber hinaus hat er präventiv-medizinische Aufgaben. Gerade die Prävention ist dabei, ihren Anteil in der Medizin wieder zu vergrößern. So haben wir Mangelkrankheiten bedeutend mehr im Visier als früher. Dazu gehört die durch Jodmangel bedingte Struma, an der 13 % unserer Bevölkerung leiden. Wir denken häufiger als früher an Vitaminmangelkrankheiten, vor allem bei alten Menschen.

Aber auch die Aufklärung über Ernährungsfragen beschäftigt den Arzt in zunehmendem Maße. Umfragen haben ergeben, dass er *Nr. 1* ist, was die Kompetenz in Ernährungsfragen angeht, mit deutlichem Abstand gefolgt vom Apotheker. Hier geht es um Fragen nach der richtigen Ernährung, um Aufklärung über Sinn und Unsinn von Modediäten und speziellen alternativen Ernährungsformen.

Welche riesige Aufgabe sich mit der Behandlung der Stoffwechselerkrankungen für den Arzt stellt, zeigt die Häufigkeit des *Übergewichts*, der *Hypercholesterinämie* und der *Hypertonie* nach dem nationalen Untersuchungssurvey (NUS) 1991.

Man sieht, dass nur 43,6 % der Bevölkerung einen Body-Mass-Index von < 25 haben. 40,2 % haben einen Zwischenwert von 25 – 30, der, wenn kein Diabetes und Hypertonie vorliegen, noch kein unbedingtes therapeutisches Handeln erforderlich macht. Wenn diese Stoffwechselstörungen aber vorliegen, ist eine Normalisierung des Körpergewichts erforderlich. 16,2 % der Population sind adipös, bedürfen deswegen allein systematischer Therapie.

Tabelle 2. Nationaler Untersuchungssurvey der BRD: Prävalenzen in % (aus Bundesministerium für Gesundheit 1991)

Body-Mass-Index (kg/m²)	1985	1988
< 25	42,8	43,6
25 – < 30	40,9	40,2
≥ 30	16,3	16,2
Gesamtcholesterin (mg%)		
< 200	26,5	24,7
200 – < 250	40,3	40,0
≥ 250	33,2	35,3
Blutdruckklassen		
Normoton	58,8	58,0
Borderline	19,2	19,3
Hyperton	17,1	17,2
Kontr. hyperton	4,7	5,5

Die Relationen sind beim Cholesterin noch negativer. Hier haben nur ein Viertel normale Werte, 35,3 % haben ein deutlich erhöhtes Cholesterin. Nur 6 von 10 Deutschen haben einen normalen Blutdruck. Der Rest, 4 von 10, ist behandlungsbedürftig. Nach den heute geltenden Regeln bedeutet dies für alle Hypertoniker eine blutdrucksenkende Ernährung.

Das Spektrum ernährungsabhängiger Erkrankungen geht aber weit über Adipositas, Feststoffwechselstörungen und Hypertonie hinaus. Wir unterscheiden hier drei große Gruppen. Die ernährungsbedingten Krankheiten, Krankheiten, die auf Ernährungstherapie ansprechen und schließlich Zustände krankheitsbedingter Fehlernährung.

Tabelle 3. Ernährungsabhängige Erkrankungen (aus Kluthe 1999)

Ernährungsbedingte Krankheiten
Fettsucht
Diabetes mellitus
Hyperlipoproteinämie
Hochdruck
Gicht
Fettleber
Leberzirrhose
Karies
Struma
Lebensmittelintoleranz
Marasmus
Mangelkrankheiten

Krankheiten, die auf Ernährungstherapie ansprechen
Herzinsuffizienz
Niereninsuffizienz
Leberinsuffizienz (einschließlich hepatische Hepatologie)
Pankreasinsuffizienz
Krankheiten der Gastrointestinalorgane
Epilepsie
(Neurologische Krankheiten)
Osteoporose
Rheuma
Seltene angeborene Stoffwechselkrankheiten

Krankheitsbedingte Fehlernährung
Resorptionsstörungen
Infektionen, Sepsis
Postaggression
Tumorkachexie
Anorexie, Bulimie
Alkoholismus

Der Komplex der ernährungsbedingten Erkrankungen umfasst zunächst die fünf großen Stoffwechselerkrankungen, Fettsucht, Diabetes mellitus, Hyperlipoproteinämie, Hochdruck und Gicht. Diese stellen das Hauptkontingent der ernährungsbedingten Erkrankungen dar. Sie werden gefolgt von Fettleber, Leberzirrhose, auch die Karies gehört hierzu. Dann reiht sich weiter ein die Struma, die Fülle von diversen Lebensmittelintoleranzen, Marasmus (Unterernährung, vor allem bei alten, sehr alten Menschen verbreitet). Am Ende stehen hier eine Reihe von Mangelkrankheiten (vgl. den Beitrag von Kübler in diesem Band).

Dann folgt die große Zahl der Krankheiten, die auf Ernährungstherapie ansprechen. Es sind dies die wichtigen, häufigen Organinsuffizienzen, wie Herzinsuffizienz, Niereninsuffizienz und Leberinsuffizienz, Epilepsie und andere neurologische Erkrankungen. Dann folgen Erkrankungen des Magen-Darm-Apparates, Osteoporose, Rheuma und angeborene Stoffwechselerkrankungen. Schließlich haben wir dann die Gruppe von Erkrankungen, die auf krankheitsbedingte Fehlernährung zurückgehen. Hier sind besonderes erwähnenswert diverse Resorptionsstörungen, Infektionen und Sepsis, Postaggressionssyndrome nach operativen Eingriffen, die schwer beeinflussbare Tumorkachexie und schließlich die in unserer Wohlstandsgesellschaft häufiger werdende Anorexie und Bulimie und schließlich den Alkoholismus.

Diesen diversen Erkrankungen steht die Ernährungsmedizin als eine Disziplin mit Anteilen aus fast allen Spezialitäten der Medizin gegenüber. Um nur einige Beispiele zu nennen, werden von ihr pädiatrische Aufgaben (wie die Behandlung der Phenylketonurie) genauso gefordert, wie kardiologische (wie die Ernährungstherapie der Hypertonie) und diabetologische (wie die Behandlung des Typ-2-Diabetes). Die Ernährungsmedizin ist also eine multidisziplinäre Entität.

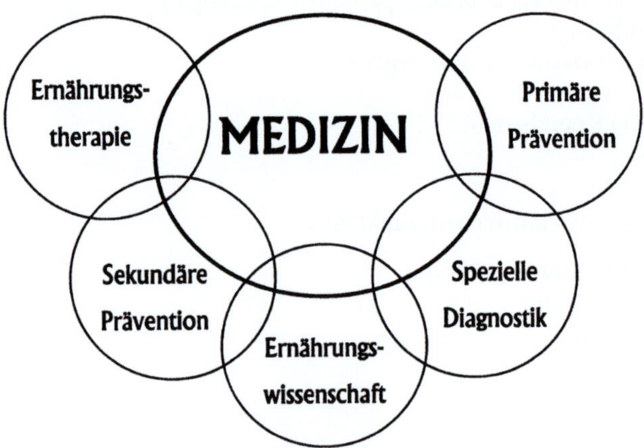

Abb. 1. Definition der Ernährungsmedizin

Dabei hat sie neben den eigentlichen medizinischen Inhalten auch eine wichtige Überschneidung mit den Ernährungswissenschaften, denn erweiterte Grundkenntnisse über gesunde Ernährung, alternative Ernährungsformen und eine intensive Nährstoffkunde sind unabdingbar.

Wie macht sich Ernährungsmedizin bemerkbar?

Ernährungsmedizin per se macht sich am deutlichsten bemerkbar durch die Tätigkeit von ernährungsbeauftragten Ärzten und Diätassistenten sowie Ernährungsberatern, neuerdings seit kurzem auch durch Ernährungsmediziner DAEM/DGEM. Ernährungsbeauftragte Ärzte gibt es seit über 30 Jahren, als dieser Begriff erstmals von Jeschek in Freiburg definiert wurde. Jeschek löste einen langen und intensiven Streit zwischen Klinikverwaltung und Diätarzt in einer Weise, die auch heute noch Gültigkeit hat. Er definierte den Aufgabenkatalog und die Befugnis des ernährungsbeauftragten Arztes (EBA), wie in Tab. 4 ausgeführt.

Der hiermit ins Leben gerufene Begriff des ernährungsbeauftragten Arztes sorgte später für Irritationen zwischen Ernährungsmedizinern und Ökotrophologen – Letztere meinten, man wollte ihnen etwas von ihrem Aufgabengebiet wegnehmen. Eine klare Abgrenzung der Kompetenz war hier sehr hilfreich.

Wir verdanken diese Gegenüberstellung (Tab. 5) dem leider so früh verstorbenen Professor Canzler, einem Protagonisten der deutschen Ernährungsmedizin. Er zeigte klar die Aufgabenbereiche des Mediziners und des Diätassistenten/Ökotrophologen auf. Hier auf der linken Seite sehen wir die Aufgaben des Mediziners und hier auf der rechten Seite die des Diätassistenten und Ökotrophologen. Es dauerte sehr lange, bis sich dies durchsetzte.

In den ersten Jahren der Akademieseminare, als wir noch Ökotrophologen als Teilnehmer zuließen, kam es regelmäßig zu Klagen, Ökotrophologen würden

Tabelle 4. Aufgabenkatalog und Befugnisse der ernährungsbeauftragten Ärzte (Rektor Jeschek: 7.1.66; aus Kluthe 1988)

1. Speiseplanbeurteilung und -genehmigung
2. Recht zur freien Probenentnahme und Befragung über Herkunft und Preis
3. Pflicht zur Durchführung der gewünschten Analysen
4. Mitwirkung bei der Einstellung und Beurteilung von Diätfachkräften
5. Beratung der Verwaltung
6. Organisation regelmäßiger Klinikarztfortbildung
7. Bemühen um Standardisierung der Diäten, aber auch qualitative Differenzierung
8. Bemühen um Patientenaufklärung, auch für die Zeit nach der Entlassung

Tabelle 5. Aufgaben des ernährungsbeauftragten Arztes, des Diätassistenten und des Ökotrophologen (in Anlehnung an Canzler 1987)

Aufgaben des	
Ernährungsbeauftragten Arztes	**Diätassistenten/ Ökotrophologen**
Festlegung eines diättherapeutischen Konzepts der Klinik	Mitarbeit am Diätkatalog, Leitung der Diätküche Herstellung der Diätkost
Ärztliche und organisatorische Leitung des ernährungsmedizinischen Teams	Sicherung der Küchenhygiene Sensorische Kontrolle
Leitung der Ernährungskommission	Zusammenarbeit mit Labor (analytische Kontrolle, Bilanzierung etc.)
Konsiliardienst bei allen Disziplinen	Ernährungsberatung stationärer und ambulanter Patienten
Beratung der Verwaltung in Ernährungs- und Diätfragen	Beratung der Verwaltung bei küchenorganisatorischen Fragen und beim Lebensmitteleinkauf

zugunsten von Diätassistentinnen benachteiligt. So wurde ich Mitte der 8oer-Jahre mal vor die gesamte Gießener Fakultät in das Auditorium maximum geladen. Die Diskussion ging glimpflich aus. In dem Fachschaftsblatt erschien eine Karikatur, die die Spannung deutlich machte. Sie zeigt lediglich, wie man sich in Kreisen der Fachschaft einen ernährungsbeauftragten Arzt vorstellt.

Diese Irritationen sind heute beseitigt. Ein gutes Jahrzehnt ist seitdem vergangen. Die Ernährungsberatung ist für Ökotrophologen ein Teil von vielen Beschäftigungen. An erster Stelle steht mit Abstand die Tätigkeit als Ernährungslehrer in der Schule. Dies ist auch das Hauptziel, das sich Herr Cremer vorgestellt hatte, als er in Gießen an der Agrarfakultät den Ökotrophologen kreierte.

Nun zurück zu den ernährungsbeauftragten Ärzten. Inzwischen gibt es in einem beachtlichen Teil der deutschen Kliniken ernährungsbeauftragte Ärzte. Eine Umfrage unserer Akademie aus dem Jahre 1994 zeigte, dass in 53 % der Krankenhäuser der Maximalversorgung ein EBA offiziell ernannt ist.

Bei den übrigen Krankenhaustypen sind es weniger. Im Schnitt sind es knapp 40 %, d. h. knapp 1500 förmlich ernannte. Es ist verständlich, dass in kleinen Krankenhäusern, in denen Ernährungstherapie keine Rolle spielt, kein EBA ernannt ist. Von den Übrigen erwartet man bessere Zahlen bei einer späteren Umfrage. Was das ärztliche Interesse an der Ausbildung zum EBA angeht, haben in jüngster Zeit Aktivitäten der Bundesärztekammer nachhaltig gewirkt.

So kam es am 84. Deutschen Ärztetag zu einer Resolution, die eine Verbesserung der ernährungsmedizinischen Versorgung der Bevölkerung nach sich ziehen sollte. In dieser Resolution wurde der Mangel aufgezeigt. Es wurde eine Definition der Ernährungsmedizin in dem von mir beschriebenen Sinne und eine Zusammenstellung ernährungsmedizinischer Leistungen vorgenommen. Im Mittelpunkt der Diskussion standen die gezielte ärztliche Fortbildung, die Beschreibung einer Fachkunde und der Vorschlag der Erstellung eines Kursbuchs „Ernährungsmedizin" zur vereinheitlichten Fortbildung auf diesem Gebiet.

Das inzwischen erstellte Kursbuch legt im Einzelnen die Inhalte der Fortbildungsveranstaltungen und die Voraussetzungen für die Erteilung von Qualifikationen fest.

Die derzeit auf diesem Gebiet zu erlangenden Qualifikationen sind in der folgenden Tabelle dargestellt (Tab. 6).

Man sieht, dass es neben einer Basisqualifikation eine umfassendere Qualifikation „Ernährungsbeauftragter Arzt" gibt. Die Voraussetzung hierfür ist die Teilnahme an zwei Grundseminaren und drei Spezialseminaren, die jeweils von Donnerstag bis Samstag oder freitags bis sonntags abgehalten werden. Abschluss ist eine Multiple-Choice-Prüfung. Neuerdings besteht die Möglichkeit, über den ernährungsbeauftragten Arzt hinaus, die Fachkunde Ernährungsmedizin zu erwerben. Dazu ist eine zusätzliche Praktikumsphase erforderlich. Das gleiche gilt für die neue Qualifikation „Ernährungsmedizin DAEM/DGEM" als Pendant zum Diabetologen DDG.

Tabelle 6. Qualifikationen in Ernährungsmedizin

„Basisqualifikation Ernährungsmedizin"	
Voraussetzung: Teilnahme an	2 Grundseminaren (32 Std.)
Qualifikation „Ernährungsbeauftragter Arzt"	
Voraussetzung: Teilnahme an	2 Grundseminaren (32 Std.) und an
	3 Spezialseminaren (48 Std.)
ab 1.1.2000	Seminarblock 1-4 (80 Std.)
Qualifikation „Fachkunde Ernährungsmedizin"*	
Voraussetzung: Teilnahme an	80 Std. Seminarunterricht plus 20 Std. Praktikumsphase
Qualifikation „Ernährungsmediziner DAEM/DGEM"	
Voraussetzung: Teilnahme an	80 Std. Seminarunterricht plus 20 Std. Praktikumsphase

* bisher nur in Schleswig-Holstein und Niedersachsen.

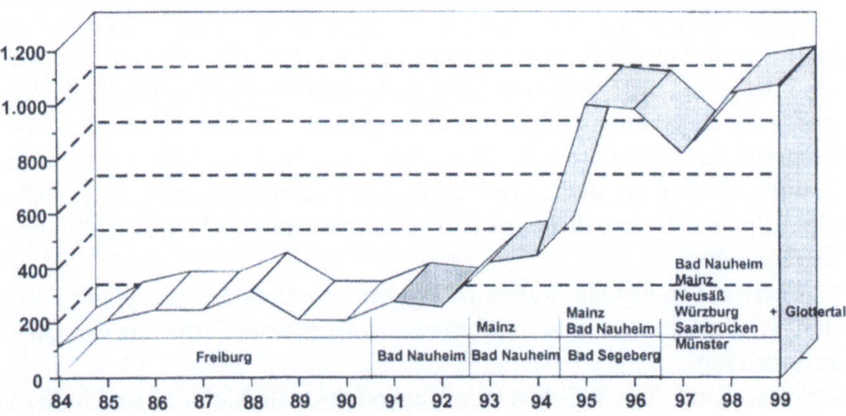

Gesamtteilnehmer: ca. 7800 bis Ende 1999

Abb. 2. Entwicklung der Teilnehmerzahlen an den ernährungsmedizinischen Seminaren der Deutschen Akademie für Ernährungsmedizin 1984–1999

Die Teilnehmerzahlen an den Seminarkursen haben sich im Gefolge der Aktivitäten der Bundesärztekammer enorm nach oben entwickelt.

Die Abbildung 2 zeigt die Entwicklung der Zahlen von 1984 bis 1999. Man sieht, dass die Zahlen noch bei 200 bis 400 pro Jahr lagen. 1995, im Gefolge des 84. Deutschen Ärztetages, ging es steil nach oben. Im Moment haben wir an unseren Seminarplätzen insgesamt pro Jahr 1000 bis 1200 Teilnehmer. Die Gesamtzahl der Teilnehmer ist seit Anfang der Kurse 1984 auf ca. 6700 gestiegen. Eine vermehrte Hinwendung der Kollegen zur Ernährungsmedizin ist sicherlich dafür verantwortlich zu machen, dass sich im Bereich der Diätetik im Krankenhaus in den letzten beiden Jahrzehnten einiges getan hat. So hat sich das Rationalisierungsschema für die Diätetik in der Klinik weitgehend durchgesetzt (Tab. 7).

Deutliche Veränderungen zeigen sich daneben an verschiedenen Punkten.

Für diesen Trend sind nicht zuletzt die auch veränderten Kompetenzen der ernährungsbeauftragten Ärzte verantwortlich.

Wie geht es nun mit der Ernährungsmedizin weiter?

Hier sind vor allem zwei neue Entwicklungen erwähnenswert, die sich erfolgreich abzeichnen. Das eine ist ein *Modellklinikprojekt* (für den Klinikbereich), das andere die Ausbildung mit dem Abschluss *„Ernährungsmediziner DAEM/DGEM"*. Das Modellklinikprojekt wurde gestartet, um optimale Ernährungstherapie in der Klinik zu gewährleisten und dabei die Möglichkeit zu

---

Rationalisierungsschema 1994 der Deutschen Gesellschaft für Ernährungsmedizin (DGEM)

I   Vollkost/resp. leichte Vollkost
im Sinne einer vollwertigen Kost u. a. präventivmedizinisch ausgerichtet

II   Energiedefinierte Kostformen
Reduktionskost/Diabeteskost 600/1000/1500 kcal
Lipidsenkende Kost 2000 kcal
Purinreduzierte Kost 2000 kcal

III Eiweiß- und elektrolytdefinierte Kostformen
Eiweißdefinierte Kost 25/40/60/80 g Eiweiß/Tag
Natriumdefinierte Kost 1,2/2,4 g Natrium/Tag

IV Gastroenterologische Diäten und Sonderdiäten
z. B. glutenfreie Kost, PKU-Diät etc.
Diagnostische Diäten

---

schaffen, dass Ärzte in der Klinik lernen können, wie optimal therapiert wird. Wir hoffen, dass sich später dieses System durchsetzt und generell der Arzt wieder die Zügel in der Ernährung in der Klinik in die Hand nimmt. Als Nebenprodukt sollen in diesen Kliniken auch Köche für den Klinikbereich ausgebildet werden.

Der Ernähungsmediziner DAEM/DGEM, das 2. Entwicklungsprojekt, ist vor allem für die Tätigkeit in der Praxis vorgesehen. Die ersten 100 Zertifikate wurden gerade von der Akademie vergeben. 400 weitere werden bis zum Frühjahr 2000 folgen. Ein Berufsverband der Ernähungsmediziner ist z. Zt. in der Gründungsphase, der die Interessen von ernährungsbeauftragten Ärzten und Ernährungsmedizinern DAEM/DGEM im Rahmen der ärztlichen Standesorganisation vertreten wird.

Darüber hinaus wird angestrebt, dass die Ernährungsmedizin nicht mehr wie bisher durch einen Ernährungsmediziner im Nebenamt, also einen Internisten oder Pädiater mit Fort- oder Weiterbildung in Ernährungsmedizin vertreten sein wird, sondern durch einen hauptamtlichen Ernährungsmediziner. Die Chancen hierfür stehen im Moment nicht gut, da die Kräfte aus den Kreisen der Mediziner offenbar hierzu nicht ausreichen. Man kann nur hoffen, dass die Politik sich dieser Sache annimmt. Gründe, sich der Sache in diesem Sinne anzunehmen, gäbe es viele. Es ist nicht zuletzt die Überlegung, die Häufigkeit der ernährungsabhängigen Erkrankungen zu senken und so Einfluss auf die Kosten der medizinischen Versorgung zu nehmen.

Fassen wir die aktuelle Situation der Ernährungsmedizin in Deutschland zusammen, so sieht sie derzeit folgendermaßen aus (Tab. 8):

Tabelle 8. Entwicklungsstand der Ernährungsmedizin (Anfang 1999)

Medizinstudium

Keine Pflichtvorlesung

Fortbildungsseminare für Ärzte

- Seminare der Deutschen Akademie für Ernährungsmedizin (DAEM) seit 1984
- Seminare der Akademie für Ernährungsmedizin Hannover seit 1993
- Seminare der Ärztekammer Schleswig-Holstein seit 1995
- Seminare der Ärztekammer Hamburg seit 1996
- Seminare der Ärztekammer Sachsen seit 1997
- Seminare der Ärztekammern Berlin/Brandenburg seit 1999

Lehrinhalte

- Curriculum Ernährungsmedizin der BÄK

Qualifikationen

- Ernährungsbeauftragter Arzt (DAEM)
- Fachkunde Ernährungsmedizin der LÄK Schleswig-Holstein
- Ernährungsmediziner DAEM/DGEM

Honorierung ernährungsmedizinischer Leistungen

- Bisher keine spezielle Regelung über GOÄ etc.
- Lokale Einzelregelungen durch befristete Verträge

Ernährungsmedizinische Organisationen

- Deutsche Gesellschaft für Ernährungsmedizin (DGEM)
- – (entstanden aus der Fusion der DAKED und DAKE)
- Deutsche Akademie für Ernährungsmedizin
- Akademie für Ernährungsmedizin Hannover

Literatur

Bundesärztekammer (Hrsg) (1998) Curriculum Ernährungsmedizin. Texte und Materialien der Bundesärztekammer zur Fortbildung und Weiterbildung, Bd 19. Eigenverlag, Köln

Bundesministerium für Gesundheit (Hrsg) (1991) Daten des Gesundheitswesens, Bd 3. Nomos Verlagsgesellschaft, Baden-Baden, S 59–68

Canzler H (1987) Zur Situation und Struktur der Ernährungsmedizin in Deutschland. Aktuelle Ernährungsmedizin 12:191–196

Der Ernährungsmediziner. Organ des Berufsverbandes Deutscher Ernährungsmediziner e. V., Akademie Verlag, Freiburg

Hermann T, Gebhardt A, Kluthe R (1996) Ernährung und Diätetik in deutschen Krankenhäusern – Ergebnisse einer Umfrage. Ernährungs-Umschau 43:202–207

Kasper H, Wild M, Husemeyer I, Rottka H, Kluthe R, Quirin H, Schlierf G, Schrezenmeir J, Wolfram G (1994) Rationalisierungsschema 1994 der Deutschen Gesellschaft für Ernährungsmedizin (DGEM). Aktuelle Ernährungsmedizin 19:1–6
Kluthe R (Hrsg) (1999) Ernährungsmedizin in der Praxis. Sitta Verlag, Balingen
Kluthe R (1988) 10 Jahre Sektion Ernährungsmedizin und Diätetik am Klinikum Freiburg. In: Kluthe R (Hrsg) Ernährungsmedizin 1987. Dustri-Verlag, München-Deisenhofen

Haushaltswissenschaft – Antworten auf Fragen

ROSEMARIE VON SCHWEITZER

Sechs Thesen zur Bedeutung von ernährungswissenschaftlichen Fachkompetenzen im Rahmen von Oecotrophologie und Home Economics

Alle Wissenschaftsbereiche – so auch die Haushalts- und Ernährungswissenschaft – haben zur Zeit Probleme mit ihrem Selbstverständnis. Es gilt dieses nicht nur für die anwendungsorientierten Disziplinen, sondern ebenso für die klassischen Fakultäten der Theologie, Jurisprudenz und Philosophie. Die Gründe dafür sind offenkundig, sie sind bedingt durch die Ausdifferenzierung und Spezialisierung der Fachgebiete auf der einen Seite und der Neubildung und Berufsorientierung von Fachgebieten in Schnittstellenbereichen sowie der damit verbundenen Legitimationserfordernisse, Multi- und Interdisziplinarität und Anwendungsorientierung.

Eine Zuordnung der Ernährungswissenschaft zu den anwendungsorientierten agrarwissenschaftlichen Disziplinen orientiert sich an der Nahrungs- und Lebensmittelproduktion, der Ernährungswirtschaft und ihren Technologie-, Management- und Effizienzkriterien von Qualitäten des Marktangebots. Die Ernährungswissenschaften im Rahmen des medizinischen Wissenschaftsbereichs dagegen haben die ernährungsbedingten Erkrankungen und krankheitsbedingten Ernährungsstörungen als Fokus reklamiert (Dr. Rainer Wild-Stiftung 1995). Der erkrankte Mensch bzw. erkrankte Organe sind im Blick und weniger die Lebensmittelproduktion und ihre Vermarktung, es sei denn, die Lebensmittel werden zu einer Art Heilmittel – Diäten und „functional food".

In den Home Economics wird im nationalen wie im internationalen Wissenschaftsbetrieb der „Ernährung des Menschen einschließlich der Ernährungsberatung", den „Lebensmittelwissenschaften" sowie den „Ernährungstechnologien" ein breiter Raum gegeben. Hier sind sie nicht Randfächer, wie in den agrarischen und medizinischen Fächerzonen, sondern konstitutive Lehr- und Forschungsbereiche. Hier ist der Mensch nicht fokussiert als „Verbraucher", „Kunde", „Klient" oder „Patient", sondern er ist eine Person und Persönlichkeit, eingebettet in ein wie auch immer geartetes Versorgungs-, Pflege- und Sozialisationssystem – den Privat-(Familien-)Haushalten – innerhalb dessen er aktiv und zugleich angewiesen auf die ihm verfügbaren Ressourcen und Rahmenbedingungen zur Daseinsvorsorge seine Ernährungsweise in der Pluralität der Lebenslagen und Lebensstile bestimmt.

1. These: Zum Selbstverständnis der Haushaltsökonomie und Haushaltswissenschaft

Die Haushaltswissenschaft im Verständnis der Haushaltsökonomie geht vom Begriff des Oikos – des ganzen Hauses – aus. Sie ist nicht wie die Erwerbswirtschaft primär an Effizienz, Gewinn oder Nutzen orientiert, sondern an „der Einheit der Verfügungen zur Bedarfsdeckung einer Person oder Menschengruppe im Rahmen eines sozialen Gebildes". Die Produktion von Gütern und Diensten, Angebot und Nachfrage auf den Märkten – die Erwerbswirtschaften – sind in der Haushaltsökonomie ein Subsystem mit der Bezeichnung „marktwirtschaftliche Dispositionsbereiche". Kenntnisse der ökonomischen Wissenschaftsbereiche sind somit unentbehrlich, aber deshalb sind sie nicht etwa ein der Haushaltsökonomie übergeordnetes Prinzip des wirtschaftlichen Handelns der Menschen in der Pluralität der Lebensformen und Lebenslagen. Zur Charakterisierung der Daseinsvorsorge, zu der die Ernährung des Menschen im weitesten Sinn verstanden gehört, sind die Paradigmen der Humanwissenschaften, insbesondere aber die der Familien- und Kulturwissenschaften von gleichrangiger oder auch hervorragender Bedeutung, nicht aber die der Naturwissenschaften und/oder Produktionswirtschaften.
Diese haushaltsökonomische Begrifflichkeit orientiert sich an der historischen Schule der Nationalökonomie, insbesondere an Max Weber und Erich Egner. Das Fachgebiet „Ernährung des Menschen" heißt als Alltagsaufgabe der Daseinsvorsorge und Wohlfahrtsproduktion zur Humanvermögensbildung, „Arbeits- und Funktionsbereich Beköstigung".
Die Haushaltsökonomie baut auf Aristoteles und seiner Oikonomia – der Lehre von der Haushaltungskunst – auf. Diese wurde von ihm der Politik zugeordnet. Sie ist somit auch wertorientiert und der Ethik verpflichtet.
Die haushaltswissenschaftliche Ahnentafel (Abb. 1) erlaubt es, die Wurzeln der „Theorie des haushälterischen Handelns" sowie der „Systemtheorie des Privat-(Familien-)Haushalts" im Unterschied zu Wirtschaftslehren öffentlicher und Großhaushalte sowie der Mikroökonomie oder Betriebswirtschaftslehre der Erwerbswirtschaften darzustellen.
Bis in die Neuzeit dominierte im wirtschaftswissenschaftlichen Denken die Hausväterliteratur, die geprägt war durch die aristotelische Oikonomia, die katholische Sozial- und Morallehre und den römischen agrartechnologischen Pragmatismus.
Das nationalökonomische Wissenschaftsverständnis der Neuzeit, bedingt durch die Aufklärung, protestantische Ethik, das Bevölkerungswachstum, die

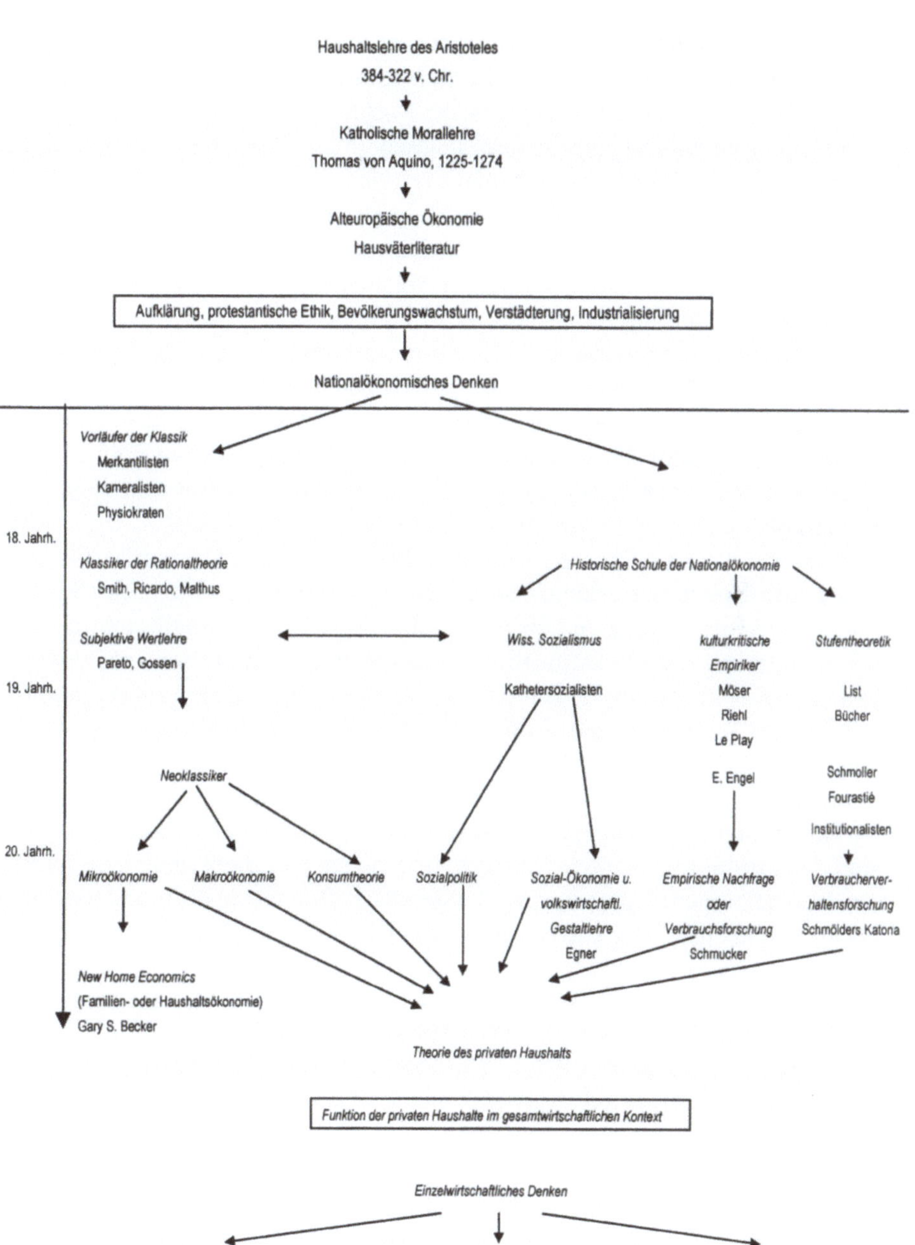

Abb. 1. Ideengeschichte: Haushaltswissenschaftliche „Ahnentafel" (Schweitzer 1988)

Verstädterung und Industrialisierung, führte das Wirtschaftsdenken in zwei sich heftig befehdende Schulen – die der historischen oder auch politischen Ökonomie und die der Rationaltheorie der Nachfrage oder Mikroökonomie, die eine formalistische und entscheidungslogische Allokationstheorie ist mit dem Konstrukt des auf das Marktgeschehen ausgerichteten „homo oeconomicus".

In der Mikroökonomie sind die Privathaushalte Anbieter von Arbeitskräften und Nachfrager nach Arbeit zur Einkommenserzielung sowie nach Gütern und Diensten zum Verbrauch und zur Wertvernichtung. In diesem Modell sind die Privathaushalte „unproduktiv".

Die Humanvermögensbildung – das Heranziehen von Kindern, die Fitness der Arbeit Anbietenden sowie die Pflege der Kranken und Behinderten rechnet sich angeblich nicht als Gewinn und Nutzen. Es sind „externe Effekte", die der Armenfürsorge oder der sozialen Leistungsausgleiche bedürfen und als der Marktökonomie nachgeordnet gelten. Erst kommt der Gewinn und dann die Humanität.

Gary Becker hat allerdings im Rahmen seiner New Home Economics, für die er 1993 den Nobelpreis erhielt, obwohl (oder weil) er noch ganz in der Tradition der Mikroökonomie und formalistischen Entscheidungslogik steht, durch die Erweiterung der Allokationstheorie von Mengen und Preisen auf Zeiteinheiten und deren Kosten (Lohnsatz), den Privathaushalten als einziger gesellschaftlicher Institution die Funktion der Bedürfnisbefriedung und Wohlfahrtsproduktion zugesprochen. Darüber hinaus ist die Humanvermögensbildung die Wertschöpfung der privaten Haushalte, ohne die eine Produktionswirtschaft nicht denkbar ist. Die familialen Leistungen der Daseinsvorsorge sind den Produktionswirtschaften vor- und zugleich nachgeordnet und damit ein diesen übergeordnetes Prinzip der gesellschaftlichen Realität und persönlichen Aufgabenstellung zur Sicherung des Überlebens.

2. These: Die Theorie des haushälterischen Handelns und Systemtheorie des Privathaushalts als Wohlfahrtsproduzent zur Humanvermögensbildung

Die Theorie des haushälterischen Handelns und die dazugehörige Systemtheorie des „Privathaushalts als Wohlfahrtsproduzent zur Humanvermögensbildung" bauen – so wie ich das Fach vertrete – nicht nur auf den Wirtschaftswissenschaften auf, sondern auch auf den Erkenntnisstand anderer Humanwissenschaften, also mannigfacher Disziplinen und Theorien. Gute Theorien müssen haushaltswissenschaftliche praktische Probleme zu erklären verstehen. Sie sind somit nicht an disziplinäre Grenzen gebunden, sie sind inhaltsreich und wertorientiert und damit auch für die Begründung politischer Diskurse einsetzbar (Abb. 2).

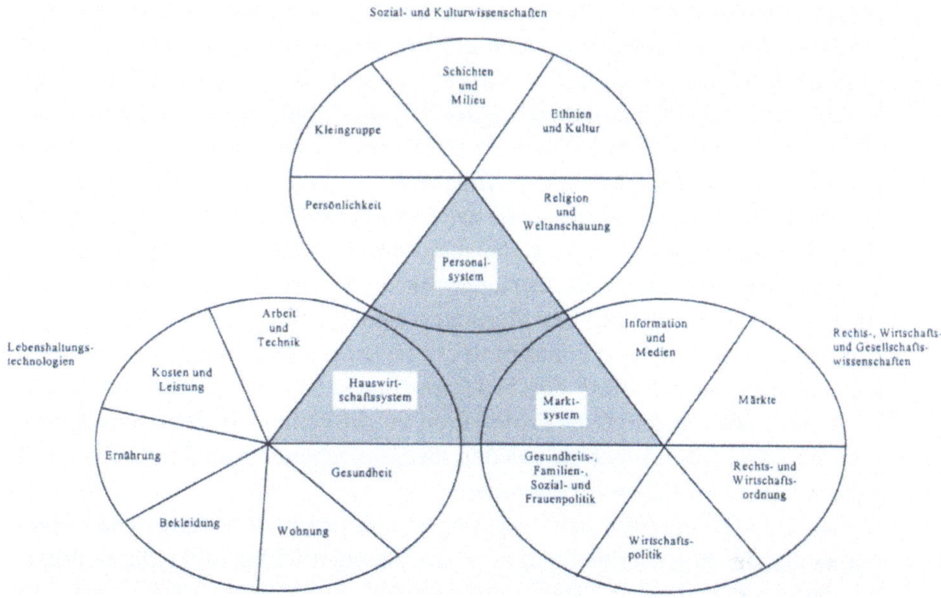

Abb. 2. Das haushälterische Handlungssystem im Wissenschaftsverbund (Schweitzer 1988)

1. Das haushälterische Handlungssystem zeigt das unser Denkmuster skizzierende „haushälterische Dreieck" sowie die Fachkompetenzen, die wir aus anderen Wissenschaftsgebieten benötigen und zwar mit unterschiedlicher Gewichtung je nach den die Erkenntnissuche leitenden haushaltsökonomischen Interessen.
2. Wir benötigen die Human-, Sozial- und Kulturwissenschaften als Fachkompetenzen zum Verständnis der familialen Lebensformen und
3. die Fachkompetenzen über die Lebenshaltungstechnologien, die als Technologien aus natur- bzw. lebenswissenschaftlichen, technischen und betriebswirtschaftlichen Fächerzonen stammen.
4. Schließlich brauchen wir auch Fachkompetenzen aus den Wissenschaften, welche die Rahmenbedingungen des haushälterischen Alltagshandelns bestimmen, insbesondere aus den Rechts-, Wirtschafts- und Politiksystemen.

Die Frage, wie anderwärts das Selbstverständnis der Haushaltswissenschaft geprägt ist, lässt sich in radikaler Vereinfachung an den Lehrstühlen und der wissenschaftlichen Herkunft und Sozialisation der Fachvertreter und wenigen Fachvertreterinnen festmachen sowie an der Ausdifferenzierung der ökonomischen Wissenschaften (unterste Zeilen der Ahnentafel (Abb. 1)). Es dominieren in Deutschland in der Haushaltsökonomik die betriebswirtschaftlichen Paradigmen und eine von „männlichen" Denkmustern bestimmte Wissenschaftlichkeit. An der Justus-Liebig-Universität Gießen – dem bis zum WS 1999/2000 ersten, einzigen und größten Fachbereich für Haushalts- und Ernährungswissenschaften in Deutschland und Europa – gibt es neben dem Ordinariat für die Wirtschaftslehre des Privathaushalts und Familienwissenschaft noch ein Ordinariat für die Wirtschaftslehre des Großhaushalts und je eine C3-Professur für Haushaltstechnik, Wohnökologie und Vergleichende Gesundheits- und Sozialpolitik, sowie zwei Desiderate für Verbrauchslehre und Vergleichende Kulturlehre des Haushalts im Institut für Haushaltswissenschaften. Im Institut für Ernährungswissenschaften steht im Zentrum das Ordinariat für Ernährung des Menschen einschließlich der Professuren für Ernährungsberatung und Ernährung des Menschen in Entwicklungsländern. Untermauert werden diese durch das Ordinariat für Biochemie der Ernährung und erweitert durch die Professuren für die Lebensmittelwissenschaften und die Vielfalt der Angebote aus den medizinischen, tiermedizinischen und agrarwissenschaftlichen Fächerzonen.

International orientieren sich die Home Economics am amerikanischen Pragmatismus, der noch weitgehend an einer Ganzheitlichkeit der Alltagsversorgung und an „weiblichen" Denkmustern und beruflichen Orientierungen auf dem College-Level gebunden ist, dann aber – das gilt nur für eine Minderheit der Studierenden in den USA (20 %) – erfolgen die weiteren Graduierungen in fachlichen Schwerpunkten und disziplinären Spezialisierungen, die sich mehr oder minder an den naturwissenschaftlichen und/oder sozialwissenschaftlichen Paradigmen unterschiedlicher Berufe orientieren. Im Gegensatz dazu ist der Studiengang der Haushalts- und Ernährungswissenschaften mit Diplom und Doktorat der Oecotrophologie, wie an deutschen Universitäten üblich, primär wissenschaftsorientiert. Eine stärker spezialisierte berufliche Orientierung haben die Diplome der Oecotrophologie der Fachhochschulen.

3. These: Die ernährungswissenschaftliche Fachkompetenz und ihre Bedeutung für Oecotrophologie und Home Economics

Die Zukunft der Ernährungswissenschaft in den disziplinären Schwerpunkten Lebensmittelwissenschaft und Ernährung des Menschen steht innerhalb der Home Economics und ihrer deutschen Variante – der Oecotrophologie – nicht in Frage. Ihre Bedeutsamkeit in der ganzheitlichen Perspektive der Haushaltswissenschaft – der Humanvermögensbildung, Daseinsvorsorge, Wohlfahrtsproduktion und Alltagskultur – ist vermittelt durch die Realitäten des Alltagslebens nicht bestreitbar.

Die ernährungswissenschaftlichen Fachkompetenzen werden für den Arbeits- und Funktionsbereich „Beköstigung" innerhalb des Subsystems „Hauswirtschaft" des haushälterischen Handlungssystems benötigt.

Das Hauswirtschaftssystem ist ein Subsystem des Privathaushaltssystems mit der Funktion der Wohlfahrtsproduktion (Abb. 3). Für Milliarden Menschen auf der Welt ist die Sicherung des Lebensunterhalts in Form der Ernährung die lebenslange Hauptaufgabe der Alltagsversorgung – allerdings unter sehr unterschiedlichen natürlichen, ökonomischen, sozialen und kulturellen Lebensbedingungen, Lebensformen und Lebenslagen. Die Ernährung des Menschen in Entwicklungsländern reduziert auf Ernährungsbilanzen ist schlicht zu schlicht. In den modernen Industrieländern ist dagegen die Ernährung als Alltagsaufgabe eine Frage des Lebensweisekonzepts sowie der Beköstigungssysteme und längst nicht mehr ein existenzielles Versorgungsproblem.

Immer bedeutsamer scheint mir für die Industrieländer die Qualitätsfrage in der Lebensmittelproduktion und den Zubereitungstechnologien zur Qualitätssicherung im Rahmen der Oecotrophologie zu werden. Die Vernetzung der Ernährungswissenschaft mit der Nahrungsmittelproduktion und Ernährungsökonomie macht Sinn. Allerdings ist das oecotrophologische Interesse an der Nahrungsmittelproduktion und Vermarktung nicht identisch mit dem Produzenteninteresse und seinen Effizienzkriterien. Gewinn- und Nutzenorientierung auf der einen Seite und Nachhaltigkeits-, Bedarfs-, Gesundheits- und Kulturorientierung auf der anderen Seite stehen sich gegenüber. Sie haben unterschiedliche Paradigmen, die gleichberechtigt erforscht und gelehrt werden müssten. Dann könnten Angebots- und Bedarfsorientierung in einem fairen und wissenschaftlich begründeten

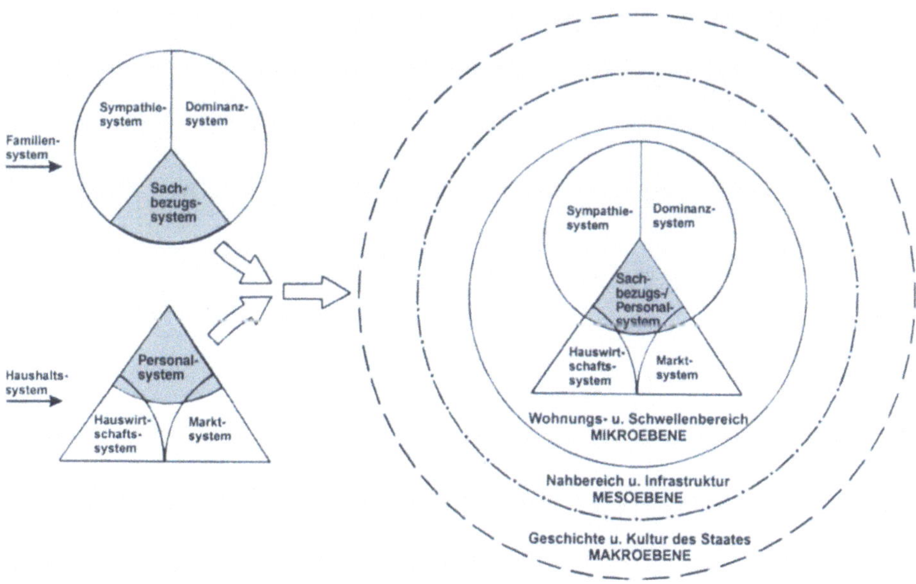

Abb. 3. Das Familiensystem und sein Umfeld (Schweitzer 1991)

Prozess in eine Matrix-Patrix-Identität überführt werden. Die wissenschaftliche Dominanz und Marktmacht der Produzenten und die Schwäche der den Alltagskonsum bestimmenden Frauen, stehen allerdings einer theoretisch wie politisch stets angenommenen Optimierung der Wohlfahrtsproduktion der Privathaushalte durch den Markt entgegen. Die Lebensmittelskandale und ihre sehr späte Aufdeckung stellen die Frage, in wessem Interesse die zuständigen Wissenschaften eigentlich forschen und lehren.

Die Ressourcen des Privathaushaltsystems (Abb. 4) – das *Humanvermögen*: Zeit und Handlungskompetenzen, das *Produktivvermögen*: Ressourcen zur Einkommenserzielung und das *Konsumtivvermögen*: Ressourcen zur Humanvermögensbildung, Alltagsversorgung und Alltagskultur – werden zur Be-

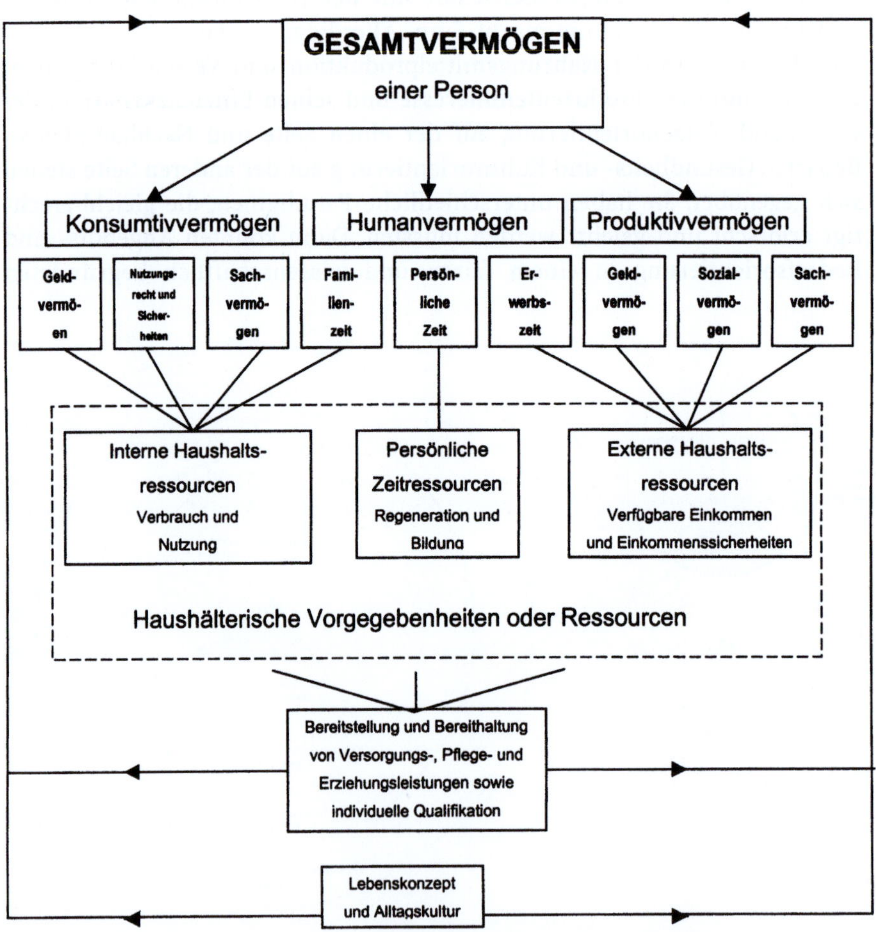

Abb. 4. Ressourcen des Haushaltssystems. Haushälterische Vorgegebenheiten

standssicherung der Ressourcen aber auch zur Mehrung und Erweiterung der Vermögensbildungen verwandt.

Die „Beköstigung" als Funktionsbereich der Daseinsvorsorge konkurriert so mit einer Vielzahl von Arbeits- und Funktionsbereichen der Wohlfahrtsproduktion um die haushälterischen Ressourcen sowie haushälterischen Zielsetzungen. Die Folge ist, dass ernährungswissenschaftliche Fachkompetenzen im Rahmen der Oecotrophologie so zugeschnitten sein müssten, dass sie für die unterschiedlichsten institutionellen Rahmenbedingungen von „Beköstigungssystemen", Lebensformen und Lebenslagen der Menschen sich als praktisch und anwendbar erweisen.

4. These: Die Stärken und Schwächen der Ernährungswissenschaften im Rahmen der Oecotrophologie und Home-Economics

Das Basissystem der „Beköstigung" ist der personal gestaltete Privathaushalt. Er wird ersetzt, ergänzt und erweitert durch Heime und Internate, Mensen und Kantinen, Gastronomie, Convenience sowie haushaltsnahe Dienste wie Essen auf Rädern, also durch eine Vielzahl von bedarfs- und/oder gewinnorientierten Institutionen. Die Lebensmittelwissenschaften müssten ihre Fachkompetenzen nach den unterschiedlichen Beköstigungstechnologien strukturieren können, nach denen in diesen unterschiedlichen Institutionen Mahlzeiten zubereitet werden, und die „Ernährung des Menschen" sollte nach der Bedarfsgerechtigkeit und den zielgruppenorientierten Qualitätsmerkmalen der Ernährung der Menschen in den unterschiedlichen institutionellen Rahmen forschen und fragen. Ich sehe nicht, dass dieses grundlagentheoretisch geleitet und anwendungsorientiert aufbereitet in ausreichender Weise geschieht. Die Ernährungsberatung muss somit in weiten Bereichen auf inhaltsreiche praxisnahe Forschungsergebnisse verzichten und sich der Methoden zur Erreichung von Zielen mit der relativ schlichten Botschaft „der gesunden gemischten Kost" zuwenden – was immer das auch sein mag.

Ein Mensch im Altersheim bedarf einer anderen Ernährung als der im Krankenhaus oder der Kantinenbesucher oder Hotelgast, und alle diese Beköstigungsteilnehmer haben andere und grundsätzlich zu unterscheidende Lebensweisekonzepte. Die gesunde Ernährung des Menschen ist eine Frage gesunder Menschen unterschiedlichsten Alters, Geschlechts, Lebensformen und Lebenslagen sowie Alltagskulturen. Der kranke Mensch hat dann ein zusätzliches Merkmal durch seine Krankheit, die diätetische Beköstigungsformen herausfordern kann, aber nicht muss. In jedem Fall werden auch seine Lebenskräfte durch ein ihm persönlich wohlschmeckendes und gut tuendes Ver-

pflegungssystem gestärkt. Doch davon kann in der Praxis der Verpflegungs-
systeme des Gesundheitssektors noch kaum die Rede sein.

Ich sehe die Stärken des Faches „Ernährung des Menschen" in der diätetischen
Erkenntnissuche und die Defizite in der mangelnden sozial- und haushalts-
wissenschaftlichen Ausdifferenzierung von Fachkompetenzen für die unterschiedlichen personalen und institutionellen Beköstigungsweisen und Beköstigungssysteme.

Die Stärken des Fachgebietes Lebensmittelwissenschaft sehe ich in der Pro-
dukt- und Produzentenorientierung, die Defizite in der Bedarfs-, Zielgrup-
pen- und Kulturorientierung bezogen auf Mahlzeiten und Beköstigungsweisen.

5. These: Fachsprachen und öffentliche Wirksamkeit der Haushalts- und Ernährungswissenschaft

Die wissenschaftlichen Zukunftsaufgaben der Haushalts- und Ernährungswissenschaften liegen – meiner Ansicht nach – mehr in den Schnittstellenbereichen der ausdifferenzierten Spezialwissenschaften als in der nur dogma-
tisch erreichbaren Einheitlichkeit der Namensgebung und Grundbegrifflich-
keit der Wissenschaften als „Ernährungswissenschaft" oder „Haushaltswissenschaft". Allerdings sollte jede „disziplinäre Fächerzone" sich um eine möglichst einvernehmliche Fachsprache für Grundbegriffe bemühen.

Aufgrund der Konkurrenz untereinander und der damit wachsenden Profilie-
rungsbedarfe der Fachvertreter ist auch die Ernährungswissenschaft längst in
eine Vielzahl von „Ernährungswissenschaften" untergliederbar. Dadurch stellt
sich allerdings auch die Frage der Überschaubarkeit und der Etikettenschwin-
deleien. Dieses Problem haben die Haushaltswissenschaften genauso wie alle
anderen Wissensgebiete.

Publizistisch werden alle Wissenschaftssprachen im Multimediazeitalter
„kommunikativer" und das bedeutet auch, dass sie in wenigen Sekunden
höchst differenzierte Tatbestände erklären können müssen. Diese verallge-
meinerte Wissenschaftlichkeit einerseits basiert andererseits auf hochgradig
spezialisierten Fachsprachen der Spezialisten untereinander. Wer mehr als eine hochspezialisierte Wissenschaftssprache versteht, spricht oder gar beherrscht, hat jedenfalls in der Zukunft auf dem Arbeitsmarkt mehr Chancen.
Für Spitzenleistungen genügt es eben nicht, nur ein Instrument perfekt zu
spielen, man muss im Orchester mitspielen und vor allem dieses auch dirigie-
ren können.

Die Verständlichkeit der Fachsprache ist entscheidend für das Beziehungs-
gefüge von Wissenschaft, Wirtschaft und Öffentlichkeit und der Fähigkeit
zur anwendungsorientierten Interdisziplinarität. Hochspezialisierte Fach-

sprachen dienen nicht nur der Verständigung mit Fachkollegen, sie wirken auch wie eine geheime Zunftsprache. Die Zunft erschwert so den Zutritt von Anwärtern und erzeugt zugleich eine Vielzahl von Berufen um sie herum, die sich verselbständigen und mitunter zu Konkurrenten werden.

Die Kommunikationsfähigkeit der Wissenschaften im eigenen Fach und untereinander in den jeweiligen Schnittstellenbereichen und mit den Gutachtern und Geldgebern sowie mit der Öffentlichkeit und in multi- und/oder interdisziplinären Gremien der Politikberatung setzt wissenschaftliche Mehrsprachigkeit und die Fähigkeit sich in andere Sprachen hineinarbeiten zu können voraus. Das muss gelehrt, gelernt und eingeübt werden. Wohl dem, der in seinen Studienzeiten darauf gut vorbereitet wird und sich bewusst ist, dass der „Fachidiot" aber auch der „Dünnbrettbohrer" Gefahren sind, denen man im Wissenschaftsbetrieb immer wieder ausgesetzt ist. Mut zum Dilettantismus ist immer wieder erforderlich – allerdings mit der sokratischen Einsicht, dass man weiß, dass man nichts weiß und Wissenschaft stets der kritischen und praktischen Überprüfung bedarf, der man sich zu stellen hat.

Die Macht der Zünfte und Interessenvertretungen ist auch im System des Wissenschaftsbetriebes nicht zu unterschätzen. Berufsverbände sind jedoch unerlässlich. Es gibt einen sehr rührigen internationalen Verband für Hauswirtschaft (International Federation for Home Economics), aber auch einen jungen und attraktiven Berufsverband der Oecotrophologen, um nur zwei Beispiele zu nennen, in denen die Ernährungswissenschaft selbstverständlich einen bedeutenden Platz einnimmt. Aber es gibt auch noch reichlich viele moderne „Zünfte" und ein Seilschaftenunwesen, denen vor allem Frauen und deren Interessenbereiche und damit auch die Ernährungs- und Haushaltswissenschaften ausgesetzt sind. Es ist nicht immer leicht, einander unterstützende Netzwerke von dem Zunftunwesen zu unterscheiden.

6. These: Die Veränderungen der hochschulpolitischen Rahmenbedingungen und ihre Herausforderungen für die Haushalts- und Ernährungswissenschaften

Welches sind die aktuellen Trends, die unseren Wissenschaften – den Haushalts- und Ernährungswissenschaften oder der Oecotrophologie – adäquate Anpassungsleistungen abverlangen werden?

Das deutsche Universitätssystem unterscheidet sich ganz prinzipiell von dem die Welt dominierenden angelsächsischen. Wir haben noch die Gymnasien, die als ein humanistisches Propädeutikum für die Universitäten konzipiert sind. Und wir haben die Universitäten, die als die zweckfreien allgemeinen Bildungsanstalten im Humboldtschen Selbstverständnis ihr Ansehen in der Welt erlangten und nun mehr oder minder verspielt haben. Als höchste berufsqualifizierende wissenschaftliche Lehr- und Forschungsanstalt für etwa 30 % eines Geburtsjahrgangs sind deutsche Universitäten inzwischen mehr schlecht als recht geeignet.

Im Unterschied dazu haben die Universitäten im angelsächsischen System die High School und das über das fachspezifische College erreichbare Bachelor degree als ein pragmatisches, auf die berufliche Fachkompetenz ausgerichtetes wissenschaftliches Propädeutikum, dem dann die wissenschaftlichen Qualifikationen – Master und Ph. D. – an den Universitäten folgen können. Das ganze System ist auf die Zwecksetzungen der Wirtschaft und der Gesellschaft ausgerichtet. Es muss sich finanziell weitgehend selber tragen, das heißt, verkaufen lassen.

Wenn deutsche Universitäten sich von ihrem Humboldtschen Selbstverständnis, der staatlichen Finanzierung, der Freiheit und Einheit von Forschung und Lehre und dem Anspruch zweckfreie Bildung zu vermitteln in eine „Jobmaschine" verwandeln sollen – wie jüngst ein hoher Kultusbeamte in einem Beratungsgremium vehement vertrat, dann müssen zuallererst die Hochschullehrer in die Praxis geschickt werden, die für das Bachelor degree zuständig sein sollen.

Die Fachhochschulen mit ihrem auch über die praktische Berufsausübung qualifizierten wissenschaftlichen Personal wären für die berufsbezogene wissenschaftliche Grundausbildung geeignet, nicht aber die Universitäten. An den Universitäten könnte dann mit wenigen und stärker an den Grundlagen interessierten Studenten sowie mehr und qualifizierterem wissenschaftlichen Personal wissenschaftlich anspruchsvollere Forschung und Lehre betrieben werden. Allerdings müsste sich auch diese Forschung und Lehre von der Idee der Zweckfreiheit verabschieden. Diese ist ja wohl auch mehr Ideologie als universitäre Realität. Die anwendungsbezogenen Fächer sollten in diesem Trend eigentlich nicht die Verlierer sein, so ihre Theorien praktisch sind.

In den hochschulpolitischen Trends deutet sich allerdings bei uns das Gegenteil an. Die Fachhochschulen wollen den Universitätsrang und die Universitäten sollen und wollen das bachelor degree anbieten, ohne dass berufsbezogene und didaktische Kompetenzen auf dem entsprechenden Level vorhanden wären. Bezahlen soll weiterhin der Staat, so dass der studentischen Nachfrage keine entsprechende Kontrolle des Angebotes durch Nutzenaspekte gegenüber stehen. Der Verdrängungswettbewerb wird so weder von der Vernunft oder der sozialen und humanitären Verantwortung und auch nicht von der „unsichtbaren Hand des Marktes" gesteuert, sondern von den Zünften, den Seilschaften und Funktionären im wissenschaftlichen Politikbetrieb. Für die Haushalts- und Ernährungswissenschaft sind weiterhin keineswegs leichte Zeiten zu erwarten – „zu männlich ist die Wissenschaft". In Forschung und Lehre müssen praxisnahe Spitzenleistungen erbracht werden und starke Berufsverbände, Stiftungen und Fördervereine gilt es zur Unterstützung zu gewinnen. Die Reproduktionsaufgaben der Gesellschaft – die Humanvermögensbildung und Wohlfahrtsproduktion – sind der Produktionswirtschaft nicht nach-, sondern mindestens gleichgeordnet, wenn auch von der Logik und Vernunft ihr übergeordnet. Das Wissenschaftssystem ist noch weit davon entfernt, diese schlichte Tatsache zu akzeptieren.

Doch die Zweifel an der Vernunft des dominierenden Wirtschaftsdenken melden sich an. Da sind die wachsenden Risiken und ethischen Probleme des technologischen Fortschrittes, es wächst die Skepsis gegenüber der sich globalisierenden Finanzwelt, das Vertrauen an die Redlichkeit der gesellschaftlichen Expertensysteme schwindet dahin und „die sich selbst lustvoll genießede Persönlichkeit männlicher Rationalität und Vernünftigkeit" verliert an Attraktivität in Anbetracht der schwindenden Humanität: „Der Bildung des Geistes und der Herrschaft über die Leidenschaften sowie der Teilnahme und Hilfsbereitschaft gegenüber den Mitmenschen."

Literatur

Dr. Rainer Wild-Stiftung (Hrsg) (1995) Ernährungsberatung in der Allgemeinmedizin. Ein Statusbericht. 2. Heidelberger Ernährungsforum, 15./16. Oktober 1994. Eigenverlag, Heidelberg

Leonhäuser IU (1988) Bedürfnis, Bedarf, Normen und Standards – Ansätze für eine bedarfsorientierte Verbraucherpolitik. Duncker & Humblot, Berlin

Meier U (1999) Haushaltswissenschaften. In: Jansen B (Hrsg) Soziale Gerontologie: Ein Handbuch für Lehre und Praxis. Beltz, Weinheim Basel, S 155–170

Meier U, Schweitzer R von (1999) Private Haushalte als Wohlfahrtsproduzenten. In: Korff W (Hrsg) Handbuch der Wirtschaftsethik. Bd 3: Ethik des wirtschaftlichen Handelns. Gütersloher Verlags-Haus, Gütersloh

Schweitzer R von (1978) Haushalte, private, I u. II. In: Albers W (Hrsg) Handwörterbuch der Wirtschaftswissenschaften. Bd. 4. Fischer, Stuttgart New York Tübingen S 27–62

Schweitzer R von (1988) Lehren vom Privathaushalt. Eine kleine Ideengeschichte. Campus-Verlag, Frankfurt a. M. New York

Schweitzer R von (1991) Einführung in die Wirtschaftslehre des privaten Haushalts. Ulmer, Stuttgart

Medizinische Genetik

HERBERT SCHUSTER

Der häufigste Grund für einen Besuch beim Arzt sind derzeit Symptome und klinische Zeichen, die eine bereits bestehende Krankheit anzeigen. Symptome und klinische Zeichen sind fast immer mehrdeutig, und die Diagnose wird häufig erst im Verlauf der Krankheit gestellt. In vielen Fällen beginnt deshalb die Behandlung zu spät und kann nur lindern, aber nicht heilen. Die Prognose wird dabei oft nur unwesentlich beeinflusst. Weil Krankheitsursachen und -risiken vielfach nur ungenügend erkannt werden, spielt Vorsorge im Gesundheitswesen heute noch immer eine untergeordnete Rolle.

Ohne individuelle Risikostratifizierung können Vorsorgemaßnahmen nur auf die gesamte Bevölkerung angewendet werden und scheitern zumeist an der Finanzierbarkeit und am mangelnden Einverständnis in der Bevölkerung. Große Hoffnung wird deshalb auf das Humane Genom Projekt gesetzt. Dessen Ziel ist es, alle Gene des Menschen zu identifizieren und ihre Beteiligung an der Entstehung von Krankheiten zu verstehen (Haseltine 1997). Noch bedarf es großer Anstrengungen, aber es ist denkbar, dass die daraus gewonnene Information zu einer wesentlichen Verbesserung unseres Wissens über Krankheitsursachen und Risiken führen wird. Zukünftig könnte Prävention im präklinischen Bereich eine Bedeutung gewinnen, von der heute nur geträumt werden kann.

Genotyp-Phänotyp-Korrelationen

Wie alle Eigenschaften des Menschen, so entstehen auch Krankheiten immer aus dem Zusammenspiel von Genen und Umwelt. Nur in seltenen Fällen spielen Gene die Hauptrolle oder dominieren Umweltfaktoren. Gerade die häufigsten Krankheiten wie die des Herzkreislaufsystems, Allergien und Krebs sind komplexer Natur und entstehen immer aus dem Zusammenspiel vieler Gene und Umweltfaktoren. Kennt man die krankmachenden Gene, lassen sich auch die beteiligten Umweltfaktoren besser verstehen. Umwelt ist gesellschaftlich, kulturell bestimmt, aber auch individuell modifizierbar wie Ernährung und Lebensstil. Die Chancen des Genomprojekts für eine auf Prävention ausgerichtete Medizin liegen deshalb vor allem im Verständnis der Wirkung veränderbarer individueller Umweltfaktoren.

In nur wenigen Jahren wird das gesamte menschliche Genom sequenziert sein. Die Sequenz aller 70 000–100 000 Gene werden in öffentlichen Datenbanken zur Verfügung stehen. Daran geknüpft ist die Hoffnung, dass mit dem neuen molekulargenetischen Wissen das Verständnis von Krankheitsursachen und -risiken in großem Umfang verbessert wird. Eine wichtige Folge wird dabei sein, dass parallel zur Entwicklung verbesserter Krankheitsmodelle Moleküle als Angriffspunkte für neue Arzneimittel identifiziert werden. Dabei muss freilich berücksichtigt werden, dass die Funktion vieler Gene durch die Genomanalyse allein zunächst nicht erkannt werden wird. Quantitativ betrachtet spielen einzelne Gene für die phänotypische Variabilität in der Bevölkerung nur eine geringe Rolle und erklären weniger als 5 % der Variabilität. Quantitative Phänotypen wie Blutdruck, Cholesterin und Körpergewicht sind jeweils durch 20–30, vielleicht auch mehr Gene bestimmt. Die klinisch bedeutsamen qualitativen Phänotypen wie Herzinfarkt und Schlaganfall sind das Ergebnis weiterer Gene, von denen jedes wiederum intermediäre Phänotypen beeinflussen kann.

Von der Technologie zur Anwendung

Der Biotechnologieindustrie ist es gelungen, aus der Unmenge genomischer Information Gene zu entschlüsseln und zu messen, wann welche Gene wie stark und in welchen Geweben aktiviert werden. Eine Schlüsselrolle nimmt dabei die Informationstechnologie ein, mit deren Hilfe die gewonnen Informationen verarbeitet, strukturiert und in medizinisch nutzbares Wissen umgesetzt werden können. Viele Ergebnisse dieser Art wurden an tierischen Modellen verschiedener Herkunft erworben, wie und welche Gene in funktionellen Einheiten von Stoffwechselwegen und Regelmechanismen gemeinsam wirken. Die Frage der Genotyp-Phänotyp-Korrelation beim Menschen, das Verständnis, wie Genwirkungen durch die Umwelt modifiziert werden können, wird jedoch nur durch die Analyse am Menschen selbst beantwortet werden können. Dies gilt sowohl für das Krankheitsverständnis beim Individuum als auch in der Bevölkerung mit Hilfe der genetischen Epidemiologie (Strohman 1996).
Das Ergebnis der spezifischen Interaktion von Genen und Umwelt nennt man Phänotyp. Für die Erforschung von Phänotypen eignen sich Familien in besonderem Maße. Menschen, die verwandt sind, haben Gene gemeinsam. Oft haben sie aber auch eine gemeinsame Umwelt, zumindest dann, wenn sie zusammen leben. So kann man in Familien das Zusammenspiel von Genen und Umwelt von Generation zu Generation betrachten und aus der Analyse der Vergangenheit Vorhersagen für die Zukunft treffen. In der klinischen Medizin werden deshalb Erhebungen der Familienanamnese und Familienuntersuchungen für die Verbesserung der Risikoabschätzung und für die Identifizie-

rung von Risikoträgern besonders gebraucht. Für Herz- und Gefäßkrankheiten, die häufigste Ursache für Morbidität und Mortalität weltweit, ist die familiäre Vorbelastung der stärkste Risikoprädiktor. Familienanamnesen eignen sich darüber hinaus, Risikopersonen vor dem Hintergrund der eigenen Familiengeschichte zu informieren und zu motivieren, wirksame Präventionsmaßnahmen auch langfristig umzusetzen.

Von der Reparaturmedizin zur selbstbestimmten Vorsorge

Die genetische Analyse von Krankheitsgenen ist gegenwärtig in vollem Gange. Noch haben sich die positiven Erwartungen, die die Bevölkerung auf diese Aktivitäten richtet, nicht erfüllt. Es gibt aber Beispiele für Krankheiten, deren genetische Ursachen aufgeklärt sind, deren Risiko man messen kann und für die es wirksame Präventionsmaßnahmen gibt. Ein Beispiel hierfür ist die Familiäre Hypercholesterinämie. Ursache dieser autosomal dominant vererbten Erkrankung ist ein Defekt des LDL-Rezeptors. Hierbei handelt es sich um ein Protein, das normalerweise Cholesterin aus dem Plasma in die Leberzellen einschleust und dieses Cholesterin für die Bildung von Gallensäuren zur Verfügung stellt. Bei Patienten mit Familiärer Hypercholesterinämie arbeitet dieser Rezeptor nicht ausreichend. Cholesterin wird nur in geringen Mengen in die Leberzellen eingeschleust und verbleibt im Plasma. Um die Synthese von Gallensäuren aufrechtzuerhalten, bilden die Leberzellen neues Cholesterin, obwohl dieses im Organismus eigentlich ausreichend vorhanden ist. Patienten mit Familiärer Hypercholesterinämie haben ein besonders hohes Risiko. Unbehandelt stirbt die Hälfte der Patienten vor dem 60. Lebensjahr an den Folgen von Herz- und Gefäßkrankheiten. Nur 20 Prozent werden älter als 70 Jahre. Mit Hilfe einer DNA-Untersuchung kann die Krankheit heute bereits im Kindesalter diagnostiziert werden. Jeder zwölfte Patient mit koronarer Herzerkrankung vor dem 60. Lebensjahr und schätzungsweise jeder fünfhunderste in der deutschen Bevölkerung leidet an dieser Krankheit. Da es sich um eine autosomal dominant vererbte Erkrankung handelt, ist die Diagnose immer auch eine Diagnose für die Familie. Mit nur wenigen Untersuchungen können innerhalb einer Familie weitere Risikopersonen erkannt und einer Behandlung zugeführt werden.

Ausnahmen bestätigen die Regel

Die molekulare Analyse der Familiären Hypercholesterinämie hat zu der Erkenntnis geführt, dass LDL-Rezeptoren bei allen Menschen für die Regulation des Cholesterinstoffwechsels von Bedeutung sind. Cholesterinreiche Ernäh-

rung und ungünstige Zusammensetzung der Nahrungsfette führen zu einer Verminderung der LDL-Rezeptoren an den Leberzellen und damit zur verminderten Aufnahme von Cholesterin und Abbau zu Gallensäuren. Cholesterinarme und günstige Zusammensetzung der Nahrungsfette führen zu einer Erhöhung der LDL-Rezeptoren an der Leberzelle und damit zu einem gesteigerten Abbau von Cholesterin. Erst das (patho)physiologische Verständnis der Cholesterinregulation hat Bedenken zerstreut, Statine – kompetitive Hemmer der HMG-CoA-Reduktase, einem Schlüsselenzym der Cholesterinneusynthese – für die präventive Behandlung einzuführen. Statine führen durch die Hemmung der intrazellulären Neusynthese von Cholesterin zu einer gesteigerten Bildung von LDL-Rezeptoren und damit zu einem spezifischen Abbau von Cholesterin. Statine behandeln damit die Hypercholesterinämie, indem sie in den Entstehungsmechanismus der Erkrankung eingreifen. Deren Wirksamkeit ist, wie bislang nur bei wenigen Arzneimitteln, durch vielfältige kontrollierte Interventionsstudien gesichert. Innerhalb weniger Jahre gelingt es, nicht nur die Mortalität, sondern auch die Morbidität auf den durchschnittlichen Wert in der Bevölkerung zu reduzieren. Es scheint deshalb keine Illusion mehr zu sein, die Häufigkeit dieser Volkskrankheit auf ein Maß zurückzudrängen, wie wir es aus früheren Zeiten kennen (Brown u. Goldstein 1996).
Das molekulare Verständnis der Physiologie des Lipidstoffwechsel und seiner Genetik hat in der Praxis zu einem völlig neuen Management von Lipidstoffwechselstörungen geführt. Obwohl jede Senkung von Cholesterin immer zu einer Senkung des kardiovaskulären Risikos führt, ist im Rahmen knapper Ressourcen des Gesundheitswesen eine Cholesterinsenkung nur dann sinnvoll und nutzbringend, wenn ein erhöhtes Risiko vorliegt. Normalwerte für Cholesterin werden deshalb heute durch das individuelle kardiovaskuläre Risiko in Form von so genannten Zielwerten für Cholesterin definiert. Genetische Faktoren spielen nicht nur eine Rolle bei der Entstehung von Krankheiten, sondern beeinflussen auch die Wirksamkeit von Arzneimitteln sowie die Nebenwirkungen. Dies betrifft sowohl die Pharmakokinetik als auch die Pharmakodynamik. Die molekulare Diagnostik wird deshalb zukünftig für die Differentialtherapie eine wichtige Rolle spielen.
Das Potential des Humanen Genom Projekts liegt in der Entwicklung einer auf Früherkennung und Prävention ausgerichteten Medizin. Mit Hilfe molekulargenetischer Diagnostik können Personen mit hohem Krankheitsrisiko frühzeitig identifiziert und spezifischen präventiven Gesundheitsprogrammen zugeführt werden, die auch die Umweltfaktoren individuell berücksichtigen. Langfristig werden dadurch die zerstörerischen Folgen chronischer Krankheiten verhindert, die Lebensqualität von Patienten verbessert und die Kosten für Behandlungsmaßnahmen gesenkt. Obwohl die Entdeckung neuer Krankheitsgene bereits in vollem Gange ist, werden die Konsequenzen für die Medizin bislang weitgehend ignoriert. Insbesondere fehlen Informationen über die

klinische Bedeutung von Krankheitsgenen in spezifischen Populationen sowie deren Interaktionen mit populationsspezifischen Umweltfaktoren, die für die Erhaltung der Gesundheit und die Entwicklung von Krankheiten notwendig sind.

Wie jede neue Technologie geht auch die Aufklärung des menschlichen Genoms mit Gefahren einher, die den Chancen gegenüber gestellt werden müssen. Nur wenn es gelingt, Risikofaktoren und Krankheitsrisiken auch wirksame Präventionsmaßnahmen entgegenzustellen, ist die Anwendung des neuen Wissens in der gesamten Breite der Medizin ethisch vertretbar. Nicht für alle Krankheiten wird dies gelingen. Für Herz-Kreislauf-Krankheiten und deren Hauptrisikofaktoren ist dies heute schon weitgehend gegeben. Die Sprache der Gene ist entschlüsselt. Wir haben gelernt, in dieser Sprache zu lesen und zu sprechen. Diese Fähigkeit ist uns für immer gegeben. Sie zu ignorieren ist nicht möglich, wohl aber deren Missbrauch zu verhindern und deren Nutzen zu fördern. In Zukunft ist Medizin ohne Genetik nicht denkbar. Wie einst die Anatomie, so wird auch die Kenntnis der Gene die Medizin verändern.

Literatur

Brown MS, Goldstein JL (1996) Heart attacks: gone with the century? Science 272: 629–32

Haseltine WA (1997) Discovering genes for new medicine. Scientific American 276: 92–7

Strohman RC (1996) Genetic simplicity, epigenetic complexity. In: Fischer EP (Ed) The diagnostic challenge. The Human Genome. Piper, München

Die Rolle der Lebensmitteltechnologie in der Ernährungswissenschaft

FELIX ESCHER und BÉATRICE CONDE-PETIT

Einleitung

Die Lebensmitteltechnologie beinhaltet die Herstellung, Umwandlung und Haltbarmachung sowie die Lagerung und Verteilung von Lebensmitteln und begleitet ein Lebensmittel vom Rohstoff über alle Stufen bis zum konsumfertigen Produkt. Dabei hat die Sicherstellung der optimalen Qualität im Zentrum der Bemühungen zu stehen. Die Ernährungswissenschaft setzt sich mit eben dieser Qualität auseinander im Bemühen, den Konsumenten seinen Bedürfnissen entsprechend optimal zu ernähren, woraus sich ein direkter Zusammenhang zwischen Ernährungswissenschaft und Lebensmitteltechnologie ergibt. Im Folgenden wird dieser Zusammenhang diskutiert und der Beitrag vorgestellt, den die Lebensmitteltechnologie in einer modernen und zukunftsgerichteten Ernährungswissenschaft leistet.

Lebensmittelqualität

Allgemeines zum Qualitätsbegriff

Als Basis der Diskussion um die Beziehung zwischen Lebensmitteltechnologie und Ernährungswissenschaft muss der Begriff der Lebensmittelqualität abgesteckt werden. In den internationalen Normen über Qualitätssicherung, die auch in verschiedene nationale Normen übernommen worden sind, ist die Qualität definiert als „Gesamtheit von Eigenschaften und Merkmalen eines Produktes oder einer Dienstleistung, die sich auf deren Eignung zur Erfüllung festgelegter oder vorausgesetzter Bedürfnisse beziehen" (Anhang A von ISO 8402:1994, Scher 1999, Bremner 2000). Die Definition ist erstens sehr allgemein gehalten. Dafür ist sie offensichtlich umfassend, indem die Gesamtheit der Eigenschaften und Merkmale im Sinne einer Liste von Qualitätsfaktoren mit einbezogen ist, welche für ein bestimmtes Lebensmittel erfüllt sein müssen. Zweitens liefert die Definition keinen absoluten Maßstab, indem sie die Qualität auf die jeweiligen Bedürfnisse bezieht, die in Eigenschaften und Merkmale von Lebensmittel umzusetzen sind. Die Bedürfnisse ändern sich aber im Verlauf der Zeit und sind in räumlicher Hinsicht oder bezüglich Bevölkerungsgruppen verschieden. Wir essen nicht mehr so wie vor zwei Generationen, städtische Agglomerationen sind anders zu versorgen als ländliche Gegenden, Jugendliche haben andere Ansprüche als alte Menschen. Der Qualitätsmaßstab von Lebensmitteln kann deshalb kaum als konstant und allgemein gültig betrachtet werden, sondern ist je nach Situation neu festzulegen.

Produktionsqualität

Als nächster Schritt ist zwischen der *Produktion*squalität und der *Produkt*qualität zu unterscheiden. Während die Produktqualität die Frage nach der Beschaffenheit eines Lebensmittel beantwortet, geht es bei der Produktionsqualität um die Frage, wie ein Lebensmittel gewonnen und hergestellt wird. Die Differenzierung ist gerade in der Diskussion um die Ernährungswissenschaft wichtig, weil ein Produktionsverfahren und damit eine Produktionsqualität die Produktqualität zwar beeinflussen *kann*, aber nicht zwingend beeinflussen *muss*.

Die Bedeutung von Produktions- gegenüber Produktqualität lässt sich am Bio-Landbau demonstrieren. Der biologische und integrierte Anbau bringt im Vergleich zur konventionellen Landwirtschaft ökologische, oft auch ökonomische Vorteile, ohne dass die Erzeugnisse in jedem Fall schmackhafter oder ernährungsphysiologisch wertvoller wären. Wie eine umfassende Literaturstudie bestätigt (Woese et al. 1997), unterscheiden sich biologisch angebaute Produkte nur punktuell von Lebensmitteln aus dem konventionellen Anbau. Erwartungsgemäß liegt der Nitratgehalt von Gemüse aus dem Bio-Landbau tiefer als bei der Verwendung von Mineraldüngern. Im biologischen Blattgemüse kann ein erhöhter Trockensubstanzgehalt beobachtet werden, während bei den einzelnen Nährstoffen keine oder nur stark streuende Unterschiede gefunden werden. Die Pestizidrückstände liegen heute dank der rigorosen Kontrolle nicht nur im biologischen, sondern auch im konventionellen Anbau praktisch immer unter den gesetzlichen Grenzwerten. Alte Getreidearten wie der Emmer und der Spelzweizen lassen sich extensiv anbauen und sind heute für die Spezialbrotherstellung wieder beliebt, was aber keinesfalls bedeutet, dass moderner Brotweizen, ob biologisch oder konventionell angebaut, weniger wertvoll für die Ernährung wäre.

Der Wechsel vom gewerblichen zum industriellen und automatisierten Prozess der Herstellung und Konservierung von Lebensmitteln resultiert ebenfalls nicht gezwungenermaßen in einer Veränderung der Qualitätsmerkmale eines bestimmten Produktes. Industriell hergestellte Lebensmittel sind nicht weniger wertvoll als gewerblich oder im Haushalt erzeugte Produkte. Was verschieden ist und entsprechend sorgfältig beurteilt werden muss, ist die Produktionsqualität, also Personaleinsatz, Energieverbrauch, Abfallmenge sowie Aufwand bei der Lagerung und Distribution in den verschiedenen Systemen. Es kommt vor, dass kleine Produktionseinheiten ökologisch vorteilhafter arbeiten, ohne dass damit die Qualität des Lebensmittels erhöht wird. Einige Industrieprozesse bringen sogar eine konstantere und bessere Qualität als die Kleinproduktion hervor, was sich zum Beispiel beim Frittieren im Fett in einem tieferen Fettgehalt und einer besseren Fettstabilität manifestiert.

Ähnliche Überlegungen lassen sich zum Einsatz der Gentechnologie in der Landwirtschaft und Lebensmitteltechnologie machen. Auch hier ist die Differenzierung zwischen Produktions- und Produktqualität in der Information des Konsumenten wichtig, wenn es darum geht, das gesundheitliche Risiko von genetisch veränderten Lebensmitteln oder von Lebensmitteln abzuschätzen, die mit genetisch veränderten Mikroorganismen oder daraus gewonnenen Enzymen hergestellt werden. Wenn gentechnologische Methoden als Produktionsmittel aus agronomischer Sicht diskutiert werden, ist das eine Sache; eine andere ist es, die Produktqualität, insbesondere die Produktsicherheit von mit diesen Methoden erzeugten Lebensmitteln zu beurteilen.

Produktqualität

Für die Umschreibung der Produktqualität ist es sinnvoll, drei Gruppen von Faktoren zu bilden. Die erste Gruppe umfasst die *physiologische* Qualität mit *Nährwert* und *toxikologischer Sicherheit*, auch *Bekömmlichkeit* genannt. Zu den beiden klassischen Faktoren ist heute der „*Gesundheitswert*" hinzuzufügen als Eigenschaften von Lebensmitteln und Inhaltsstoffen, welche über den reinen Nährwert hinaus dazu beitragen, die Gesundheit zu erhalten und Krankheiten zu verhüten (Hasler 1998). Produkte, welche diese Zielsetzung besonders erfüllen, werden als „*Functional Foods*" bezeichnet (Escher 1998b). Die zweite Gruppe von Faktoren umschreibt die *psycho-biologische* Qualität, die *sensorisch* wahrgenommen wird und die *Farbe*, den *Flavor* und die *Textur* umfasst. Es sind im Prinzip diejenigen Eigenschaften von Lebensmitteln, die den Genusswert oder den kulinarischen Wert ausmachen. Schließlich beinhaltet die dritte Gruppe den *sozioökonomischen* Bereich mit Aspekten wie *Convenience* und *Verfügbarkeit* von Produkten.

Während die ersten beiden Gruppen direkt durch die Produktbeschaffenheit bestimmt werden und daher die so genannten *intrinsischen Qualitätsfaktoren* darstellen, werden unter dem sozioökonomischen Gesichtspunkt auch *extrinsische Faktoren*, die unabhängig von der eigentlichen Produktzusammensetzung sind, für unser Konsumverhalten sehr wichtig. Die Aufmachung eines Lebensmittels in der Verpackung, die Eingliederung in den Markt, unsere Erwartung an ein Produkt, die Erfahrung mit ihm, unsere durch die Erziehung, den kulturellen Hintergrund oder die Religion erworbene Präferenz oder Abneigung von Lebensmitteln sind entscheidende Kriterien für die *Akzeptanz* eines Lebensmittels. Ob wir ein Produkt akzeptieren und konsumieren, liegt demnach in einem feinen und komplizierten Zusammenspiel von intrinsischen und extrinsischen Qualitätsfaktoren (MacFie u. Thomson 1994, Escher u. Genner-Ritzmann 1995).

Nährwert und Genusswert – Kongruenz und Diskrepanz

Für die Ernährungswissenschaft lässt sich aus den eben gemachten Festellungen zur Akzeptanz von Lebensmitteln etwas vereinfacht folgern, dass unsere Ernährung offenbar durch die *Beschaffenheit der Produkte* einerseits und durch das *Konsumverhalten* andererseits beeinflusst wird (Solms et al. 1987). Hier treffen sich Lebensmitteltechnologie und Ernährungswissenschaft, indem der erstere Problemkreis, nämlich die Erzielung der optimalen Beschaffenheit, also der intrinsischen Lebensmittelqualität, Sache der Lebensmitteltechnologie ist. Die Ernährungswissenschaft liefert dazu die Information zur gewünschten ernährungsphysiologischen Zusammensetzung. Der zweite Problemkreis, also die Ernährungsgewohnheiten, die Psychologie des Essens, usw., ist prioritär Sache der Ernährungswissenschaft.

Die Interdependenz der beiden Fachbereiche wird aus der Gegenüberstellung von Nähr- und Genusswert deutlich. Dass wir mit unseren Sinnen essen und trinken und der Genusswert bei der Auswahl von Lebensmitteln das Primat über den Nährwert hat, ist eine allgemein anerkannte Tatsache. Solange Nähr- und Genusswert nicht auf derselben stofflichen Basis beruhen, lassen sich die beiden Qualitätsfaktoren unabhängig voneinander mit den entsprechenden Rezepturen und Verfahren optimieren (Solms 1981). Dies gilt für die meisten Farbstoffe, das heißt mit Ausnahme von β-Carotin und Riboflavin, welche als Provitamin A respektive als Vitamin B2 für den Nährwert von Bedeutung sind und gleichzeitig in verschiedenen Lebensmitteln zur Farbqualität beitragen. Flüchtige Aromastoffe kommen im Lebensmittel in so kleinen Mengen vor, dass sie nur den Genusswert beeinflussen. Viele Geschmacksstoffe bestimmen ebenfalls nur die sensorische Qualität. Allerdings stellen hier Kochsalz und viele Zuckerarten eine wichtige Ausnahme dar, indem sie die Basis für den salzigen und süßen Grundgeschmack bilden, ihr Überkonsum aber zu den Ernährungsproblemen der modernen Konsumgesellschaft gehört. Kochsalz und Zucker haben in der Lebensmitteltechnologie oft auch eine stabilisierende Funktion, da sie die Wasseraktivität senken und die mikrobiologische Haltbarkeit verbessern. Vollends überlappen sich Nähr- und Genusswert bei Fetten, Stärke und Proteinen, welche als Hauptbestandteile eines Lebensmittels einerseits zu den hauptsächlichen Energieträgern zählen und andererseits für die Ausbildung der Lebensmittelstruktur und -textur verantwortlich sind (Escher 1987).

Wenn ein Inhaltsstoff sowohl den Genusswert als auch den Nährwert steuert und ein Überkonsum gleichzeitig gesundheitlich negative Folgen hat, haben Ernähungswissenschaft und Lebensmitteltechnologie eine Aufgabe der Konsumbegrenzung zu lösen. Das kann über die Mäßigung der Einnahme geschehen, was die bekannt schwierige Aufklärung und Erziehung des Konsumenten voraussetzt (Methfessel 1999). Oder man macht den Ansatz über die Änderung der Zusammensetzung. Erfahrungen der letzten zwei Jahrzehnte zeigen, dass sich technologisch der Zuckerersatz durch Zuckeraustauschstoffe (vornehmlich Zuckeralkohole) und durch Süßstoffe (vornehmlich Derivate von Naturstoffen und synthetische Präparate) gut bewerkstelligen lässt und in der Praxis in großem Stil eingeführt ist.

Der Technologie des Fettersatzes und den fettarmen Light-Produkten ist weniger Erfolg beschieden, und die Welle des Fettersatzes klingt wieder ab (Leisibach u. Keller 1998). Das Hauptproblem beim Fettersatz besteht darin, dass die Fettfraktion im Lebensmittel eine bedeutende Funktion als Aromaträger wahrnimmt und dass die spezifisch für Light-Produkte entwickelte Aromatisierung nicht immer zu sensorisch überzeugenden Produkten führt. In den USA kommt man offenbar auch zum Schluss, dass die fettarmen und fettfreien Light-Produkte trotz marketingmäßig starker Förderung noch nicht den gewünschten Effekt in der Bekämpfung des Übergewichts-Problems gezeigt haben.

Was das Kochsalz anbetrifft, ist die Situation weniger kritisch, vor allem auch deshalb, weil die mikrobiostatische Funktion in einigen Produkten durch Einsatz moderner technischer Einrichtungen und sorgfältige Überwachung der Betriebshygiene an Bedeutung verloren hat und die Kochsalzkonzentrationen im Verlauf der Jahre gesenkt worden sind. Entsprechende Zahlen sind in der Schweiz für Emmentaler-Käse verfügbar (Solms et al. 1990). Die heutige Lebensmitteltechnologie ist deshalb in der Lage, den Kochsalzgehalt von Lebensmitteln ohne weiteres den Ernährungsempfehlungen anzupassen.

Konsequenzen der Qualitätsanforderungen für die Lebensmitteltechnologie

Die Analyse des Qualitätsbegriffes und die komplexe Situation der Akzeptanz von Lebensmitteln haben folgende Konsequenzen für die Lebensmitteltechnologie:

■ Bei der Bereitstellung der Rohstoffe, der Ausarbeitung der Rezepturen mit Zutaten und Zusatzstoffen und der Wahl der technischen Verfahren und der

Verarbeitungsbedingungen muss die Lebensmitteltechnologie die Gesamtheit der Qualitätsansprüche eines Marktes berücksichtigen.

Auch in einem globalisierten Umfeld der Märkte sind die Qualitätsansprüche zeitlich und örtlich verschieden. Entsprechend vielseitig müssen die technologischen Ansätze sein, um zu jedem Zeitpunkt und überall die Erwartungen an die Lebensmittelqualität erfüllen zu können. Wieweit dabei jede kurzfristige oder lokale Modeströmung zu beachten ist, bleibt eine Frage des Maßes. Gesamthaft bedeutet aber die geforderte Vielfältigkeit eine Chance für das parallele Existieren von kleinen und großen Unternehmen, das heißt eine Chance für den gewerblichen und den industriellen Lebensmittelhersteller. In diesem Sinne ist die Lebensmitteltechnologie nicht gleichzusetzen mit Industrie, sondern will viel weiter verstanden werden. Sie stellt nicht nur Lösungen für die industrielle Prozessführung zur Verfügung, sondern befasst sich auch mit der Kleinproduktion im gewerblichen Maßstab.

Für die heutige Welt ist es besonders kritisch, in der Lebensmitteltechnologie marginal versorgte Länder oder Länder, die in einer eindeutigen Mangelsituation stecken, gleichermaßen in die Aktivitäten mit einzubeziehen wie Überflussmärkte. Light-Produkte und „Functional Foods" mögen für reiche Industrienationen wichtig sein, in Entwicklungsgebieten hat sich die Lebensmitteltechnologie auf die Grundversorgung zu konzentrieren (Hall 1999). Mit anderen Worten: Die einzelnen Faktoren der Lebensmittelqualität sind je nach Situation unterschiedlich zu gewichten.

Die Anforderungen an die Lebensmitteltechnologie sind in Entwicklungsländern nicht geringer. Mit wenig Mitteln ein optimales Lebensmittel herzustellen und haltbar zu machen, ist im Gegenteil eine anspruchsvolle Aufgabe, welche zum Beispiel umfassende Rohstoffkenntnisse für den sorgfältigen Einsatz der Ressourcen erfordert. Es sei an dieser Stelle auch betont, dass der Qualitätsanspruch in Entwicklungsländern nicht einfach auf den Nährwert reduziert werden kann, sondern dass die sensorischen Eigenschaften und der kulturelle Hintergrund wiederum wesentlich über den Erfolg oder Misserfolg eines ernährungsphysiologisch noch so ausgewogenen Produkt entscheidet. In den siebziger Jahren ergab die Einführung einer lysinreichen Maissorte in der Karibik Probleme, weil dieser Opaque-2 Mais eine zu helle Farbe aufwies, so dass die ernährungsphysiologisch bessere Sorte zuerst mit einer Landsorte zur Farberhaltung rückgekreuzt werden musste. Die Beachtung der Kocheigenschaften von Reis bei der Einführung von Hochertragssorten in Südostasien stellt ein ähnliches Beispiel dar.

Die erfolgreiche Lebensmitteltechnologie ist auf die Erkenntnisse der Ernährungswissenschaft angewiesen. Die Ernährungsansprüche an die Lebensmittelqualität müssen in die Auslegung der Verfahren der Herstellung, Haltbarmachung, Lagerung und Zubereitung eingebracht werden. Allerdings wird die Lebensmitteltechnologie nicht die maximalen Forderungen der Ernährungswissenschaft erfüllen, sondern die *Optimierungsaufgabe* so lösen, dass eine sinnvolle Nährstoffzusammensetzung bei gleichzeitig gewünschtem Genusswert, genügender Haltbarkeit und sinnvoller Convenience erzielt wird. In diesem Zusammenhang ist die Feststellung wichtig, dass jede Technologie zu Veränderungen der Zusammensetzung und damit zu Nährwertveränderungen führt. Man sollte bei der Diskussion dieser Veränderungen zurückhaltend mit dem Begriff „Nährstoffverluste" sein, da er auch dort einen Hinweis auf etwas Vermeidbares gibt, das sich nicht vermeiden lässt.

Entwicklung der Lebensmitteltechnologie

Dass sich die Lebensmitteltechnologie im Verlauf der Zeit gewandelt hat und sich weiterhin fortentwickeln wird, geht nun schon aus dem zeitlichen und örtlichen Wandel der Qualitätsansprüche hervor. Allerdings sind in der Lebensmitteltechnologie nicht eigentliche Megatrends zu beobachten, auch wenn man bisweilen versucht ist, die sehr große Vielfalt an neuen Produkten auf dem Markt als Megatrends zu interpretieren. Gesamthaft gesehen hat das Lebensmittelsortiment aber doch ein recht ausgeprägtes Beharrungsvermögen (Spiess 1990, Escher 1998a). Neue Produkte präsentieren sich oft in sehr ähnlichen Rezepturen und sind vielfach nur neu verpackt oder nur in eine neue Form gebracht, so dass nicht von einer Innovation in großen Schritten gesprochen werden kann. Selbst der beeindruckende Katalog von Neuentwicklungen und Trends, der in den USA vom Institute of Food Technologists jeweils im Zweijahresrhythmus veröffentlicht wird, vermittelt bei näherem Zusehen eher das Bild von kleinen Schritten (Sloan 1994, Sloan 1996, Sloan 1998). Bei der Lebensmittelkonservierung zeigt sich ganz besonders deutlich, wie traditionsverbunden die Lebensmitteltechnologie letztlich ist. Viele physikalische, chemische und biologische Verfahren der Haltbarmachung gehen auf die Frühgeschichte der Menschheit zurück (Trocknen, Salzen, Kühlen, Säuern), einige sind im 19. Jahrhundert entwickelt worden (Pasteurisation, Sterilisation). Selbst die Behandlung mit ionisierenden Strahlen und die Hochdruckbehandlung zur Inaktivierung von Mikroorganismen wurden bereits um 1900 patentiert. Es geht in der modernen Forschung und in der industriellen Entwicklung deshalb vor allem darum, diese bekannten Methoden wissenschaftlich zu verstehen und sie darauf aufbauend zu verfeinern und optimal zu nutzen. Dass dabei die wissenschaftliche Basis, etwa im Nachweis der gesicherten gesundheitlichen Unbedenklichkeit, einem Verfahren noch lange nicht zum Durchbruch verhilft, hat sich am Beispiel der Strahlenbehandlung hinreichend gezeigt und ist einmal mehr Ausdruck der komplexen Akzeptanzsituation unserer Lebensmittelmärkte. Es ist letztlich der Verbraucher, der den Fortschritt bestimmt (Buckeshüskes 1992).

Hingegen haben sich die technischen Einrichtungen zur Herstellung der Produkte stark entwickelt, und der Wandel hat sich insbesondere mit dem Einzug der Informatik, Sensortechnik und Robotik massiv beschleunigt. Aber auch in einer modern eingerichteten Großbäckerei wird das traditionelle Brötchen oder Brot gebacken, zwar auf einer vollautomatisierten Backstrasse, jedoch nach wie vor mit dem Ziel der klassischen Brotqualität. Wie weiter oben bereits eingehend besprochen, ist damit vor allem ein Wandel in der Produktionsqualität und viel weniger in der Produktqualität vollzogen worden. Wenn die industrielle Lebensmittelherstellung viele Konsumenten dennoch verunsichert, so dürfte das unter anderem daran liegen, dass die moderne zentralisierte Lebensmittelverarbeitung in der arbeitsteiligen Welt nicht mehr einsehbar ist, das heißt mit den Sinnen nicht mehr unmittelbar erfahren wird.

Beim Einsatz von Rohstoffen, Zwischenprodukten, Zutaten und Zusatzstoffen macht sich der lebensmitteltechnologische Wandel unterschiedlich bemerkbar. Durch die Intensivierung des Welthandels hat die Rohstoff- und Zutatenvielfalt zugenommen, und das Angebot zum Beispiel an exotischen Früchten und an exotischen Menüs stößt im Markt auf Interesse. Demgegenüber ist die Zahl der Zusatzstoffe eher rückläufig, insbesondere im Zuge des Postulates großer Marktsegmente, nur mit Lebensmitteln ohne künstliche Zusatzstoffe versorgt zu werden. Dazu ist zu bemerken, dass die Lebensmitteltechnologie schon seit langem im Spannungsfeld zwischen „natürlich" und „künstlich" und, damit in engem Zusammenhang stehend, zwischen „frisch" und „konserviert" lebt. Für eine zukunftsgerichtete Gestaltung der Lebensmitteltechnologie sind diese Prädikate am umfassenden Begriff der Lebensmittelqualität zu messen. Eine Reduktion der Diskussion auf die wissenschaftlich nicht haltbare Gleichsetzung von „natürlich" und „frisch" mit „gesund" ist nicht zulässig, weil damit der Optimierungsauftrag der Lebensmitteltechnologie nicht erfüllt werden kann (Schönberger 1999). Da den Konsumenten auch für diese Fragen die direkte Einsicht und Erfahrung fehlen, braucht es eine fundierte und verständliche Information, die vom Lebensmittelmarketing mitgetragen werden muss.

Schlussfolgerungen – Lebensmitteltechnologie im Verbund mit Ernährungswissenschaft

Aus den bisher gemachten Überlegungen soll thesenhaft die zukünftige Bedeutung der Lebensmitteltechnologie und deren Rolle in der Ernährungswissenschaft abgesteckt werden.

Die Transformation des landwirtschaftlichen Rohstoffes zum qualitativ akzeptierten Lebensmittel wird auch in Zukunft die Grundlage unserer Lebensmittelversorgung darstellen und damit eine Grundaufgabe der Lebensmitteltechnologie bleiben. Obschon dieser Punkt fast trivial erscheint, ist er dem Konsumenten gegenüber doch immer wieder zu nennen, damit klar wird, dass auch in Zukunft die Versorgungssicherheit ohne Technologie nicht garantiert werden kann. Die Natur allein versorgt uns nicht zuverlässig; wir haben vielmehr gelernt, mit ihr zu leben und zum Beispiel aus dem vielfältigen Pflanzenreich eine schmale Palette von Arten und Sorten zu nutzen, von denen viele sogar toxische Verbindungen enthalten. Technologie heißt weder „Industrial Food" im negativen Sinn noch Gigantismus der Produktionsanlagen.

Die Lebensmitteltechnologie wird sich in dem Maße wandeln, in welchem sich die Marktbedürfnisse wandeln, aber auch in welchem sich die Natur- und Ingenieurwissenschaften fortentwickeln und neue Methoden zur Verfügung stellen. Die Lebensmitteltechnologie kann nicht aus der allgemeinen technologischen Entwicklung ausgeklammert werden. Auch neue theoretische Grundlagen werden in Zukunft genutzt, so wie das in den fünfziger Jahren mit der Einführung des Konzeptes der Wasseraktivität (Heiss 1968, Seow 1988) und in den neunziger Jahren mit der Übertragung der Zustandsdiagramme und der Theorie des Glasübergangs aus der Polymerwissenschaft in die Lebensmittelwissenschaft (Roos et al. 1996) mit großem Erfolg geschehen ist. Die damit verbundene Ablösung der Empirie in der Lebensmitteltechnologie hilft auch, die Lebensmittelqualität auf hohem Niveau sicherzustellen.

Die Lebensmitteltechnologie ist in das wirtschaftliche Umfeld eingebettet, was wiederum ihre laufende Optimierung auf Grund von sich ändernden wirtschaftlichen Gegebenheiten erfordern wird. Nirgendwo wird die Technologie so kompromisslos am wirtschaftlichen Erfolg gemessen wie im Konsumgütermarkt.

Für die Lebensmittelversorgung der Bevölkerung hat die Lebensmitteltechnologie die Ansprüche der Ernährungswissenschaften zu berücksichtigen. Allerdings sind die Ansprüche der Ernährungswissenschaft allein nicht hinreichend für die Wahl der optimalen Herstellungstechnologie, indem eben Kriterien der Lebensmittelqualität beachtet werden müssen, die über den Nähr- und Gesundheitswert hinausgehen. Umgekehrt wird die Ernährungswissenschaft auch in Zukunft in hohem Masse auf die Lebensmitteltechnologie und auf das technologische Know-how angewiesen sein.

Ernährungswissenschaft und Lebensmitteltechnologie stellen komplementäre Bereiche dar, deren Zusammenwirken für die Lösung der weltweiten Ernährungsprobleme absolut notwendig ist. Das Postulat der Komplementarität von Ernährungswissenschaft und Lebensmitteltechnologie ist insbesondere auf allen Stufen der beruflichen Ausbildung in der Lebensmittel- und Ernährungsbranche zu beachten. Selbstverständlich soll damit die Berechtigung von spezialisierten Ausbildungsgängen in eine technische respektive in eine ernährungswissenschaftliche Richtung nicht abgesprochen werden. Daneben können aber integrierte Institute wie dasjenige an der ETH Zürich, das die Humanernährung mit der Lebensmittelchemie, Lebensmittelverfahrenstechnik, Lebensmittelmikrobiologie und Lebensmitteltechnologie vereinigt, zukunftsgerichtete Modelle sein (Institute of Food Research 1999). Sie ermöglichen die Verknüpfung der Lebensmitteltechnologie und der Humanernährung im akademischen Unterricht und in der Forschung. Das Lebensmittel und die Ernährung werden auf diese Weise trotz unterschiedlicher Paradigmen der jeweiligen Fachbereiche zum Gegenstand der echten und fruchtbaren interdisziplinären Anstrengungen.

Literatur

Bremner HA (2000) Toward practical definitions of quality for food science. Critical Reviews in Food Science and Nutrition 40:83–90

Buckenhüskes HJ (1992) Fortschritte der Lebensmitteltechnologie. Lebensmittel-Technologie 25:162–167

Escher F (1987) Acceptance of starch and proteins as food texturogens. In: Solms J, Booth DA, Pangborn RM, Raunhardt O (Eds) Food acceptance and nutrition. Academic Press, London, pp 173–187

Escher F, Genner-Ritzmann R (1995) Lebensmittelsensorik – eine vielschichtige Disziplin der Lebensmittelwissenschaft. Mitteilungen aus dem Gebiete der Lebensmitteluntersuchung und Hygiene 86:584–599

Escher F (1998a) Neue Verfahren der Verarbeitung und Haltbarmachung von Lebensmitteln. In: Bundesamt für Gesundheit (Hrsg) Vierter Schweizerischer Ernährungsbericht. Eigenverlag, Bern, S 99–105

Escher F (1998b) Functional Foods aus technologischer Sicht. Lebensmittel-Technologie 31:210–215

Escher F (1999) Die Qualität von Lebensmitteln. Lebensmittel-Technologie 32:50–52, 54–55

Hall, RL (1999) Food Safety: Elusive Goal and Essential Quest. Food Australia 51: 601–606

Hasler CM (1998) Functional foods: Their role in disease prevention and health promotion, IFT Status Summary. Food Technology 52, No. 11:63–70

Heiss R (1968) Haltbarkeit und Sorptionsverhalten wasserarmer Lebensmittel. Springer, Berlin

Institute of Food Science (1999) Research Report. Institute of Food Science, Swiss Federal Institute of Technology (ETH), Zürich

Leisibach A, Keller U (1998) Verbrauch und Bedeutung von Light-Produkten. In: Bundesamt für Gesundheit (Hrsg) Vierter Schweizerischer Ernährungsbericht. Eigenverlag, Bern, S 416–433

MacFie HJH, Thomson DMH (1994) Measurement of food preferences. Blackie Academic & Professional, London

Methfessel B (1999) Ernährungserziehung, Selbst-Bewußtsein und Eigenverantwortlichkeit, Forderungen und Überforderungen. In: Dr. Rainer Wild-Stifung (Hrsg) Gesunde Ernährung zwischen Natur- und Kulturwissenschaft. Rhema-Verlag, Münster, S 91–106

Roos YH, Karel M, Kokini JL (1996) Glass Transition in low moisture and frozen foods: Effects on shelf life and quality. Scientific status summary. Food Technology 50, No. 11:95–108

Schönberger GU (1999) Natürlich natürlich? Gesunde Ernährung im Spannungsfeld zwischen konventionellen und ökologischen Lebensmitteln. In: Dr. Rainer Wild-Stiftung (Hrsg) Gesunde Ernährung zwischen Natur- und Kulturwissenschaft. Rhema-Verlag, Münster, S 108–118

Seow CC (1988) Food Preservation by Water Activity. Elsevier, Amsterdam

Sloan AE (1994) Top ten trends to watch and work on. Food Technology 48, No. 7: 89–100

Sloan AE (1996) The top ten trends to watch and work on. Food Technology 50, No. 7: 55–71

Sloan AE (1998) Food industry forecast: Consumer trends to 2020 and beyond. Food Technology 52, No. 1:37–44

Solms J (1981) Der Mensch isst, wie er ist! Betrachtungen zur Konsumqualität von Lebensmitteln. Schweizerische Landwirtschaftliche Forschung 19:239–244

Solms J, Booth DA, Pangborn RM, Raunhardt O (Eds) (1987) Food acceptance and nutrition. Academic Press, London

Solms J, Escher F, Puhan Z (1990) Neuere Tendenzen in der Lebensmitteltechnologie. Lebensmittel-Technologie 23:98–102

Spiess WEL (1990) Technological development in the food industry in the outgoing 20th century. In: Lindroth S, Ryynönen SSI (Eds) Food technology in the year 2000. Karger, Basel, S 101–114

Woese K, Lange D, Boess Ch, Bögl KW (1997) A comparison of organically and conventionally grown foods – Results of a review of the relevant literature. Journal of Science of Food and Agriculture 74:281–293

Perspektiven der Ernährungswissenschaft aus soziologischer Sicht

EVA BARLÖSIUS

An den Universitäten wurde die Ernährungswissenschaft von Anfang an als integrierende Wissenschaft verankert. Dazu fasste man mehrere ansonsten selbständige Fächer unter dem thematischen Dach Ernährung zusammen, um auf diese Weise eine neue Wissenschaft zu etablieren. Im Rückblick kann man dieses Unternehmen als Gründung einer interdisziplinären Wissenschaft qualifizieren. Es bietet sich deshalb an, Chancen und Hemmnisse von Interdiszipilinarität am Beispiel der Ernährungswissenschaft zu studieren.

Wenn ich davon spreche, dass die Ernährungswissenschaft als integrierende Wissenschaft angelegt wurde, dann stimmt dies nur für die Natur- und Technikwissenschaften, aber nicht oder nur begrenzt für die Kultur- und Sozialwissenschaften. Es wurden naturwissenschaftliche Grundlagenfächer wie Chemie, Physik, Biologie aufgenommen; auch anwendungsorientierte oder praxisbezogene Fachrichtungen wie Medizin, Maschinentechnik, Verfahrenstechnik und Hauswirtschaft berücksichtigte man. Die Sozial- und Geisteswissenschaften blieben jedoch weitgehend außen vor. Die Soziologie fand höchstens in einer strikt verhaltensorientierten Zuschneidung Eingang. Damit war sie just der Inhalte beraubt, die diese Wissenschaft charakterisieren: eigendynamische soziale Prozesse, die sich keiner schlichten Verhaltenslogik fügen.

Selbst innerhalb der Ökotrophologie konstatieren etliche Fachvertreter, dass das Projekt, eine *allgemein anerkannte* Wissenschaft zu institutionalisieren, die *eigenständiges* Wissen generiert, gescheitert ist. Ein Indiz für allgemeine Anerkennung wäre beispielsweise, wenn bei Fragen über die Ernährung selbstverständlich zuerst Ernährungswissenschaftler gehört werden würden. Es gibt aber einige Untersuchungen, die zeigen, dass noch immer zunächst die Medizin bei Ernährungsproblemen gefragt wird. Und eigenständiges Wissen wäre ernährungswissenschaftlichen Erkenntnissen anzusehen, die nicht vorrangig den einzelnen Disziplinen zugeordnet werden können – die also nicht zuerst als biochemisch, technologisch, wirtschaftswissenschaftlich etc. und erst danach als ernährungsspezifisch klassifiziert werden.

Dass die Ernährungswissenschaft als interdisziplinärer Fächerkanon gegründet wurde, zielte keineswegs auf eine forschungspolitische Novität, wie man aus heutiger Sicht meinen könnte. Vielmehr wurden die einzelnen Disziplinen aus Notwendigkeit zusammengebracht, und schon gar nicht ließen sich alle

Fachvertreter aus wissenschaftlicher Überzeugung auf dieses Projekt ein. Diese so leicht dahingeschriebene Behauptung bedürfte einer ausführlichen Begründung. Darauf soll aber verzichtet werden, weil Uwe Spiekermann in seinem Beitrag dazu wichtige Ausführungen macht. Zwei Schwierigkeiten, die den Erfolg des Projekts von Anfang an unsicher machten, sollen kurz erwähnt werden, weil sie von allgemeinerer Qualität sind. Mit ihnen hat sich jedes Projekt, das dauerhaft eine interdisziplinäre Zusammenarbeit zu institutionalisieren versucht, auseinanderzusetzen.

Seit der Mitte des 19. Jahrhunderts, als die systematische und kontinuierliche wissenschaftliche Ernährungsforschung begann, wird immer wieder von neuem kontrovers diskutiert und darum gerungen, auf welche Grundlagenwissenschaft – Chemie, Biologie, Physik – sich die naturwissenschaftlich-physiologische Ernährungsforschung verbindlich beziehen soll – mit anderen Worten, auf welches wissenschaftliche Fundament sie sich zu stellen und als welche Fachspezialisierung sie sich zu begreifen hat.

Um die Mitte des 19. Jahrhunderts dominierte Justus Liebig die wissenschaftliche Ernährungsforschung. Für ihn war klar, dass der Ernährungsprozess nur chemisch erfasst werden könnte. Max Rubner, der führende „Ernährungswissenschaftler" zu Beginn des 20. Jahrhunderts, war dagegen davon überzeugt, dass einzig die Physik, insbesondere die Thermodynamik, das Wissen bereitstelle, den Stoffwechsel zu erforschen. Ende des 20. Jahrhunderts setzte sich die genetische Forschung immer stärker durch. Möglicherweise wird in den nächsten Jahrzehnten die klassische Ernährungsphysiologie von der Genetik weitgehend verdrängt. Zusammengefasst: Innerhalb der Ernährungsforschung existiert ein nicht endender „Kampf" zwischen den verschiedenen Grundlagenwissenschaften darüber, welche von ihnen dauerhaft die Vorherrschaft gegenüber den anderen beanspruchen kann. Für gleichberechtigte interdisziplinäre Forschung sind derartige „Machtkämpfe" keine gute Voraussetzung.

Die Ernährungsforschung war und ist stets anwendungsorientiert, d.h. sie antwortet vornehmlich auf Fragen und Anforderungen aus der unmittelbaren Lebenspraxis. Häufig ergeben sich diese direkt aus politischen Interessen. Das Verhaftetsein von Wissenschaft an eine direkte Verwendung ihres Wissens erschwert eine Etablierung als selbständiges und im System der Wissenschaften anerkanntes Fach. Denn für Wissenschaft ist eine relative Autonomie gegenüber Ansprüchen aus Politik, Wirtschaft, Recht etc. unerlässlich, weil sie sich ansonsten nicht als eigenständige Wertsphäre ausdifferenzieren kann (vgl. Weber 1973). Nach Robert Merton hat Wissenschaft ein spezifisches Ethos auszubilden, welches ihre Autonomie, ihre Indifferenz und Selbstreferentialität garantiert. Insofern ist der Elfenbeinturm ein durchaus funktionales Bauwerk, wie Hasso Spode provokant formuliert (Spode 1998, 23).

Wenn eine Disziplin diesen formalen Anforderungen nicht genügt, dann wird es ihr nicht gelingen, sich im System der Wissenschaften fest zu verankern. Konzentriert sie sich darauf, anwendungsorientiertes Wissen zu sammeln, so wird sie die Erforschung über die Voraussetzungen ihres ureigenen Gegenstandes den etablierten Grundlagenwissenschaften überlassen müssen. Dies hat zur Folge, dass sie sich an der Lösung der fundamentalen Fragen ihres Forschungsgebiets kaum selbst beteiligen kann. Da praxisorientiertes Wissen selten Spin-off-Effekte mit sich bringt, also Erkenntnisse enthält, die auf andere Gebiete übertragbar sind, reduziert sich die Kommunikation mit den konkurrierenden Disziplinen – im Konzert der Wissenschaften wird sie kaum zu hören sein. Zusammengefasst: Ein Fach, das sich primär auf die Lösung praktischer Fragen beschränkt, kann sich kaum an der Grundlagenforschung beteiligen. Damit bleibt die Verallgemeinerungsfähigkeit ihrer Erkenntnisse gering, weshalb die anderen Wissenschaften diese auch nicht rezipieren brauchen.

Marksteine des gescheiterten Projekts

Das Projekt, ansonsten konkurrierende wissenschaftliche Perspektiven in der Ernährungswissenschaft thematisch zusammenzubringen, halten nicht wenige, wie schon erwähnt, für gescheitert. Um dieses harte Urteil zu begründen, werden mancherlei Belege angeführt. Einer ist, dass die Ernährungswissenschaft in der Ausbildung versagt hätte, weil die Studienabgänger Schwierigkeiten haben, ihre berufliche Qualifikation auf dem Arbeitsmarkt zu „verkaufen“. Meiner Meinung nach ist dies ein streitbares Urteil. Denn das Problem, sich beruflich zu etablieren, liegt nicht in der inhaltlichen Ausbildung begründet. Vielmehr ergibt es sich daraus, dass die vermittelten Qualifikationen nicht oder zu wenig von privaten Unternehmen nachgefragt werden, weil Gesundheitsförderung sich nicht privatwirtschaftlich rechnet und deshalb zu den staatlichen Aufgaben gehört. Gerade der Bereich der Prävention war aber in den letzten Jahren besonders von der Sparpolitik betroffen. Dass diese Reduktion langfristig gesamtwirtschaftlich wahrscheinlich mehr Kosten mit sich bringen wird als kurzfristig eingespart werden, kann jeder Gesundheitsökonom zuverlässig prognostizieren. Auf den Punkt gebracht: Wenn Ökotrophologen ihr Wissen nur schwer beruflich nutzen können, dann deshalb, weil die Gesundheitspolitik momentan unter der Knute der Finanzpolitik steht. Das Ziel der Gesundheitsförderung ist dadurch völlig in den Hintergrund getreten. Sicherlich kann man die Ausbildung verbessern – dies gilt für beinahe jeden Studiengang –, aber die grundsätzliche Kritik ist nicht gerechtfertigt und erklärt sich in erster Linie aus dem gegenwärtigen Primat der Finanzpolitik gegenüber der Gesundheitspolitik.

Die Ernährungswissenschaft ist aber auf einem anderen Gebiet gescheitert, nämlich Fachvertreter auszubilden und als Professoren zu berufen, die sich mit der Ernährungswissenschaft als multiperspektivischem Fach identifizieren. In der ersten Aufbauphase, aber noch bis heute stammen viele „Lehrstuhlinhaber" aus anderen Fächern wie Chemie, Biologie, Medizin, Wirtschaftswissenschaften. Eine Selbstrekrutierung findet bis auf wenige Ausnahmen nicht statt. Falls doch, dann haben diese Kollegen für ihre wissenschaftliche Anerkennung bei den Vertretern aus den so genannten Grundlagendisziplinen zu streiten – so mit Chemikern, Genetikern, hochspezialisierten Medizinern etc. Der umgekehrte Fall tritt sicherlich nicht ein.

Die Mehrzahl der Ernährungswissenschaftler sucht nicht zuallererst den innerdisziplinären Dialog, sondern verankert ihre Forschung in den ursprünglichen Herkunftsfächern (Lebensmittelchemie in der Chemie, Lebensmitteltechnologie in der Technologie, Ernährungsmedizin in der Medizin). Sie sind Mitglieder in den entsprechenden wissenschaftlichen Fachorganisationen, publizieren in deren Fachblättern. Auf diese Weise werden sie kaum erfolgreich sein, eigenständiges ernährungswissenschaftliches Wissen zu generieren: Die verschiedenen Perspektiven bleiben damit auch zukünftig unverbunden nebeneinander bestehen. Unter diesen Bedingungen – so muss man leider zugestehen – ist es konsequent, die Interdisziplinarität zu reduzieren und alle jene Fächer auszusortieren, die scheinbar nichts dazu beitragen, die Ernährungswissenschaft als anerkannte Grundlagenwissenschaft zu institutionalisieren. Das Argument, sich auf diese Weise den internationalen Standards anzupassen, wird noch als Sahnehäubchen draufgesetzt. Tatsächlich geht es darum, die eigene Position im Wettkampf der Wissenschaften um Forschungsgelder zu verbessern. Dass die Professoren dem Fach, das sie vertreten, selten eine Eigenständigkeit zubilligen und sich stattdessen an prestigeträchtigen etablierten Disziplinen orientieren, überträgt sich selbstverständlich auf die Studierenden, die ihr Studium dann als mittelmäßig und überflüssig bewerten.

Noch deutlicher dokumentiert sich das Scheitern darin, dass die DFG 1999 eine Programmgruppe eingerichtet hat, die Perspektiven einer interdiziplinären Ernährungsforschung erarbeiten und ausprobieren soll – also just das versuchen soll, was das originäre Anliegen der Ökotrophologie sein sollte.[1] Auch die Zusammensetzung der in dieser Programmgruppe mitarbeitenden Fachvertreter belegt, wie wenig es gelungen ist, die Ernährungswissenschaft fest zu verankern: Nur eine Minderheit der Wissenschaftler stammt aus dem eigentlich zuständigen Fach.

---

[1] 1957 wurde schon einmal eine ähnliche Programmgruppe, eine „Kommission für Ernährungsforschung" eingerichtet (Klose 1960). Informationen über die neue Programmgruppe Ernährungsforschung sind unter folgender Adresse im Internet zu finden: http://www.dfg.de.

Sozial- und Kulturthema Essen – ein Beispiel für gelungene Interdisziplinarität

Sowohl innerhalb der Ernährungswissenschaft als auch innerhalb der verschiedenen kultur- und sozialwissenschaftlichen Fächer bilden die kulturellen und sozialen Aspekte des Essens nur ein marginales Thema, welches keine große Anerkennung besitzt, nicht auf lange Forschungstraditionen zurückblicken kann und auch als eine etablierte fachinterne Spezialisierung nicht existiert. So hat sich in den einzelnen Disziplinen eine Vielzahl anerkannter Spezialisierungen herausgebildet, aber keine für das Thema Essen. Weder in der Deutschen Gesellschaft für Soziologie noch im Historiker-Verband oder in den einzelnen Philologien wurden Sektionen für Essensforschung eingerichtet, ausgewiesene Lehrstühle fehlen ebenso wie Fachzeitschriften: Es gibt für das Kultur- und Sozialthema Essen keine wissenschaftliche Fachöffentlichkeit. Gerade weil die Essensforschung in den Kultur- und Sozialwissenschaften so marginal ist, so meine These, haben sich eine ganze Reihe interdisziplinärer und internationaler Forschungsgruppen entwickelt, die Tagungen veranstalten, gemeinsame Publikationen herausgeben etc. Wer Essensforschung betreibt, arbeitet über die Fachgrenzen hinweg. Die Kolleginnen und Kollegen sind geradezu genötigt, ihren Blick zu weiten, weil sie im eigenen Fach kaum Ansprechpartner oder Adressaten finden. Welche Voraussetzungen für interdisziplinäre Forschung notwendig sind und wie sie gelingen kann, dies kann man von der sozial- und kulturwissenschaftlichen Essensforschung lernen. Dieses interdisziplinäre Vermögen sollte nicht unterschätzt werden, zumal es verallgemeinerungsfähige Elemente enthält.

Meine Erfahrung mit Interdisziplinarität hat mich gelehrt, dass diese offensichtlich unter zwei Bedingungen Aussicht auf Erfolg hat:

1. Es handelt sich in den einzelnen Fächern um ein wenig beachtetes Thema. Alles, was für Forschung und Lehre erforderlich ist, kann innerhalb der Grenzen der eigenen Disziplin nicht beschafft werden. Dazu gehört nicht nur die materielle Ausstattung wie Forschungsgelder, Stellen und Publikationsorte etc. Ebenso wichtig ist die Chance, seine Ergebnisse zu diskutieren, also an einer Scientific Community teilhaben zu können. In einer solchen Mangelsituation öffnen sich die Interessierten den Nachbardisziplinien: Sie lesen deren Arbeiten, besuchen deren Tagungen und integrieren das „fachfremde Wissen" in ihre eigene Forschung. So entsteht zumeist eine stabile interdisziplinäre Brücke, die auch für andere Themen genutzt werden kann. Für die technik- und naturwissenschaftliche Ernährungsforschung, die zumeist in ausdifferenzierten und etablierten Fächern wie der Medizin, Biochemie oder Lebensmittelchemie institutionalisiert ist, besteht hierzu kein Bedarf. Alles, was sie zur Forschung und Lehre brauchen, kön-

nen sie fachintern erhalten. Für die kultur- und sozialwissenschaftliche
Essensforschung sieht dies anders aus. Weder national noch international
könnte man eine größere Tagung zur Soziologie des Essens oder zum Thema „Essen in der Literatur" veranstalten.
2. Es gelingt, eine gemeinsame Fragestellung zu entwickeln. Dies setzt eine inhaltliche Verständigung voraus. Damit ist allerdings nicht gemeint, dass die
beteiligten Wissenschaften ihre Instrumente einander angleichen, denn
dies würde zum Verlust der besonderen Forschungsfähigkeiten führen.
Vielmehr ist an die Einigung auf einen gemeinsamen Gegenstand gedacht;
ideal ist eine untereinander abgestimmte Forschungsfrage. Weiterhin ist es
unerlässlich, eine gemeinsame Sprache zu finden. Noch wichtiger ist es allerdings, einen gleichberechtigten Umgang der verschiedenen Disziplinen
miteinander zu entwickeln und zu garantieren.

Aktuelle Forschungstrends im Kontext der Kultur- und Sozial-
bedeutung des Essens

Die Zukunft der Ernährungsforschung wird von vielen Experten in der Genforschung gesehen. Unabhängig davon, ob sich diese Annahme zukünftig als
richtig erweisen wird, trägt allein die augenblickliche Euphorie, mit welcher
die Genforschung öffentlich begleitet wird, dazu bei, die Relevanz einer kultur-
und sozialwissenschaftlichen Essensforschung in Frage zu stellen. Bereits jetzt
hat dieser neue Trend gravierende Konsequenzen für die Sozial- und Kulturwissenschaften, weil sie noch stärker in eine Randposition gedrängt werden.
Vieles, von dem wir noch heute überzeugend zeigen können, dass es soziale,
kulturelle oder psychische Qualität besitzt, wird von der Genforschung als in
den Genen begründet liegend erklärt. Selbst wenn eingeräumt wird, dass Soziales, Kulturelles oder Psychisches auch einen gewissen Anteil habe, ist häufig das Argument zu hören, beginnen wir erst mal mit der Genexpression, der
Wandel von Verhalten und Handeln sei ja bekanntermaßen zu kompliziert.
Außerdem müsse man nur jene Menschen bewegen, auf ihre Ernährung zu
achten, die mit einer bestimmten genetischen Prädisposition ausgestattet
sind.
Die gesellschaftlichen Folgen einer Klassifikation, die Menschen nach ihrer
Genqualität abschätzt, und der Fragestellung, wie eine „genetische Benachtei-
ligung" unter dem Aspekt der sozialen Gerechtigkeit zu beurteilen ist, diese
erst durch die Genforschung erzeugten Probleme und Aufgaben werden den
Sozialwissenschaften überantwortet. Die Genforschung erklärt sich so –
selbstentlastend – für nicht zuständig. Ich möchte an dieser Stelle einen Punkt
setzen, weil die Frage, ob die molekulare Epidemiologie zu brauchbaren und
anwendungsbezogenen Ergebnisse kommen wird, noch ungeklärt ist. Abgese-

hen davon wäre zu fragen, ob diese überhaupt gesellschaftlich wünschenswert
seien. Was die Genforschung leisten kann, wird die Zukunft zeigen. Darüber,
was die Sozialwissenschaften bereits erbracht haben, kann man sich informieren. Auf den nächsten Seiten soll wichtiges sozial- und kulturwissenschaftli-
ches Grundwissen skizziert und negative Folgen benannt werden, die daraus
entstehen, dass dieses nicht genügend berücksichtigt wird.

Gesundheit und Ernährung

Viele US-amerikanische, englische und nordeuropäische sozialepidemiologi-
sche Studien haben eindeutig und überzeugend nachgewiesen, dass beinahe
alle Krankheiten, die heutzutage als ernährungsbedingt angesehen werden,
ebenso wie die entsprechenden Risikofaktoren (Rauchen, Bluthochdruck)
einen extrem starken Schicht- bzw. Klassengradienten aufweisen. Dies gilt
auch und zwar in besonders ausgeprägter Weise für das Übergewicht, dass von
vielen Ernährungsforschern seit einigen Jahrzehnten als das dringlichste Er-
nährungsproblem angesehen wird. Weiterhin wissen wir, dass Migranten in
der zweiten Generation, wenn sie ihre Ernährungsweise und ihren gesamten
Lebensstil weitgehend der Mehrheitsgesellschaft angepasst haben, die gleichen Krankheitsbilder mit einer ähnlichen Verteilung aufweisen – selbst wenn
sie aus Gesellschaften stammen, in denen ernährungsbedingte Erkrankungen
und Risikofaktoren wesentlich geringer verbreitet sind. Die Rolle der Gene ist
auf der Basis dieser Ergebnisse zu gewichten.
Auch der Zusammenhang von sozialer Schicht und Essweise ist bereits in Ansätzen überzeugend angedacht und empirisch untersucht. Es fehlen jedoch
neuere Untersuchungen über Individualisierungsprozesse – z.B. wie sich
Schicht, Alter, Geschlecht und Lebensstil zueinander verhalten. Wenn die so-
zialepidemiologischen und sozialstrukturellen Resultate weiterhin von der
Gesundheitspolitik weitgehend unbeachtet bleiben, braucht sich niemand zu
wundern, dass in Gesellschaften, in denen die soziale Ungleichheit wächst,
Übergewicht und ernährungsbedingte Erkrankungen in unteren sozialen
Schichten steigen.

Essen statt Ernährung

Die naturwissenschaftliche und die medizinische Ernährungsforschung konzentrieren sich auf die körperliche Reproduktionsfunktion. Sie streben nach
einer Optimierung der Stoffwechselprozesse. Nun weiß jedermann, dass der
Körper seine Bedürfnisse uns nicht so mitteilt, dass wir sinnlich erfahren, welche Nährstoffe, Vitamine, Mineralstoffe etc. wir zu uns nehmen sollen. Im Ge-

genteil: Er ist erstaunlich stumm. Weiterhin weiß jedermann, dass Menschen sich aus verschiedensten Gründen zu Tisch setzen: Weil sie genießen wollen, weil sie eine komplizierte Verhandlung durch eine gemeinsame Mahlzeit entschärfen wollen, weil der Besuch eines Nobelrestaurants mit großem Sozialprestige verbunden ist, weil sie sich ökologisch verhalten wollen, weil sie ihren Kindern nahe sein wollen etc. In welchem Verhältnis diese verschiedenen Motive zueinander stehen, wann welches dominiert etc., dieses sind kulturwissenschaftliche Fragen. Ohne deren Berücksichtigung wird die schlichte Aufforderung, sich gesund zu ernähren, nicht greifen, weil sie unterstellt, dass es für die Menschen ein Leichtes wäre, ihr alltägliches Arrangement umzustellen und Gesundheit ihnen überall und zu jeder Zeit das Wichtigste sei.

Konsum und Produktion

Die eingefahrene wissenschaftliche Arbeitsteilung trennt beide Aspekte voneinander und tut so, als seien Konsum und Produktion nicht aufeinander abgestimmt. So beschäftigt sich Ernährungsberatung primär mit dem Konsumenten und lässt die Produktion weitgehend beiseite. Diejenigen, die Lebensmitteltechnologie betreiben, interessieren sich nicht sonderlich für die Esser ihrer zukünftigen Produkte. Einzig die Marketingspezialisten müssen beide Seiten zusammenbringen. Man wird aber den Wandel der Essgewohnheiten ebenso wie die Veränderungen auf der Seite der Produzenten nicht verstehen können, wenn nicht beide Seiten in einer Synthese zusammengebracht werden. Diese Syntheseleistung zu erbringen, ist eine Aufgabe der sozialwissenschaftlichen Ernährungsforschung.

Natur und Kultur

Ernährung gehört zu jenen Tätigkeiten und Lebensgebieten, bei denen man der Frage nach dem Verhältnis von Natur und Kultur nicht ausweichen kann. Ohne eine Klärung dieses Verhältnisses hat jede Ernährungslehre, die sich als naturgegeben darstellt, ideologischen Charakter. Es handelt sich um eine anthropologische Frage, die sowohl von der Biologie, den Kulturwissenschaften und der Philosophie zu bearbeiten ist. Zudem besitzt diese Frage eine unmittelbar lebenspraktische Bedeutung. Denn sie antwortet darauf, ob die Ernährung des Menschen natürlich festgelegt ist, oder ob sie dem Bereich angehört, den die Natur für den Menschen nicht geregelt hat und den er selbst zu gestalten hat – der also kulturell ist. Konkret: Gibt es eine dem Menschen naturgemäße Ernährungsweise, die nicht ignoriert werden kann, ohne dass körperliche Nachteile, z. B. so genannte Zivilisationskrankheiten, entstehen? Oder ist für Essen charakteristisch, dass es von natürlichen Zwängen weitgehend freigestellt ist?

Ernährungswissen

Wie das meiste anwendungsbezogene Wissen besitzt auch das ernährungswissenschaftliche eine manchmal überraschend kurze Halbwertszeit. Dies bräuchte nicht weiter beachtet zu werden, wenn nicht jede neue Erkenntnis sofort in praktische Hinweise umgesetzt, in den Beratungen propagiert und in die Lebensmittel eingebaut würde. Heute sind funktionelle Inhaltsstoffe „in", gestern waren es Ballaststoffe und Omega-3-Fettsäuren, davor waren es die Vitamine. Nun stellt sich allerdings das physiologische Wissen als vergänglich heraus: Zunächst galten Ballaststoffe als überflüssig, dann als essentieller Bestandteil der täglichen Kost; anfangs wurde Eiweiß als wertvollster Nährstoff bewertet, heute werden komplexe Kohlehydrate empfohlen; mal wurde Margarine, dann wieder Butter gepriesen; bald riet man zu einem normierten Idealgewicht und verordnete strenge Diät, bald bestärkte man jeden darin, sein persönliches Idealgewicht zu finden... Wahrscheinlich wurde in den vergangenen 150 Jahren, also seit Beginn der systematischen und kontinuierlichen naturwissenschaftlichen Ernährungsforschung, das gesamte erforschte Wissen über die „richtige Ernährung" durch neue Erkenntnisse relativiert, manchmal sogar verworfen. Nun mag dies der Lauf wissenschaftlicher Forschung und nicht anders zu handhaben sein, aber die gesellschaftlichen Folgen sind verheerend: Der Verbraucher ist verunsichert, misstraut dort, wo Sicherheit besteht, und – das Schlimmste von allem – ihm sind Appetit und Genussfähigkeit abhanden gekommen. Es wäre eine Aufgabe der kultur- und sozialwissenschaftlichen Ernährungsforschung, die naturwissenschaftlichen Kollegen stets von neuem auf die Vorläufigkeit ihres Wissens und ihre gesellschaftliche Verantwortung aufmerksam zu machen.

Theoretisieren mit praktischer Absicht oder grundlagenorientierte Forschung

Das Charakteristische der Ernährungswissenschaft – wie aller praxisorientierten Wissenschaften – ist, dass sie ein „Theoretisieren mit praktischer Absicht" beinhaltet und damit keine paradigmatische Wissenschaft ist. Ihre Absicht ist es, Anwendungswissen dafür zu liefern, wie die Ernährung verbessert werden kann. Das ist der Grund, weshalb man die Ernährungswissenschaft in Anlehnung an Sombart als „Kunstlehre" bezeichnen kann (vgl. Spode 1998). Damit ist gemeint, dass Ernährungswissen bis auf wenige Ausnahmen, beispielsweise physiologisches Grundwissen, anwendungsbezogen ist. Wissenschaft und „Kunstlehre" unterscheiden sich nicht bezüglich ihres Praxisbezugs, sondern auch in der Art, wie sie Theorien zur Lösung interner Probleme gebrauchen. Grundlagenwissenschaften entwickeln Theoriegebäude auf Ebenen, die sich zumeist sehr weit von der alltäglichen Lebenspraxis und deren dringenden Fragen entfernt haben. Während anwendungsorientierte „Kunstlehren" theoretische Bruchstücke ohne Anspruch auf große Verallgemeinerungsfähigkeit entwerfen und deren Qualität daran messen, inwieweit sie geeignet sind, die praktischen Probleme zu lösen. Der reflexive Theoriegebrauch erbringt ein hohes Maß an übertragbaren Erkenntnissen, welche häufig zu einem grundlegenden Bestandteil in den Wissenschaften werden – nicht nur in einer Disziplin. „Während die Wissenschaft Theorien gebraucht, um Warum-Fragen zu stellen, will die Kunstlehre mit Hilfe von Theorien Wie-Fragen beantworten" (Spode 1998, 31). Diese besitzen oft die Qualität von Gebrauchsanweisungen, da sie aber auf keinem Paradigma aufbauen, bleibt die Stabilität und Homogenität der wissenschaftlichen Disziplin prekär. Mit der geringen Neigung zur Grundlagenforschung wird es nicht gelingen, in den Kanon der etablierten verwendungsneutralen bzw. handlungsentlasteten (Habermas 1973) Wissenschaften vorzudringen. Nicht nur aus diesem Grund plädiere ich für Grundlagenforschung.[2]

Vielleicht gehört Ernährung aber auch zu jenen Denkgebieten, für die „standortfreies, unbezügliches Wissen gar nicht vorstellbar ist", weil ihr Gegenstand phänomenologisch konzipiert ist. Als phänomenologisch konzipierte Wissenschaften bezeichne ich jene, die sich aus beobachtbaren Erscheinungen ergeben und nicht aus der Forschungslogik der einzelnen Fächer entspringen. Die Physik beispielsweise ist eine nach wissenschaftlichen Kriterien definierte Betrachtungsweise einer ganzen Reihe von Phänomen. Nicht die mehr oder weniger zufällig physikalisch beobachteten Ereignisse bilden das Fundament, sondern sehr abstrakte Eigenschaftsbestimmungen, die in der Physik verwendeten Methoden, Instrumente, Vorgehensweisen etc. Deshalb kann die Physik alles Mögliche zu ihrem Gegenstand machen: Ernährung, Abfall, Flüsse etc. und die Phänomene jeweils physikalisch beschreiben. Dies garantiert auch die Verallgemeinerungsfähigkeit physikalischer Ergebnisse und ihre Rezeption durch andere Wissenschaften.

Ganz anders verhält es sich bei Wissenschaften, die sich vom Gegenstand her definieren wie die Ernährungswissenschaft, die Tourismuswissenschaft, die Agrarwissenschaft oder die Gesundheitswissenschaft. Denn diese phänomenologisch bestimmten Disziplinen haben sich mit verschiedensten Zugangs- und Betrachtungsweisen zu beschäftigen und diese gegenstandsbezogen zu integrieren. Die Ernährungswissenschaft beispielsweise hat chemische, biolo-

---

[2] In diesem Absatz greife ich weitgehend auf Spode (1998) zurück.

gische, physikalische, soziologische, ökonomische, historische und andere Facetten. Auf diesen verschiedenen wissenschaftlichen Feldern kann sie sich häufig nur mehr oder weniger kompetent verhalten. Das, was die phäno-menologisch konzipierten Wissenschaften zusammenhält, ist nicht die Forschungslogik, sondern die Lebenspraxis, die zur Begründung der Frage herangezogen wird, welche Disziplinen innerhalb der Ernährungswissenschaft vertreten sein sollten. Diese Art der Bestimmung enthält viel Willkürliches und ist deshalb wissenschaftsintern stets umstritten. Ein weiteres Problem ist, dass durch die multidisziplinäre wissenschaftliche Bearbeitung der lebenspraktische Zusammenhang in viele kleine, jeweils der Logik der einzelnen Wissenschaften entsprechende Facetten zergliedert wird und eine wissenschaftliche Resynthese zum ursprünglichen Gesamtphänomen kaum mehr gelingen kann. So lassen sich die chemischen Erkenntnisse nicht direkt an die soziologischen anschließen, sondern müssen als unterschiedliche Perspektiven auf das gleiche Phänomen nebeneinander stehen bleiben.

Grundfragen für eine Soziologie des Essens

Am Schluss möchte ich etwas zu meiner Wissenschaft, der Soziologie, sagen. Drei Aspekte bilden meiner Meinung nach das Fundament für die Konzeption einer Soziologie des Essens:[3]
Der Frage nach dem Verhältnis von Natur und Kultur kann man bei körperbezogenen Tätigkeiten und Lebensgebieten nicht ausweichen, weil ansonsten deren Spezifik, beiden Welten anzugehören, nicht deutlich wird und die Gefahr, entweder naturalistisch oder kulturalistisch zu argumentieren, sehr groß ist. Für eine soziologische Betrachtungsweise bedeutet dies, wenn sie sich auf jeden Fall auf die „sichere Seite" begeben will, sich auf solche Aspekte zu beschränken, die zweifelsfrei ausschließlich soziale und kulturelle Qualität besitzen und nicht – wie typisch für körperbezogene Tätigkeiten und Lebensbereiche – in beide Sphären hineinreichen. Dies hat jedoch zur Folge, nur allgemeine soziale Prozesse und Strukturen, die sich überall in der Gesellschaft ausprägen, zu thematisieren. Ausgerechnet die Aspekte, die die Eigenart des Essens ausmachen, die auf der Grenzlinie zwischen Natur und Kultur angesiedelt sind, fallen damit aus der soziologischen Betrachtung heraus.
Große Teile des Nahrungsgeschehens wie die kulturellen Bedeutungen von Lebensmitteln, die Küchen und die Mahlzeiten lassen sich nicht auf rationale, sprich sinnorientierte Handlungen zurückführen. Sie gehören ganz offensichtlich zu den Alltagsroutinen. Diese werden zumeist unreflektiert und gewohnheitsmäßig ausgeführt und sind nur in der Minderzahl der Fälle ab-

---

[3] Zur ausführlichen Konzeption s. mein gleichnamiges Buch (Barlösius 1999).

sichtsvoll und bewusst orientiert. Damit gehört die Ernährung zu jenen Lebensgebieten, bei denen wir uns unmittelbar praktisch verhalten, ohne vorher den Handlungsablauf dafür zu entwerfen. Gerade diese Handlungs- und Verhaltensbereiche sind aber die tragenden Elemente des gesamten Lebensgebietes, die zudem seine Eigenart bestimmen.

An diese tragenden Elemente knüpfen aber auch jene sozialen Aspekte an, die von allgemeinerer Qualität sind, wie Prozesse der sozialen Differenzierung, Vergemeinschaftung und Vergesellschaftung. Damit verbinden sie das Lebensgebiet mit anderen. Genau diese Verbindungen zu erfassen ist der Aufgabenbereich einer Soziologie des Essens, die weder nur verzückt an den kulturellen Besonderheiten schnüffelt, noch sich darauf beschränkt, allgemeine soziale Prozesse und Strukturen beim Essen zu identifizieren. Zusammengefasst: Sie hat den Eigensinn mit dem Allgemeinen zusammenzubringen.

Ganz am Schluss habe ich mich der Frage zu stellen, in welchem Fach die Soziologie des Essens anzusiedeln ist: in der Soziologie oder in der Ernährungswissenschaft. Das Thema Essen hat in der Mehrzahl der Kultur- und Sozialwissenschaften lediglich den Status eines aparten Themas. Dies hat verschiedenste Gründe, der wichtigste ist sicherlich, dass es mit weiblichen Tätigkeiten assoziiert und von daher mit geringem Prestige ausgestattet ist. Innerhalb der Soziologie wird das Phänomen Essen nur im Kontext mit anderen körperbezogenen Tätigkeiten und Lebensgebieten etabliert werden können. Eine Etablierung innerhalb der Soziologie hätte sich primär mit dem Aspekt der Verknüpfung von allgemeinen sozialen Strukturen mit den eigensinnigen beim Essens zu beschäftigen. Daneben halte ich es für dringend notwendig, die Soziologie des Essens innerhalb der Ernährungswissenschaft fest zu verankern und sie dort mit Beratungslehre und Fachdidaktik und Haushaltswissenschaft eng zu verkoppeln. Beide institutionellen Verankerungen sollten selbstverständlich auf das engste zusammenarbeiten.

Literatur

Barlösius E (1999) Soziologie des Essens. Eine sozial- und kulturwissenschaftliche Einführung in die Ernährungsforschung. Juventa, Weinheim

Habermas J (1973) Zur Logik der Sozialwissenschaften. Materialien. 3. Aufl, Suhrkamp, Frankfurt a. M.

Klose F (1960) Die Ernährung – im Lichte der Forschung. Die Ernährungswirtschaft 7: 219–227

Spode H (1998) „Grau, treuer Freund..." Was ist und wozu dient Theorie? In: Burmeister, HP (Hrsg) Auf dem Weg zu einer Theorie des Tourismus. Dokumentation einer Tagung der Evangelischen Akademie Loccum. Evangelische Akademie Protokollstelle, Rehberg-Loccum, S 21–40

Weber M (1973) Soziologie. Universalgeschichtliche Analysen. Politik. 5. Aufl, Kröner, Stuttgart

Die Zukunft der Ernährungswissenschaft aus Sicht der Ernährungspsychologie

JOACHIM WESTENHÖFER

Ernährungspsychologie kann gleichermaßen als Teilgebiet der Ernährungswissenschaften wie auch als Teilgebiet der Psychologie verstanden werden. Der Start der Ernährungspsychologie kann auf das Jahr 1975 datiert werden. Damals versuchte eine interdisziplinäre Gruppe von Wissenschaftlern im Rahmen der Dahlem-Konferenzen eine Bestandsaufnahme des Wissens zu drei grundlegenden Fragen, die auch heute noch als Kernfragen der Ernährungspsychologie verstanden werden können (Silverstone 1975):

- Warum beginnen wir mit Essen?
- Warum beenden wir das Essen?
- Warum essen wir genau das, was wir essen?

Wenngleich die Formulierung dieser Fragen einfach anmutet, sind wir von einer umfassenden Antwort darauf auch heute noch weit entfernt. Es ist jedoch deutlich geworden, dass Antworten auf diese Fragen nicht von einer einzelnen Wissenschaftsdisziplin gegeben werden können, sondern dass die Komplexität und Vielschichtigkeit des Phänomens Essen einen interdisziplinären Ansatz erfordert, der naturwissenschaftliche Ansätze ebenso umfasst wie human-, sozial- und kulturwissenschaftliche Perspektiven.

Unter diesen verschiedenen Perspektiven scheint Ernährungspsychologie in den letzten Jahren eine zunehmende Bedeutung erlangt zu haben. Mehrere Facetten lassen sich hierbei ausmachen.

Faszination der Ernährungspsychologie

Essen und damit die Nahrungsaufnahme gehört zu den Grundbedürfnissen des Menschen. Wie Sexualität ist Nahrungsaufnahme eine biologische Notwendigkeit, ohne die das Überleben der Menschheit nicht denkbar wäre. Interessanterweise ist Essen wie Sexualität mit einer starken hedonistischen und Genussdimension ausgestattet, die Menschen zu entsprechendem Verhalten motiviert. Essen gehört zu den wichtigsten Aktivitäten des Menschen, die ihm Genuss verschaffen (Westenhoefer u. Pudel 1993). Es kann spekuliert werden, dass diese hedonistische Qualität und Motivationsfunktion im Lauf der Evolution zur Überlebenssicherung herausgebildet wurden. Diejenigen, die Spaß am Essen haben, hatten eine höhere Chance ein fortpflanzungsfähiges Alter zu erreichen und einen Sexualpartner zu finden; diejenigen, die Spaß an Sexualität empfinden können, hatten eine höhere Chance ihre Gene an nachfolgende Generationen weiterzugeben.

Von Seiten vieler Ernährungswissenschaftler wird darauf hingewiesen, dass die Quantität und Qualität der Nahrungsmittelversorgung heute so gut ist wie nie zuvor in der Menschheitsgeschichte. Daher seien ernährungsabhängige Erkrankungen primär darauf zurückzuführen, dass die Menschen ihr Essverhalten nicht – nach ernährungsmedizinischen Kriterien – optimal gestalten. An die Ernährungspsychologie wird die Frage herangetragen, warum Menschen sich nicht vernünftig ernähren, und was getan werden kann, um ein gesünderes Ernährungsverhalten zu erreichen. Es geht darum, eine Erklärung für scheinbar irrationales Verhalten zu finden und diese Erklärung in Interventionsansätze im Rahmen von Ernährungsaufklärung, -erziehung, -beratung und -therapie zu übersetzen.

Jedoch stoßen rein rationale Forderungen nach einem verbesserten Ernährungsverhalten bzw. nach einem verbesserten Gesundheitsverhalten im Allgemeinen häufig auf Skepsis und wenig Gegenliebe. Zum einen werden solche Forderungen oft als Einschränkung oder Verbot formuliert oder sie werden, selbst wenn sie so nicht formuliert sind, vom Adressaten so verstanden. Auf einer Fotopostkarte wurde diese Grundeinstellung einmal pointiert zusammengefasst: „Das Schöne im Leben hat einen Haken: es ist unmoralisch, illegal oder macht dick!" Entsprechend wird unterstellt, dass zwar durch vernünftiges Gesundheitsverhalten das Leben verlängert werden kann, aber dabei die Lebensqualität zu kurz kommt. Zum anderen wird der Erfolg von Gesundheitsverhalten durchaus zweifelhaft gesehen, im Einzelfall durchaus nachvollziehbar, da Aussagen über günstiges Gesundheitsverhalten in der Regel auf statistisch-epidemiologischen Erkenntnissen beruhen. Dies bedeutet, dass ein bestimmtes Gesundheitsverhalten bestenfalls die Wahrscheinlichkeit erhöht, länger gesund zu bleiben oder länger zu leben. Weder ist das Gesundheitsverhalten eine Garantie für den gewünschten Effekt, noch ist sicher, dass ungünstiges Verhalten mit einer verkürzten Lebenserwartung einhergeht. Wie häufig, wird in diesem Zusammenhang der Großvater ins Feld geführt, der stets geraucht, fettreich gegessen und regelmäßig Alkohol getrunken hat, und dennoch über 90 Jahre alt geworden ist. Um so faszinierender, wenn diese Zweifel durch Pressemeldungen bestätigt werden: „Mit leichten Zigaretten 114 Jahre alt werden. Ältester Mensch der Welt ist Raucher", lautete die Schlagzeile aufgrund einer afp-Meldung im August 1997 (Lauenburger Landeszeitung, 6. Aug. 1997, S 24).

Warum Essverhalten nicht einfach als gesundheitsförderliches Verhalten realisiert wird, wird deutlich, wenn man berücksichtigt, dass Essverhalten heute eine Aufgabe des Entscheidens zwischen den vielfältigen Alternativen ist, die der moderne Lebensmittelmarkt bietet. Wir können unmöglich alles essen, sondern müssen ein Auswahl treffen. Diese Auswahlentscheidung wird von einem vielschichtigen Bedürfnismosaik bestimmt, in das neben hedonistischen Motivstrukturen, soziale wie kulturelle Bestimmungsgründe, emotionale Bedürfnisse und kognitive Strukturen wie Einstellungen und Überzeugungen eingehen. Gesundheitsüberlegungen bilden bestenfalls eines von vielen Motiven, und die Vorstellung, dass ein einzelnes solches Motiv das Essverhalten von Menschen bestimmen kann, muss schlicht als naiv bezeichnet werden. Essverhalten resultiert aus diesem Bedürfnismosaik als subjektiv optimiertes Verhalten, d. h. Menschen treffen ihre Auswahlentscheidung so, dass die Summe ihrer Motive und Bedürfnisse zu einem gegebenen Zeitpunkt optimal abgedeckt sind. Das Problem besteht darin, dass dieses subjektiv optimierte Verhalten natürlich nicht automatisch *objektiv optimal* im Sinne ernährungsphysiologischer oder ernährungsmedizinischer Überlegungen sein muss. Die psychosozialen Bedürfnisse der Menschen können zum physiologischen Bedarf des Organismus diskrepant sein. Hier aber von *Fehlverhalten* zu sprechen, geht an der psychischen Realität der Menschen vorbei (Pudel u. Westenhöfer 1998).

Eine weitere Facette der Aktualität der Ernährungspsychologie besteht im hohen Eigenbezug und in der Faszinationskraft ihrer Themen. Essen tut jeder, das geht jeden an. Der Zusammenhang zwischen Essen und dem eigenen Befinden, der oft subjektiv erlebt, aber nicht verstanden wird, übt auf viele eine nahezu magische Anziehungskraft aus. Wenn die wissenschaftliche Ernährungspsychologie einen kleinen Puzzlebaustein dieses komplizierten Mosaiks enthüllt, finden diese Erkenntnisse oft plakativ verstärkt, manchmal grotesk entstellt, ihren Widerhall in den Publikumsmedien wie Zeitschriften oder Fernsehen. Als die Studien von Michael Green (Green u. Rogers 1995, 1998) in Reading publik wurden, der zeigen konnte, dass die Einschränkung der Nahrungszufuhr durch die Diäten zu Beeinträchtigungen des Kurzzeitgedächtnisses und verschiedener kognitiver Funktionen führt, berichtete das Fernsehen unter dem Titel „Diät macht dumm!". Die Studien und noch mehr die Hypothesen zu den Auswirkungen der Nährstoffrelation auf den Serotoninstoffwechsel im Hypothalamus (z.B. Wurtman u. Wurtman 1984) dienten leicht als Erklärung, warum Schokolade glücklich oder gar süchtig macht, und damit als biochemische Rechtfertigung für ein psychosoziales Problem, unter dem immerhin 28 % der deutschen Frauen leiden (Westenhöfer 1996).

Der Beitrag der Ernährungspsychologie zur Ernährungswissenschaft

Ernährungspsychologische Forschung und Theoriebildung haben ihre Wurzeln in mindestens drei Teildisziplinen der Psychologie:

- in der experimentellen Allgemeinen Psychologie,
- in der Klinischen Psychologie und
- in der Gesundheitspsychologie.

In der experimentellen Allgemeinen Psychologie standen und stehen Studien zur sensorischen Wahrnehmung und zur Ernährungsphysiologie, insbesondere zur Regulation von Hunger, Appetit und Sättigung im Mittelpunkt. Sensorik und Ernährungsphysiologie markieren also hier die Schnittstellen zur Ernährungswissenschaft.

In der Klinischen Psychologie steht die Untersuchung von Ursachen und Bedingungen für die Aufrechterhaltung von psychischen Störungen im Mittelpunkt sowie Entwicklung und Überprüfung von Behandlungsmöglichkeiten für solche Störungen. In den letzten Jahrzehnten hat eine Übertragung und Ausweitung klinisch-psychologischer Theoriebildung und Methodik auf psychosomatische und somato-psychische Erkrankungen, sogar auf „rein somatische" Erkrankungen stattgefunden, wobei dieses Teilgebiet oft als Verhaltensmedizin bezeichnet wird. Dabei wird auf theoretischer Basis auch die Unterscheidbarkeit von psychischen und somatischen Erkrankungen in Frage gestellt und stattdessen ein „bio-psycho-soziales Modell" von Krankheit und Gesundheit favorisiert. Die Themenfelder der Ernährungspsychologie sind in diesem Rahmen psychiatrische Essstörungen, wie Anorexia nervosa, Bulimia nervosa und Binge Eating Disorder, die Adipositas, die im Allgemeinen nicht als psychische Störungen angesehen werden kann (dennoch kommt die Verhaltenstherapie als Interventionsmethode schätzungsweise bei mehr Adipösen zum Einsatz als bei allen anderen Störungen zusammengenommen) und chronische Stoffwechselstörungen wie Diabetes melitus. Bei diesen Krankheitsbildern sind unmittelbare Bezüge zur Ernährungsmedizin als Teilgebiet der Ernährungswissenschaft gegeben.

Ein relativ neuer Zweig der Psychologie ist die Gesundheitspsychologie, die sich mit dem Bedingungen von Gesundheitsverhalten befasst. Unter Gesundheitsverhalten wird dabei jedes gesundheitsrelevante Verhalten verstanden, also gesundheitsförderliches Verhalten (z. B. Ernährung, Bewegung, Zahnhygiene etc.) ebenso wie gesundheitsschädigendes Verhalten (z. B. Rauchen). Gesundheitspsychologie hat enge Bezüge zu den Gesundheitswissenschaften (Health Sciences, Public Health, Health Promotion), die in der deutschen Wissenschaftslandschaft ja erst eine vergleichsweise kurze Tradition haben. Seit einigen Jahren wird als Schnittstelle zwischen Ernährungswissenschaft und Gesundheitswissenschaft von „Public Health Nutrition" gesprochen. Public Health Nutrition zielt auf die Förderung der Gesundheit durch Ernährung und auf die primäre Prävention von ernährungsabhängigen Erkrankungen in der gesamten Bevölkerung (Nutrition Society 1997).

Die Determinanten von Ernährungsverhalten

Die Grundlagen einer bedarfsgerechten Ernährung können durch die naturwissenschaftlich geprägte Ernährungswissenschaft als weitgehend aufgeklärt angesehen werden. An die angewandte Ernährungspsychologie wird daher die Frage herangetragen, wie diese Erkenntnisse der Bevölkerung vermittelt werden können und welche Hindernisse es dabei gibt.

In der Praxis der Ernährungsberatung und -aufklärung scheint das vorherrschende Modell für menschliches Essverhalten die Vorstellung zu sein, dass primär kognitive Strukturen – Einstellungen, aber vor allem Wissen – das Essverhalten bestimmen. Die zugrunde liegende Überzeugung der professionell Handelnden scheint zu sein, „wer nur will, der kann". Entsprechend sind Interventionsstrategien zumeist auf die Vermittlung von vermeintlich relevantem Ernährungswissen ausgerichtet. Wenn dann ein Klient oder Patient sein Verhalten nicht ändern kann, wird von Non-Compliance gesprochen. Dass derartig simple Modelle jeder realistischen Grundlage entbehren, müsste eigentlich spätestens seit der Zeit bekannt sein, in der die Gesundheitspsychologie das Health-Beliefs-Modell entwickelt hat (Ajzen u. Fishbein 1980). Dieses Modell, das sich in vielen Bereichen zur Erklärung von Gesundheitsverhalten bewährt hat, und seine moderne Weiterentwicklung zeigt auf, dass das Wissen um die gesundheitlichen Folgen des eigenen Handelns – in der sozial-kognitiven Psychologie als outcome expectation oder Konsequenzerwartung bezeichnet – nur in einem sehr geringem Ausmaß Gesundheitsverhalten erklären kann (vgl. Schwarzer 1996).

Exemplarisch kann die begrenzte Bedeutung der kognitiven Steuerung für das Essverhalten an zwei Studien illustriert werden. In einer Repräsentativbefragung wurde jeweils die Hälfte der Probanden gebeten, ihre spontane Assoziation zum Stichwort „Essen" bzw. zum Stichwort „Ernährung" zu nennen (Westenhoefer u. Pudel 1990). Die Ergebnisse (siehe Abb. 1) lassen erkennen, dass „Ernährung" durchaus assoziativ mit Gesundheitsinhalten verknüpft ist. „Essen" hingegen ist in sehr hohem Ausmaß durch die Assoziation mit „Lust und Genuss" verknüpft, und beim Thema „Essen" denkt kaum jemand an Gesundheit, Vollwertkost oder Chemie in der Nahrung. Das zweite Beispiel kann dem Ernährungsbericht 1984 (Deutsche Gesellschaft für Ernährung 1984) entnommen werden (Tab. 1). Kinder ab

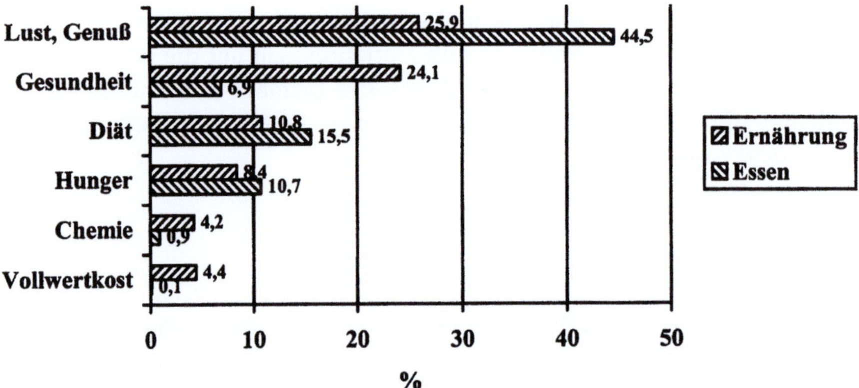

Abb. 1. Häufigkeit der spontanen Assoziationen auf das Stichwort „Essen bzw. Ernährung". Ergebnisse einer Repräsentativbefragung (Westenhoefer u. Pudel 1990)

Tabelle 1. Gruppierung von 32 Lebensmitteln nach Ähnlichkeit durch Kinder von 6 bis 10 Jahren (Deutsche Gesellschaft für Ernährung 1984)

	Gruppe 1	Gruppe 2	Gruppe 3	Gruppe 4
Lebensmittel	Vollkornbrot	Kakao	Nussnougatcreme	Pudding
	Nudelsuppe	Vollmilch	Currywurst	Bonbons
	Kartoffeln	Möhren	Fischstäbchen	Hamburger
	Graubrot	Erbsen	Hähnchen	Cola
	Wurst	Banane	Spaghetti	Schokoriegel
	Tomate	Ei	Brötchen	Konfitüre
	Käse	Salat		Salzgebäck
	Kotelett	Orange		Schokolade
		Birne		
		Apfel		
Charakterisierung	Wenig dick machend	Nicht dick machend	Weniger dick machend	Sehr dick machend
	macht sehr stark	macht sehr stark	macht stark gesund	macht nicht stark
	gesund	sehr gesund	sehr beliebt	nicht gesund
	nicht beliebt	sehr beliebt		sehr beliebt

6 Jahren sollten verschiedene Kärtchen von 32 Lebensmitteln nach verschiedenen Kriterien sortieren. Als Ergebnis ergaben sich vier Gruppen, die in Tab. 1 wiedergegeben sind. Dabei zeigt sich, dass die Kinder im Großen und Ganzen bereits über relativ zutreffende Ernährungskategorien verfügen. Jedoch hat dieses Ernährungswissen keinerlei Einfluss auf ihre Vorlieben.

Zur Erklärung von menschlichem Essverhalten müssen neben kognitiven Strukturen mindestens drei weitere Faktorenbündel in Betracht gezogen werden.

Zunächst unterliegt das Essverhalten einer biologischen Regulation, die zum Teil genetisch determiniert ist. Die Bedeutung des genetischen Faktors wird nicht zuletzt durch die Erkenntnis untermauert, dass Übergewicht und Adipositas zu einem erheblichen Ausmaß durch die Erbanlagen mitbestimmt sind. Dies wurde z.B. durch die Untersuchungen am dänischen Adoptionsregister eindrucksvoll aufgezeigt (Stunkard et al. 1986). Das Gewicht von Adoptivkindern ähnelte dem ihrer biologischen Eltern, bei denen sie ja gar nicht aufgewachsen waren, sondern von denen sie „nur" die Erbanlagen geerbt haben. Zum Gewicht der Adoptiveltern gab es hingegen keine Beziehung. Dies bedeutet, dass im Hinblick auf das Körpergewicht die Auswirkung des familiären Essverhaltens und der Ernährungserziehung gegenüber der genetischen Veranlagung von untergeordneter Bedeutung war. Zu einem inhaltlich gleichen Ergebnis kamen Zwillingsstudien von Stunkard et al. (1990). Eineiige Zwillinge mit ihren identischen Erbanlagen waren sich in ihrem Körpergewicht als Erwachsene viel ähnlicher als zweieiige Zwillinge, die ihre Erbanlagen nur zu 50 % teilten. Dabei spielte es auch keine Rolle, ob die eineiigen Zwillinge gemeinsam in derselben Familie oder getrennt aufgewachsen waren. Aus evolutionsgenetischer Sicht kann die Fähigkeit, in Zeiten von Nahrungsüberfluss Fettpolster und damit Energiereserven anzulegen, als Vorteil verstanden werden. Durch diese Energiereserven können Zeiten der Nahrungsknappheit, die für die Menschheitsgeschichte bislang prägend waren, besser überlebt werden. Doch nicht nur die Fähigkeit Fett zu speichern und das Körpergewicht sind genetisch determiniert, auch das Verhalten selbst hat eine genetische Komponente. Gut belegt ist die angeborene Präferenz für süßen Geschmack. Schon Neugeborene reagieren noch vor dem ersten Stillkontakt positiv auf Süßes (Steiner 1977). Vermutlich hat auch die Präferenz für Fettes eine genetische Basis, da Süßes und Fettes sensorische Merkmale für energiereiche Lebensmittel sind, deren Verzehr in Zeiten der Nahrungsknappheit einen wichtigen Beitrag zum Überleben liefert. Geht man davon aus, dass die Präferenz für solche Geschmackseindrücke einen evolutionären Selektionsvorteil darstellt, ergibt sich ein prägnanter Kontrast zwischen den Ernährungsratschlägen die heute im Schlaraffenland Ernährungsberatung und -aufklärung an die Bevölkerung richten und den Verhaltensstrategien, die sich im Lauf der Evolution angesichts von Nahrungsknappheit als günstig erwiesen haben (siehe Tab. 2). Offenbar steht unser gesamtes genetisches Verhaltensprogramm im Widerspruch zu den Anforderungen der modernen Ernährung.

Ein weiteres Faktorenbündel bei der Steuerung des Essverhaltens kann in einer Vielzahl von Konditionierungsprozessen, also gelernten Reiz-Reaktions-

Tabelle 2. Ernährungsratschläge zum Überleben

Im Schlaraffenland	Im Lauf der Evolution
Iss nicht zuviel	Iss möglichst viel
Iss wenig Fett	Iss möglichst viel Fett
Vermeide energiedichte Lebensmittel	Vermeide Lebensmittel mit geringer Energiedichte
Iss nicht zwischendurch	Iss, wann immer Du die Möglichkeit dazu hast
Möglichst viel Bewegung	Bewege Dich nur, wenn es sein muss

Verbindungen gesehen werden, die das Essverhalten quasi automatisiert mitbestimmen. So kann die Frage „Hast Du Hunger?" um die Mittagszeit gestellt, viele Zeitgenossen zu einer charakteristischen Armbewegung veranlassen, die den Eindruck vermittelt, als könne der Hungerzustand am linken Handgelenk abgelesen werden. Der Anblick oder der Geruch von leckerem Essen kann genauso appetitauslösend sein, wie der Anblick des Tagesschausprechers, der manche veranlasst, Bier aus dem Kühlschrank oder Erdnüsse aus dem Wohnzimmerschrank zu holen.

Schließlich beginnen wir langsam zu verstehen, dass die Nahrungsaufnahme selbst Rückwirkungen auf das Verhalten, Erleben und Empfinden haben kann. Unter dem Titel „Diet and Behaviour" hat ein relativ neuer Wissenschaftszweig begonnen, solche Wechselwirkungen zu untersuchen. So konnten wir lernen, dass das Verhältnis von Kohlenhydraten und Proteinen in der Nahrung unter bestimmten Umständen die Produktion des Neurotransmitters Serotonin im Hypothalamus beeinflussen kann. Auf diesem Weg kann eine kohlenhydratarme und proteinreiche Ernährung zu depressiver Verstimmung und zur Entstehung von Kohlenhydrat- oder Süßhunger beitragen (Wurtman u. Wurtman 1984).

Aktuelle Forschungstrends

Da es keine eigene Zeitschrift der Ernährungspsychologie gibt, lassen sich die aktuellen Forschungstrends der Ernährungspsychologie vielleicht am ehesten an einer inhaltlichen Auswertung der Zeitschrift „Appetite" ablesen. Dabei muss sicherlich eingeschränkt werden, dass Appetite vom Verständnis her interdisziplinär angelegt ist, wie der Untertitel verrät: „Determinants and consquences of eating and drinking". Dazu wurden alle Originalbeiträge der Jahrgänge 1998 und 1999 einer von sieben inhaltlichen Kategorien zugeordnet (siehe Abb. 2). Wie der Abbildung zu entnehmen ist, beschäftigt

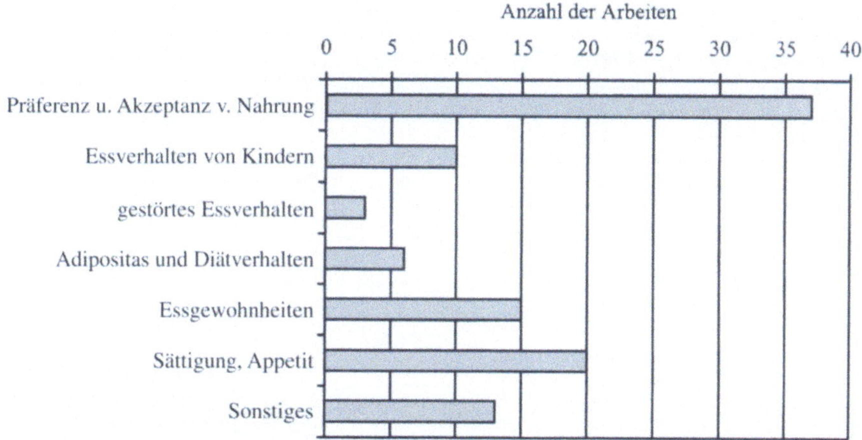

Abb. 2. Inhaltliche Kategorisierung der Arbeiten in der Zeitschrift *Appetite* in den Jahrgängen 1998–1999

sich der größte Teil der Beiträge der letzten Jahre mit dem Thema „Präferenz und Akzeptanz" von Nahrung, gefolgt von Beiträgen zur Appetit- und Sättigungsregulation. Neben der allgemeinen Beschreibung von Essgewohnheiten und Mahlzeitenmustern stellt die Untersuchung des kindlichen Essverhaltens einen weiteren Schwerpunkt dar. Klinische und subklinische Essstörungen, Diätverhalten und Adipositas stellen ein weiteres Forschungsfeld dar.

Die Zukunft der Ernährungswissenschaft

Die Geschichte der Ernährungspsychologie ist von Anbeginn bis heute durch eine interdisziplinäre Perspektive auf das Phänomen Essen geprägt. Mir schiene es reizvoll und fruchtbar, wenn diese interdisziplinäre Perspektive auch von anderen ernährungswissenschaftlichen Disziplinen übernommen würde. Ein gemeinsamer Ausgangspunkt könnte dafür die Betrachtung der Nahrungskette aus den verschiedenen Blickwinkeln mit den jeweils spezifischen Fragestellungen sein (siehe Abb. 3). Die verschiedenen disziplinären Fragestellungen würden sich damit beschäftigen, jeweils Determinanten wie Konsequenzen der Ernährung in einem wissenschaftlichen Kontext zu untersuchen, beispielsweise physiologische Determinanten bzw. Konsequenzen der Ernährung, psychologische Determinanten bzw. Konsequenzen sowie soziale Determinanten und Konsequenzen. Ernährung wird dabei nicht auf singuläre Funktionen eingeschränkt verstanden, sondern als komplexes Phänomen der

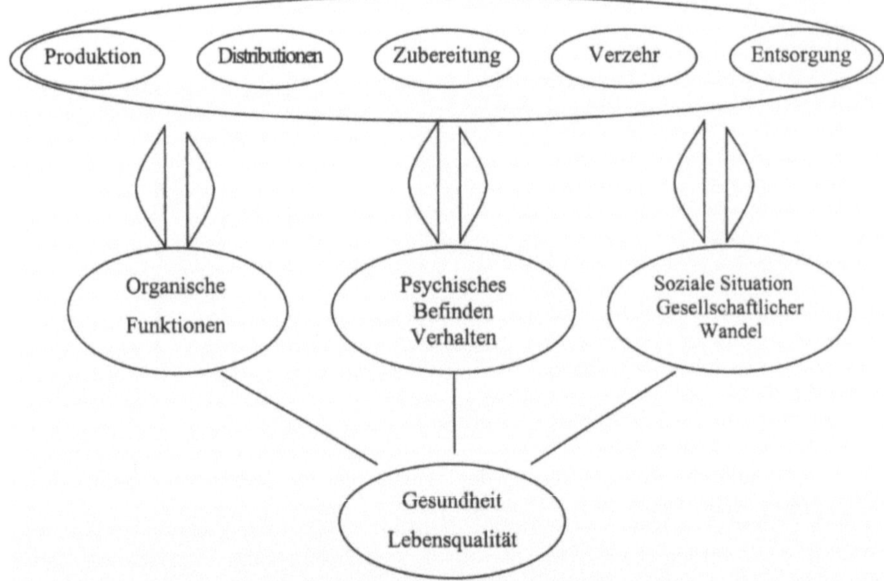

Abb. 3. Ernährungswissenschaftliche Perspektiven auf die Nahrungskette

gesamten Nahrungskette. Die verschiedenen ernährungswissenschaftlichen Disziplinen könnten somit genau definieren, welche Elemente und Perspektiven sie bearbeiten und gezielt Fragen an benachbarte Teildisziplinen richten. Es scheint unvermeidlich zu sein, dass die Komplexität dieses Feldes nicht durch eine einzige Wissenschaft bearbeitet werden kann, sondern dass ein Verständnis kooperierender Ernährungswissenschaften entwickelt werden muss. Insgesamt ist an die Ernährungswissenschaften die Frage gestellt, wie sich Gesundheit und Lebensqualität der Menschen weiter entwickeln lassen.

Ausgehend von diesem Szenario ergibt sich die Schlussfolgerung, dass die gegenwärtige, dominant naturwissenschaftlich geprägte Ernährungswissenschaft sehr dringend um psychologische, sozial- und kulturwissenschaftliche Disziplinen ergänzt werden muss, wenn sie die Herausforderungen der Zukunft bewältigen will.

Exemplarisch für die gegenwärtige Wissenschafts- und Hochschullandschaft lässt sich hier die Situation der Ernährungspsychologie beschreiben. Diese Situation ist durch drei einander bedingende Problembereiche gekennzeichnet:

Ernährungspsychologie ist nur an wenigen Hochschulen überhaupt personell vertreten.

Ernährungspsychologie hat in ihrer Mittelstellung zwischen Psychologie und Ernährungswissenschaft kaum eigene Forschungsressourcen. Ernährungspsychologische Forschungsanträge haben sowohl in der naturwissenschaftlichen bzw. ernährungsmedizinischen Ernährungswissenschaft als auch in der akademischen Psychologie den Status von Exoten. Auch die Industrie und Wirtschaft investieren wenig in diesen Bereich, da Ernährungsverhalten nicht unbedingt in profitable Produktentwicklung umgesetzt werden kann.

Aufgrund dieser Situation gibt es auch für wissenschaftlichen Nachwuchs keinen attraktiven Stellenmarkt.

Soll eine solche Komplementierung der Ernährungswissenschaften durch psychologische, sozial- und kulturwissenschaftliche Perspektiven mehr als eine reines Lippenbekenntnis sein, müssen hierfür auch entsprechende Forschungs- und Lehrressourcen geschaffen werden. In Zeiten, in denen eine Erweiterung von Ressourcen aufgrund politischer Vorgaben nicht sonderlich wahrscheinlich ist, muss eine solche Zuordnung im Zweifelsfall auch zulasten traditionell besser ausgestatteter Ernährungswissenschaften gehen.

Literatur

Ajzen I, Fishbein M (1980) Understanding attitudes and predicting social behavior. Prentice-Hall, Englewood Cliffs, NJ

DGE-Deutsche Gesellschaft für Ernährung (Hrsg) (1984) Ernährungsbericht 1984. Henrich, Frankfurt a. M.

Green MW, Rogers PJ (1995) Impaired cognitive functioning during spontaneous dieting. Psychological Medicine 25:1003–1010

Green MW, Rogers PJ (1998) Impairments in working memory associated with spontaneous dieting behaviour. Psychological Medicine 28:1063–1070

Nutrition Society (1997,) Public Health Nutrition. Document No. 1, 7. August. Eigenverlag, London

Pudel V, Westenhöfer J (1998) Ernährungspsychologie. Eine Einführung. 2. überarb. und erw. Aufl, Hogrefe, Göttingen

Schwarzer R (1996) Psychologie des Gesundheitsverhaltens. 2. Aufl, Hogrefe, Göttingen

Silverstone T (Ed) (1975) Appetite and food intake. Report of the Dahlem workshop on appetite and food intake. Abakon, Berlin

Steiner JE (1977) Facial expressions of the neonate infant indicating the hedonics of food-related chemical stimuli. In: Weiffenbach JM (Ed) Taste and development. United States Department of Health, Education and Welfare, Bethesda/MD

Stunkard AJ, Sörensen TIA, Hanis C, Teasdale TW, Chakraborty R, Schull WJ, Schulsinger F (1986) An adoption study of human obesity. New England Journal of Medicine 314:193–198

Stunkard AJ, Harris JR, Pedersen NL, McClearn GE (1990) The body-mass index of twins who have been reared apart. New England Journal of Medicine 322:1483–1487

Westenhöfer J (1996) Gezügeltes Essen und Störbarkeit des Essverhaltens. 2. Aufl, Hogrefe, Göttingen

Westenhoefer J, Pudel V (1990) Einstellungen der deutschen Bevölkerung zum Essen. Ernährungs-Umschau 37:311–316

Westenhoefer J, Pudel V (1993) Pleasure from food: Importance for food choice and consequences of deliberate restriction. Appetite 20:245–249

Wurtman RJ, Wurtman JJ (1984) Nutrients, neurotransmitter synthesis, and the control of food intake. In: Stunkard AJ, Stellar E (Eds) Eating and its disorders. Raven Press, New York, S 77–86

Wissensmanagement

PETER WIESNER

Nicht nur im Berufsleben müssen rationelle Entscheidungen schnell und sicher getroffen werden. Entscheidungen sind ebenso im Alltag zu treffen, wenn beispielsweise der Konsument im Lebensmittelgeschäft am Regal steht und dabei die Qual der Wahl hat. Kriterien zur Bewertung von Lebensmitteln sind sicherlich nicht nur der Preis, das Aussehen oder der Markennamens eines Lebensmittels. Insbesondere ein Ernährungswissenschaftler oder Lebensmittelchemiker trifft seine Wahl hierbei auch aufgrund seines im Laufe seines Lebens angesammelten Wissens um deren Inhaltsstoffe. Dieses Wissen ist sicherlich auch sehr stark subjektiv geprägt, basierend auf einer Kombination von Lehrbuchwissen und der individuellen Interpretation von oft auch widersprüchlichen Daten und Informationen verschiedenster Quellen und Datenformate (Erfahrung). Aufgrund der enormen Vielfalt der hierbei zugrunde liegenden Parameter ist es auch außerordentlich schwierig, dieses Wissen weiteren Personen nachvollziehbar zu vermitteln. Besonders leicht kommt es zu Unklarheiten und Missverständnissen, wenn die Diskussionspartner über unterschiedliche Vorbildung verfügen. So ist es nicht verwunderlich, dass die aktuelle Diskussion über Lebensmittelqualität, Functional Food oder gentechnisch veränderte Lebensmittel häufig eher auf emotionaler als auf rationaler Ebene verläuft. Ein wichtiges Ziel modernen Wissensmanagements in der Ernährungswissenschaft ist es daher, die Grundlage für das Verständnis auch komplexer Zusammenhänge zu legen, kontinuierlich zu aktualisieren, und dieses in nachvollziehbarer und allgemein verständlicher Form zu kommunizieren.

Dass dies trotz aller Fortschritte des Kommunikationszeitalters keine einfache Aufgabe ist, soll an einem auf den ersten Blick trivial erscheinenden Beispiel aufgezeigt werden: Jeder Biertrinker kennt den Unterschied zwischen einem amerikanischen Dosenbier und einem typischen deutschen Hefeweißbier. *Warum* aber ist der Geschmack der beiden Biere so völlig unterschiedlich?

Das Wissen um die Kunst des Bierbrauens wurde über Jahrhunderte hinweg aufgebaut und durch die moderne Brauwissenschaft bis in die feinsten Details vervollständigt. Wissenschaftler können seit einigen Jahren das Geheimnis des typischen Weißbiergeschmacks unter anderem durch die spezielle Biochemie der verwendeten obergärigen Hefesorten erklären. In einem bei der traditionellen Weißbierherstellung verwendeten offenen Gärbottich finden im

Schaum an der Oberfläche, der so genannten Kräusendecke, besondere biochemische Vorgänge statt. Durch den begrenzten Zutritt von Luft bildet sich ein mikroaerophiles Milieu, in dem durch hefeeigene Enzyme eine oxidative Decarboxylierung von zunächst geschmacklosen Aromavorstufen erfolgt. Erst die daraus resultierenden oxidierten Verbindungen verleihen einem guten Weißbier dieses typische, vanilleähnliche, süßliche, an Gewürznelken erinnernde Aroma. Die Aromavorstufen selbst stammen aus dem zur Herstellung der Bierwürze verwendeten Weizen in Form des Weizenmalzes.

Das Zusammenspiel derartiger durch biochemische Umwandlung entstandener Aromastoffe finden wir analog bei der Lagerung von Weinen in Barriquefässern. Auch hier stammen die typischen Aromakomponenten aus der Lignin-Biosynthese des verwendeten Eichenholzes.

Für den Brau- oder Lebensmittelwissenschaftler ergeben sich nun zahlreiche Möglichkeiten, diese Aromaentwicklung bis hin zur zellulären und molekularen Ebene zu analysieren. Um beispielsweise im Rahmen des Qualitätsmanagements einer Brauerei den Geschmack von Weißbier bis ins letzte Detail zu verstehen und zu kontrollieren, wird man zunächst versuchen, sämtliche weltweit schon vorhandenen Daten und Informationen zu sichten und zu sammeln. Ein Problem hierbei werden die unterschiedlichen Datenformate und die räumliche Verteilung der Informationen sein. So finden sich einige Daten in verstaubten Dissertationen in den Universitätsbüchereien der Welt, andere Informationen sind in Laborbüchern versteckt, wieder andere dagegen sind unmittelbar über das Internet verfügbar. Neue Informationen werden im Labor erzeugt. Wissenschaftler im Gebiet der Molekularbiologie der Hefe können beispielsweise mit so genannten „Mikrochips" diejenigen Gene der Brauhefe identifizieren, deren Expression durch Sauerstoff geregelt wird. Mit Hilfe von chromatographischen Messverfahren können Lebensmittelchemiker die zur Bierbereitung verwendeten Weizensorten auf die Konzentration und Zusammensetzung der Aromavorstufen hin analysieren. Ein weiterer Aspekt kann der Einfluss von Produktionsparametern oder Lagerungsbedingungen auf die Aromaausprägung sein. Die genannten analytischen Verfahren generieren Daten und Informationen, die in jeweils unterschiedlichen Formaten und an unterschiedlichen Orten abgelegt und gespeichert werden.

Dieser kleine Exkurs in die Brauwissenschaft sollte aufzeigen, dass bereits das verfügbare Wissen um die geschmacksrelevanten Inhaltsstoffe von Bier eine verblüffende Vielfalt von Aspekten hat. Noch wesentlich komplexer ist allerdings die umfassende Beantwortung der Frage, warum verschiedene Personen eine teilweise völlig unterschiedliche Wahrnehmung des Biergeschmacks empfinden. Während manche Menschen das oben beschriebene typische Aroma eines traditionell hergestellten Hefeweißbiers außerordentlich schätzen, sind es gerade diese geruchs- und geschmacksintensiven Inhaltsstoffe, auf die andere Biertrinker ablehnend reagieren. Die wissenschaftliche Begründung der individuellen Geschmackswahrnehmung hinsichtlich bestimmter Lebensmittel stellt eine echte Herausforderung an die Forschung und das damit verbundene Wissensmanagement dar.

Um noch eine Größenordnung umfangreicher und komplexer als das Verständnis der Geschmackswahrnehmung ist schließlich die Frage nach der Bedeutung der Ernährung im Hinblick auf das allgemeine Wohlbefinden, die Erhaltung der Gesundheit oder zur Therapie von Krankheiten. Tausende von Forschungsgruppen versuchen jegliche nur denkbaren Teilaspekte der genannten Themen zu analysieren, die komplexen Zusammenhänge zu begreifen und unter Nutzung verschiedener Medien zu kommunizieren. Die Schwierigkeit dieser Aufgabe soll am Beispiel „Cholesterin" und „Lipidstoffwechselstörung" deutlich gemacht werden.

Es gilt als wissenschaftlich gesichert, dass erhöhte Konzentrationen von Lipiden und Cholesterin in unmittelbarem Zusammenhang mit einem erhöhten Herzinfarktrisiko stehen. Für den interessierten Laien wie auch den Wissenschaftler stellt sich also beispielsweise die Frage, ob und wie durch gezielte Ernährung und Umstellung von Lebensgewohnheiten Einfluss auf den Cholesteringehalt genommen werden kann. Hier sollte das Internet mit geeigneten Suchmaschinen eine Möglichkeit bieten, sich schnell einen umfassenden Überblick zum Thema Cholesterin zu verschaffen (Abb. 1).

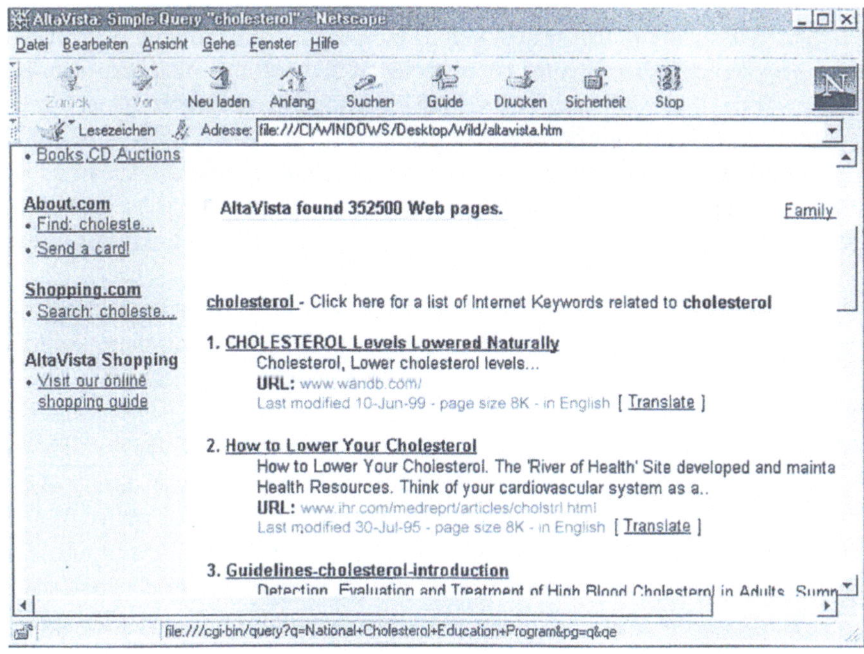

Abb. 1. Begriff „cholesterol": Suchergebnis in AltaVista

Im Oktober 1999 ergab die Suche nach „Cholesterol" mit der Suchmaschine „AltaVista" ca. 352 500 Einträge (die englische Sprache ist in der Naturwissenschaft zum internationalen Standard geworden, es empfiehlt sich daher die Suche nach den englischsprachigen Synonymen).

Diese überwältigende Informationsvielfalt kann ohne weitere Hilfsmittel oder gezielte Suchstrategien nicht bewältigt werden. Je nach Suchalgorithmus werden die gefundenen Informationen unterschiedlich priorisiert und entsprechend der Reihenfolge aufgelistet. Die bei der geschilderten „einfachen Suche" unter den „TOP 10" gelisteten Homepages ergaben unterschiedlichste Themen, vom allgemeinen „How to lower your cholesterol" oder „You can control high cholesterol and the sooner the better", bis hin zum „The low cholesterole olive oil cookbook, more than 200 recipes". Noch weniger effizient ist es, den Empfehlungen des Computers zu folgen und beispielsweise ganze Fragestellungen einzutippen, zum Beispiel: „How does cholesterole increase heart attack risk". In diesem Fall beziehen sich die meisten Suchmaschinen auf die einzelnen Komponenten des eingegebenen Satzes und addieren die für die jeweiligen Stichworte gefundenen Ergebnisse. Die Folge ist eine unübersehbare Menge von 1,5 Millionen gefundener „sites". Offensichtlich ist es unsinnig, sämtliche der gefundenen 1,5 Millionen Seiten zu besuchen. Die übliche Vorgehensweise ist es dann, entweder durch bestimmte logische Verknüpfungen die Spezifität der Suche zu erhöhen oder aber rein empirisch im Netz „zu surfen", um so eher zufällig an relevante Informationen zu gelangen. Im Allgemeinen sind die beim unspezifischen Internetsurfen gefundenen Informationen jedoch recht generisch und oberflächlich. Wesentlich effizienter ist es dagegen – je nach persönlicher Vorbildung – mehr oder weniger fachspezifische, qualitativ hochwertige Internetseiten zu suchen.

Gelegentlich sind die Zugänge zu verwandten Internetseiten auch in so genannten Portalen gebündelt: „AltaVista knows the answers to these questions: heart attack". Zahlreiche „Hyperlinks" erlauben es, sehr schnell von dieser Eingangsseite zu weiteren Informationsquellen zu wechseln (Abb. 2).

Der Naturwissenschaftler wird sich auf der Suche nach fachspezifischen wissenschaftlichen Informationen beispielsweise der elektronischen Publikationsübersicht „pubmed" bedienen. Eine Abfrage mit dem Stichwort „Cholesterol" ergibt hier ebenfalls über 100 000 Einträge aus der wissenschaftlichen Literatur. An erster Stelle der von der Suchmaschine vorgeschlagenen Prioritätsliste stand dabei eine außerordentlich spezifische Arbeit: "A Study of the Metabolism of Apolipoprotein B 100 in Relation to Insulin Resistance in African American Males". Es bleibt also auch für den Cholesterinfachmann eine unglaublich umfangreiche Sammlung von möglicherweise hochspezifischen oder zumindest relevanten, zum großen Teil aber auch veralteten oder weitgehend redundanten Daten. Dementsprechend schwierig, wenn nicht sogar unmöglich, ist daher der Wunsch, sämtliche weltweit verfügbaren Informationen

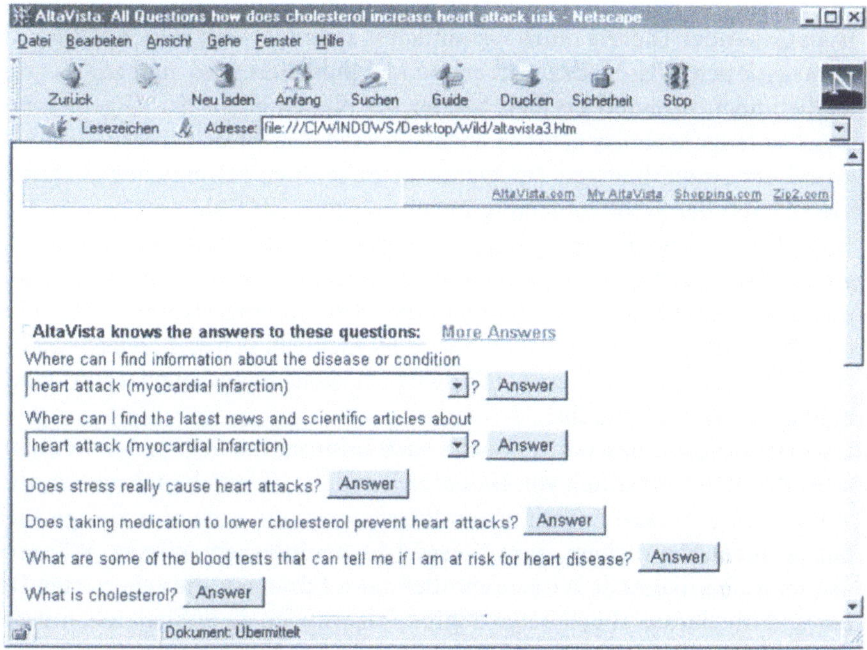

Abb. 2. AltaVista Portal: verwandte Internetseiten zum Begriff „cholesterol"

zu einem spezifischen Thema tagesaktuell zu sichten, zu verarbeiten und letztlich zu fundiertem Wissen zu verarbeiten.

Die enorme Menge an Informationen – alleine 1,5 Millionen Internet-Seiten zum Thema Cholesterin und Herzinfarkt – ist allerdings nicht nur außerordentlich redundant, sondern trotzdem bei weitem nicht vollständig. Ein Grund hierfür liegt in der Vielschichtigkeit von Wissen. Hier gibt es nicht nur offensichtliche explizite Informationen, die in einer Datenbank mit intelligenten Suchstrategien direkt abgefragt werden können. Schwieriger stellt sich die Suche nach impliziertem Wissen dar. Häufig sind abgeleitete Zusammenhänge quasi „im Kleingedruckten" eines Textes oder einer Datei versteckt. Die logische Schlussfolgerung erfordert dann meist spezifisches Vorwissen, um isolierte Informationsfragmente in einem schlüssigen Kontext zu verstehen. Oft wird der Fachmann bei genauem Studium der Originalliteratur die entscheidenden Zusammenhänge nur aufgrund seines über Jahre erworbenen Sachverstandes erkennen.

Ein weiterer interessanter Aspekt des Wissensmanagements ist das Auffinden und Bewerten völlig neuer, bisher noch nicht veröffentlichter oder anderweitig zugänglicher Informationen. Eine Literatursuche findet vorzugsweise das bereits über längere Zeit vorhandene Wissen. Dieses wird in der Regel häufig zitiert, was zwangsläufig zur weiteren Manifestation einer einmal aufgestellten Hypothese oder Theorie führt. Wesentlich spannender sind jedoch völlig neue Informationen, Wissen, das zum ersten Mal publiziert wird, und auf das sich folglich noch niemand berufen hat. Dieses Wissen bleibt der Allgemeinheit meist so lange verborgen, bis es ebenfalls wieder mehrfach zitiert wird. Aufgrund der zwangsläufigen Zeitspanne zwischen neu gewonnenen „Erkenntnissen" und der Veröffentlichung in Lehrbüchern ist Wissen oft bereits „veraltet", bevor es überhaupt gelesen werden kann. Die Wahrscheinlichkeit ist größer, dass gerade in den allerneuesten Publikationen bahnbrechende Informationen gefunden werden können, die über die angestammte „Lehrmeinung" hinausgehen. Es ist jedoch nur zu menschlich, sich an bereits bewährte Denkschemen zu orientieren. Effizientes Wissensmanagement sollte unabhängig und frei davon sein.

Eine Herausforderung bei der Suche nach Information liegt in der oft eingeschränkten Verfügbarkeit von Daten. Neben dem öffentlich im Internet, aber auch in Bibliotheken zugänglichen Wissen existiert auch eine riesige Vielfalt an nichtöffentlichem, zum Beispiel firmeninternem Wissen. Während akademisch arbeitende Wissenschaftler darauf drängen, die generierten Daten und die daraus abgeleiteten Schlussfolgerungen zu publizieren, müssen die in der Industrie tätigen Kollegen zumindest bis zur patentrechtlichen Absicherung ihre Forschungsergebnisse innerhalb der Firma halten. Auch im Fall der Ernährungswissenschaften verfügen nicht nur die großen Lebensmittelhersteller, sondern auch die pharmazeutischen und chemischen Industrieunternehmen über hochrelevantes, meist nicht öffentlich zugängliches Wissen.

Doch selbst wenn Daten prinzipiell verfügbar wären, so wird deren effiziente Nutzung oft durch unterschiedliche Datenformate erschwert. Modernes Wissensmanagement stellt sich diesen Aufgaben und arbeitet an Lösungsmöglichkeiten zur Integration verschiedener Datenquellen. Am Beispiel der Molekularbiologie soll dies im Folgenden erörtert werden. Die hierbei relevanten Datenbanken beinhalten nicht nur einfache DNA-Sequenzen und sequenzverwandte Datensammlungen, sondern erstrecken sich bis hin zu mathematisch abgeleiteten oder experimentell ermittelten Proteinstrukturen, Literatur, Patenten, Informationen über Genregulation, Transkriptionsfaktoren, Mutationen und vielem mehr. Für eine im internationalen Wettbewerb stehende molekularbiologisch arbeitende Firma stellt sich daher im Jahr 1999 die Aufgabe, über 400 öffentlich über das Internet zugängliche, teilweise redundante und oft auch sehr heterogene Datenbanken täglich zu aktualisieren und zu nutzen. Bei dem notwendigen kontinuierlichen Datenabgleich wurden bei der Firma LION bioscience AG im Oktober 1999 pro Tag durchschnittlich alleine 3000 bis 5000 neue DNA-Sequenzen eingespielt. Die Zunahme der Datenfülle ist dabei exponentiell im Wachstum begriffen.

Neuartige Datenbankstandards wie sie beispielsweise von der Firma „Oracle“ etabliert wurden, sind bei der Sammlung und Strukturierung von Daten bereits sehr hilfreich. Leider halten sich nur sehr wenige Wissenschaftler an entsprechende Formate und Konventionen. Aber auch hier existieren geeignete Lösungen, die es erlauben, Datensammlungen unterschiedlicher Formate effizient zu vernetzen und zugänglich zu machen. In erster Linie ist hier eine vom Europäischen Bioinformatik Institut (EBI) in Cambridge entwickelte und von LION weiterentwickelte Technologie mit der Bezeichnung „SRS“ zu nennen, die es auch erlaubt, reine Text-Dateien („flat files“) für die computergestützte Informationsverarbeitung zugänglich zu machen.

Der erste Schritt auf dem Weg zur Datenintegration ist das reine Sammeln von biologischen Daten. In einem weiteren Schritt werden die zugänglichen Daten strukturiert, zusammengefasst und dem Wissenschaftler in integrierter Form am Computer zugänglich gemacht. Erst jetzt kann die eigentliche Analyse der gesammelten Rohdaten beginnen, um an die darin enthaltenen Informationen zu gelangen, Wissen zu erzeugen und zu vermitteln.

Eine entscheidende Herausforderung dabei ist jedoch nicht nur die rein technische Verfügbarkeit relevanter Informationen, sondern vor allem auch der enorme Zeitdruck bei der Auswertung. Nicht nur in der Arzneimittelentwicklung spielen oft wenige Tage eine entscheidende Rolle, wenn es beispielsweise um die Patentierung von gewonnenem Wissen geht. Der Wert des patentierten Wissens um einen neuen Wirkstoff oder ein neues Produkt liegt oft bei mehreren Milliarden Mark. Verständlicherweise erhöht das den Druck auf die Forderung nach effizienten Strategien zur Datenverwaltung und vor allen Dingen nach neuartigen Suchstrategien, um wertvolles Wissen im Wettstreit mit der Konkurrenz als Erster zu generieren und zu sichern.

Automatisierte Suchstrategien analysieren daher die wissenschaftliche Literatur mit neuartigen Verfahren, bewerten die Qualität und das Innovationspotential und informieren den Forscher aktiv und tagesaktuell über jegliche relevanten Veröffentlichungen zum Interessengebiet. Ein sehr vielversprechender Ansatz ist hierbei das Erkennen von relevanten Zusammenhängen oder Assoziationen. Automatisierung ist deshalb notwendig, da die explosionsartig ansteigende Vielfalt publizierten Wissens die herkömmliche Suchstrategie eines Wissenschaftlers schlichtweg überfordert. Eine neue Möglichkeit hierzu bieten linguistische und statistische Bewertungsverfahren. Auch wenn die Sprache auf den ersten Blick unendlich komplex erscheint, gibt es dennoch themenbezogene Grundregeln der Konvektivität. Das dabei verwendete Vokabular und die Art der Relationen sind dabei eingeschränkt, und auch die Art und Weise, wie bestimmte Worte miteinander verknüpft sind, folgt oft klaren Regeln. Diese können sich je nach Wissenschaftsgebiet zwar unterscheiden, lassen sich aber mit statistischen Methoden zumeist relativ sicher erfassen.

Dies soll an dem sehr einfachen Beispiel eines Autoverkaufs in der Abb. 3 verdeutlicht werden. Eine Person A verkauft ein Auto der Marke X an eine Person B und bekommt eine bestimmte Menge Geld Y dafür. Das Schema dieses Vorgangs scheint auf den ersten Blick sehr einfach zu sein. Es handelt sich um einen klar definierten Zusammenhang, bei dem eine bestimmte Ware den Besitzer wechselt und bei dem im Gegenzug eine bestimmte Geldmenge übergeben wird. Ohne weitere Informationen zu den beteiligten Personen oder Waren ist das dabei generierte Wissen sehr begrenzt. Falls aber die Details über Tausende von Autoverkäufen zusammen mit allen verfügbaren zusätzlichen Informationen zu den Beteiligten, den Autos oder den Zahlungsmodalitäten in einer Datenbank gespeichert wären, dann könnte eine statistische Auswertung dieser einfachen Zusammenhänge zu wesentlich weiter reichenden Erkenntnissen führen.

So würde sich beispielsweise zeigen, dass ein Ferrari teurer als ein Audi, BMW oder Mercedes wäre und auch generell weniger häufig seinen Besitzer wechselt. Personen mit Namenzusätzen wie Dr. oder Professor kaufen statistisch betrachtet teurere Autos als Menschen ohne akademische Titel, auch wenn es hierfür sicherlich zahlreiche Ausnahmen geben wird.

In ähnlicher Weise lassen sich bei genauer Kenntnis der Spielregeln auch für die Ernährungswissenschaft wertvolle Assoziationen aus Datenbanken ableiten, wie dies am Beispiel der Cholesterinbiochemie erläutert werden soll. Nahrungsinhaltsstoffe und körpereigene biochemische Substanzen werden metabolisiert, synthetisiert und von einem Ort zu einem anderen transferiert. Auch hier lassen sich aus Spielregeln Assoziationen ableiten, die letztlich auch eine automatisierte Datenverarbeitung der gesammelten, in Datenbanken zugänglichen Informationen zulässt. Die Stichworte zur Beschreibung der Zusammenhänge und Relationen wären aus Sicht des an Cholesterin und Herzinfarktrisiken interessierten Wissenschaftlers zum Beispiel Bezeichnungen wie:

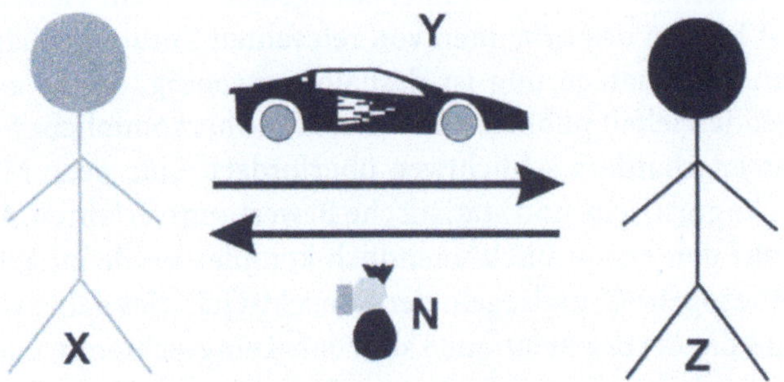

X verkauft ein Auto der Marke Y an Z für N DM
Ein Auto der Marke Y wird von X an Z für N DM verkauft

Abb. 3. Beispiel: Autokauf

Stoffwechselweg, Ernährung, Lebensmittel, Gesundheit, Cholesterin, Gallensäure, Lipid, Enzym, Protein, Blutdruck und Vererbung. Ein intelligentes Computersystem der Zukunft sollte dann nicht nur Übereinstimmung mit den genannten Suchbegriffen, sondern vor allem Zusammenhänge und Assoziationen finden können. Hierzu müsste auch ein biologischer oder ernährungswissenschaftlicher Thesaurus entwickelt werden, der automatisch sicherstellt, dass auch synonyme Bezeichnungen oder alternative Schreibweisen berücksichtigt werden.

Ein einfaches Modell zur Simulation des menschlichen Lipoproteinstoffwechsels ist in Abb. 4 dargestellt. Zahlreiche Enzyme und Transportvorgänge sind zum Beispiel im Blut, in der Leber oder in zahlreichen Zellmembranen am Aufbau und Abbau von Cholesterin und anderen Lipoproteinen beteiligt. Die Regulation des Zusammenspiels dieses komplizierten Netzwerks hat sich während der Evolution entwickelt. Bereits geringfügige Veränderungen einzelner Komponenten, wie dies durch natürlich bzw. spontan auftretende oder vererbbare genetische Veränderungen auftreten kann, führen zu mehr oder weniger ausgeprägten Veränderungen messbarer Laborwerte und haben zum Teil auch veränderte Risiken für das Auftreten von Folgekrankheiten zur Konsequenz. Mit Differentialgleichungen werden die einzelnen Parameter mathematisch analysiert und hinsichtlich ihres Einflusses auf das gesamte Informationsnetzwerk hin interpretiert. Die Zusammenhänge zwischen genetischer

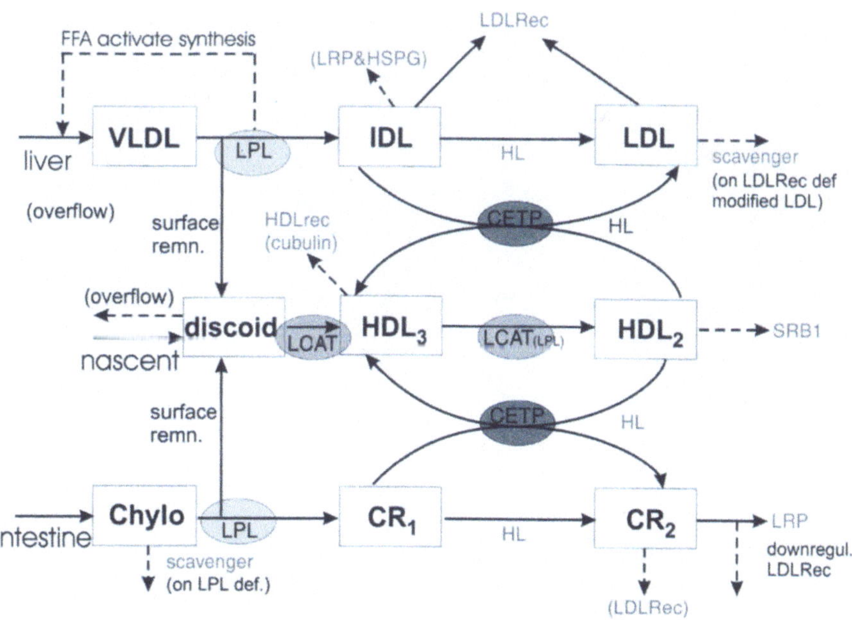

Abb. 4. Dynamisches Lipoprotein-Modell

Prädisposition (Genotypen) und dem Auftreten von Erscheinungsbildern (Phänotypen) werden derzeit von verschiedenen, weltweit kooperierenden Forschungsgruppen untersucht. Neuartige Algorithmen sollen schließlich über Genotyp-Phänotyp-Assoziationen Vorhersagen über individuelle Gesundheitsrisiken zulassen und Ratschläge geben, wie die individuelle Gesundheit möglichst lange aufrechterhalten kann oder wie Krankheitssymptome durch geeignete Behandlung, aber auch Umstellung von Lebens- und Ernährungsgewohnheiten beeinflusst werden können.

Die Änderung einer einzelnen Komponente auf molekularer Ebene, zum Beispiel eine genetische Veränderung eines einzigen Nukleinsäurebausteins, kann eine vererbbare Prädisposition für erhöhte Cholesterinwerte zur Folge haben. Die wiederum kann in einem gesteigerten Risiko für die Ausprägung eines Herzinfarkts bei Einzelpersonen und deren Nachkommen resultieren. Der möglicherweise hiervon Betroffene erwartet vom Wissensmanagement in erster Linie Informationen zur Minimierung des persönlichen Risikos durch geeignete Vorbeugung wie Ernährung und Lebensstil sowie medikamentöse Behandlung.

In einer perfekten Informationswelt hätte der nach Wissen Suchende die Möglichkeit, aus sämtlichen, weltweit verfügbaren, auch heterogenen Informationsquellen aller Formate, das tagesaktuelle, allerdings auch nur das tatsächlich relevante Wissen sofort in elektronischer Form zur Verfügung zu haben. Dies erfordert eine neuartige Form der Datenintegration, wie dies in der Abb. 5 gezeigt wird.

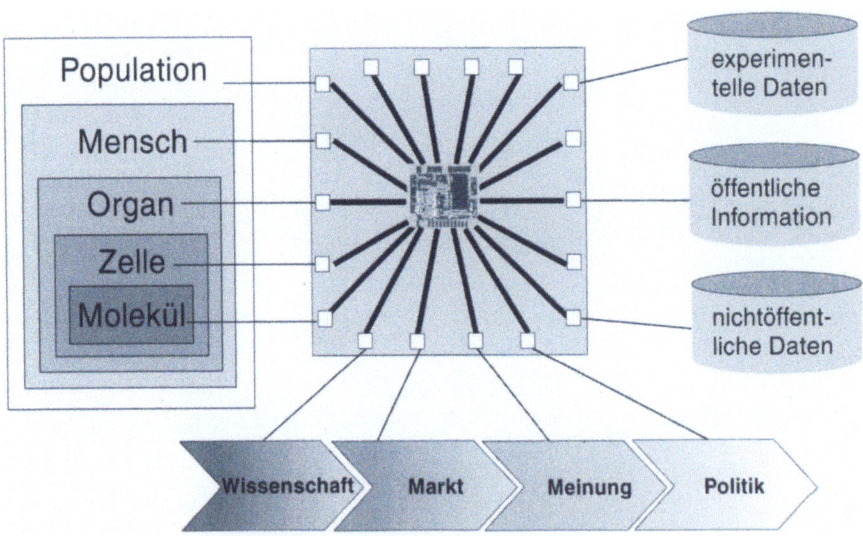

Abb. 5. Anforderung an die Datenintegration

Im Zentrum der Abbildung steht die elektronische Datenverarbeitung, symbolisiert durch einen Computerchip. Seine Aufgabe ist die Datenverarbeitung, ausgehend von der molekularen Information, der Anordnung von Molekülen in einer Zelle und deren Organisation in den Organen. Auf noch höherer Integrationsstufe steht der Mensch als Individuum, der wiederum selbst Bestandteil einer Population ist.

Entscheidungsträger der Gesundheits- und Ernährungsindustrie erwarten sich vom Wissensmanagement im gleichen Themenbereich auch Marktinformationen, Meinungen und Tendenzen. Die Wissenschaftspolitik hat direkten Einfluss auf die Entstehung und Verbreitung von Wissen durch gezielte Förderung von einschlägigen Forschungsprojekten. Die Gesundheitspolitiker ebenso wie Krankenversicherer sind in erster Linie an den Kosten zur Erhaltung der Gesundheit beziehungsweise der Therapie von Folgeerkrankungen interessiert.

Alle dabei genutzten Informationsquellen wären dabei zugänglich, miteinander vernetzt und kontinuierlich aktualisiert. Auf diese Weise wäre es jederzeit unmittelbar nachvollziehbar, wie das in visualisierten Modellen verdichtete Wissen begründet und generiert wurde. Es wäre dabei durch modernes Wissensmanagement nicht nur die Grundlage geschaffen, Entscheidungen rationeller und schneller zu treffen. Vielmehr soll es ermöglichen, das gesamte Wissen leichter und weniger missverständlich miteinander zu kommunizieren.

Ernährungsberatung und Wissenstransfer

ANDREA JAHNEN

Ernährungsberatung im Trend

Ernährungsberatung[1] liegt im Trend der Zeit: Das Angebot an Beratungsleistungen war noch nie so groß. Aufgrund der ebenso boomenden Nachfrage tauchen immer wieder neue Anbieter mit teilweise befremdenden Angeboten auf (Ban u. Wehland 1984, Boland 1999, Leonhäuser 1993, Weisbach 1989, Weggemann 1993). Strukturelle Entwicklungen wie die Unüberschaubarkeit des Lebensmittelangebots, die Technisierung der Lebensmittelproduktion, die Informationsflut, aber auch die Individualisierungstendenz der Gesellschaft verbunden mit der Loslösung aus traditionellen Zwängen führen offensichtlich verstärkt zu Orientierungslosigkeit und der Suche nach Hilfe.

Da der Begriff „Ernährungsberatung" (und damit auch „Ernährungsberater/in") nicht gesetzlich geschützt ist, wird er von wissenschaftlicher Seite aus oftmals eingegrenzt und auf professionelle Anbieter nichtinteressensgebundener Institutionen[2] beschränkt. Eine eindeutige Abgrenzung fällt jedoch unter den Aspekten der Vielfalt der Anbieter und der Präferenz der Nachfrager immer

---

[1] Unter dem Einfluss kommunikations- und sozialwissenschaftlicher Erkenntnisse ist das derzeitige Grundverständnis von „Beratung", dem Menschen in konkreten Lebenssituationen Lösungsmöglichkeiten zu vermitteln. Dabei bleibt es fraglich, ob rein sachbezogene Informationen, die weder personen- noch problemorientiert sind, Hilfestellung zur Meinungs- und Entscheidungsfindung in Problemsituationen geben können. Dennoch wird derzeit im Allgemeinen von einem Beratungsverständnis ausgegangen, das unter „Ernährungsberatung" alle Handlungen versteht, die unternommen werden, um Wissen, Einstellungen und Verhaltensweisen und deren Determinanten (zur Änderung des Ernährungsverhaltens) zu beeinflussen. Nachfolgend wird der Begriff „Ernährungsberatung" als „Oberbegriff" für die methodischen Formen der Ernährungsaufklärung/-information, Ernährungserziehung und der Ernährungsberatung im engeren Sinne verwendet.

[2] Unter professionellen Anbietern sind nichtinteressengebundene Institutionen zu verstehen, d.h. Institutionen, die die Ernährungsberatung – als (einen) Schwerpunkt ihres Aufgabenspektrums – unter dem Blickpunkt des Wohles der Klienten sehen oder aus Bundes- und Landesmitteln, kommunalen Geldern sowie Versicherungsbeiträgen finanziert werden und zur Durchführung Fachkräfte mit einer spezifischen Ausbildung auf dem Gebiet der Ernährungswissenschaft beschäftigen.

schwerer. So bieten Verbraucherverbände und -organisationen, kommunale Stellen, Dienststellen der Landwirtschaftsämter und der Landwirtschaftskammern, Institutionen des Gesundheitswesens, Energieversorgungsunternehmen, Entwicklungshilfeorganisationen, Lebensmittelunternehmen und Konsumgüterindustrie oder auch selbständige Beratungsunternehmen Ernährungsberatung an, beispielsweise als Life-Style-Modifikation oder Event im Fitness-Center, im Rahmen von Franchisesystemen oder gar über das Internet.

Während bei den genannten nichtinteressengebundenen Institutionen die Gestaltung der ernährungsberaterischen Aktivitäten von der jeweiligen politischen Zielsetzung, der finanziellen Lage von Bund, Ländern und Kommunen sowie des Trägernutzens spürbar abhängig ist, stecken hinter nicht öffentlichen Anbietern vielfach monetäre Interessen. So trifft man dort auf unterschiedlichste Berufsgruppen, die entsprechend ihrer Ziele, Kompetenzen, Erfahrungen und ihres Engagements Ernährungsberatung durchführen. Die berufliche Willkür darf jedoch nicht darüber hinwegtäuschen, dass zur Ausübung einer verantwortbaren Ernährungsberatung Qualifikationen erforderlich sind: das fachliche Wissen, kommunikative, pädagogisch-psychologische Fähigkeiten sowie soziales Interpretationsvermögen.

Was die unterschiedlichen fachlichen Ansätze der Ernährungsberatung angeht, scheitern allerdings ausschließlich auf der Verhaltensebene ansetzende Programme trotz des Einbeziehens von psychologischen und pädagogischen Erkenntnissen weitgehend, wenn die Ebenen der ernährungsphysiologischen, insbesondere aber die der sozialen und kulturellen Gestaltung der Ernährung ausgeblendet werden. Da Ernährung kein isoliertes Gebilde ist, sondern mit allen Lebensbereichen des Menschen verbunden ist, wird das Ernährungsverhalten durch die Lebensbedingungen und Lebensweise des Einzelnen geprägt. Von daher ist es notwendig, das Lebensumfeld und die subjektive Lebenssituation bei der Gestaltung des Beratungsangebotes zu berücksichtigen. Beratungsprozesse stellen über die konkrete individuelle Problematik hinaus einen gesellschaftlichen Faktor dar. Die Gestaltung bzw. Verbesserung der „Ernährungswirklichkeit" (Leonhäuser 1999), d.h. die Einflussnahme auf wirtschaftliche Strukturen und ihr Angebotsspektrum, auf die Qualitätssicherung und das Konsumverhaltens ist daher einer effektiven Ernährungsberatung im weitesten Sinn inhärent (Jahnen 1998).

Ernährungswissenschaften: Leitwissenschaft der Ernährungsberatung?

Wie die historische Entwicklung der institutionellen Ernährungsberatung zeigt, wurde mit Fortschreiten der rationalistischen Denkweise, der naturwissenschaftlichen Erkenntnisse und auch des Industrialisierungsprozesses das komplexe Thema „Ernährung" immer mehr aus dem mit ihr verbundenen Lebensumfeld isoliert. Statt der Empfehlung von naturphilosophisch und sozialreformerisch ausgerichteten Lebensregeln, bei denen die Ernährung zentral berücksichtigt wurde, bildete sich zunächst eine praktisch-hauswirtschaftlich orientierte Ernährungsberatung. Daraus ging im Laufe der Zeit die heutige, rational-informativ ausgerichtete Institution der Ernährungsberatung hervor. Diese wird allerdings den von außen gesetzten Anforderungen in den letzten Jahrzehnten nicht mehr gerecht.

Ein großer Paradigmenwechsel in der ernährungsberaterischen Arbeit folgte mit dem Beginn des Einsatzes akademisch ausgebildeter Ernährungsberaterinnen. Mit der Tendenz von Verwissenschaftlichung sollte das Berufsbild statusmäßig aufgewertet werden. Dabei wurden die Konsequenzen für die Berufspraxis und die Schwierigkeiten, eine mit einer Akademisierung verbundene Position angemessen auszufüllen, nicht ausreichend bedacht.

Die Ausrichtung der Curricula bei der Einrichtung der Studiengänge der Oecotrophologie wurde durch die Angliederung an die landwirtschaftlichen Fakultäten wie auch durch die biochemischen und medizinischen Sichtweisen der damaligen Ernährungswissenschaftler geprägt, nicht aber auf den Bildungsbedarf und die Anforderungen der zukünftigen Tätigkeitsbereiche abgestimmt. Das macht deutlich, in welchem Dilemma die Ernährungswissenschaften sich befanden – und noch immer befinden: einerseits disziplinäre Identität, andererseits Fähigkeiten zum interdisziplinären Arbeiten sowie Wissen zu alltagsnahen Problemlösungen zu vermitteln.

Obwohl die Ernährungswissenschaften Normen und Zieldefinitionen der Ernährungsberatung vorgeben, fühlen sie sich nicht verantwortlich, im Sinne einer Leitwissenschaft eine systematische eigenständige Wissensbasis mit einer spezifischen alltagsnahen Handlungsstruktur, d. h. eine den gesellschaftlichen Erfordernissen entsprechende professionelle Ernährungsberatung zu entwickeln. Es gibt weder Curricula für die ernährungsberaterische Ausbildung, noch eine dem Ernährungsverhalten entsprechende Didaktik mit geeigneten Methoden, in denen kognitives, affektives und psychomotorisches Lernen gleichermaßen zum Zuge kommt. Stattdessen sind es außerhochschulische Institutionen wie der Verband der Diplom-Oecotrophologen e.V. (VDO$_E$),[3] die über Angebote von berufsbezogenen Weiterbildungen, Qualifi-

---

[3] Der Verband der Diplom-Oecotrophologen e.V. (VDO$_E$) bietet ein Zertifikat „Ernährungsberater/in VDO$_E$" an, das eine zusätzliche Qualifikation für Diplom-Oecotrophologen darstellt. Dabei bauen die Seminare auf dem vorhandenen Wissen und den gesammelten Erfahrungen auf. Sie bieten konkrete und praktische Hilfen für den Berufsalltag in seinen unterschiedlichen Facetten. Das Zertifikat umfasst die fünf Themenbereiche Einzelberatung, Gruppenberatung, Managementmethoden, Strategien der Gesundheitsförderung und Ernährung, die sich in Grund-, Aufbau- und Zusatzstufen untergliedern.

zierungen und Zertifizierung die Qualität der Beratung zu sichern versuchen. Die Ernährungswissenschaften haben es versäumt, die Profession der „Ernährungsberaterin" zu schaffen. Sie haben verkannt, dass zu einer Professionalisierung mehr gehört als die Verwissenschaftlichung eines Berufsbildes mit einer formalen akademischen Ausbildung. Insbesondere die Entwicklung einer vernetzten, politisch neutralen Beratungsstruktur, die seit den 50er Jahren diskutiert wurde (Trurnit 1989), konnte nicht erreicht werden. Die Akademisierung hat zwar eine Anhebung des Ausbildungs- und Qualifikationsniveaus, aber noch keine fachübergreifende wissenschaftliche Fundierung der Beratung ermöglicht. Dass es einer wissenschaftlichen Fundierung bedarf, wird durch das Vorhandensein komplexer ernährungsbezogener Probleme, die ohne wissenschaftlich gestützte Konzepte nicht zu bewältigen sind, bestätigt. Die während des Studiums vermittelten Kompetenzen mit der zur Verfügung gestellten Wissens- und Handlungsbasis reichen meist nicht aus, um in den betroffenen Handlungsfeldern die anstehenden Aufgaben zu lösen. Vielfach geht – auch bedingt durch die Randständigkeit der soziologischen Aspekte in den Ernährungswissenschaften – der Kontext der Aufgabenstellung verloren. Eine professionelle Ernährungsberaterin muss aus einer *zweifachen* Wissensbasis heraus agieren, denn als Mittlerin zwischen Theorie und Praxis muss ihr Handeln sowohl in der Wissenschaft als auch in der Alltagspraxis verankert sein. Dazu gehören systematisches Theorie- und Problemlösungswissen sowie spezifisches berufsbefähigendes Wissen (Dewe 1992, Schaeffer 1994).[4] Um Wissensinhalte in Bereiche zu vermitteln, die in hohem Ausmaß emotionell besetzt sind, müssen zudem Fähigkeiten zur Reflexion eigener Gedanken und Gefühle, zur Auseinandersetzung mit der eigenen Haltung und zur Bildung eines Problembewusstseins vorhanden sein.

Durch die akademische Ausbildung von Ernährungsberaterinnen wurde in der beraterischen Arbeit die praktische Wissensvermittlung zugunsten der theoretischen abgelöst, so dass die abstrakten Sachinhalte den Bezug zur Alltagspraxis der „Essenden" verloren haben. Fehlt die Verankerung in der Alltagspraxis oder wird das wissenschaftliche Wissen überbetont, besteht bei den Ernährungsberaterinnen wie bei anderen Expertenberufen die Gefahr, zu konditionierend in die Lebenspraxis einzugreifen (Schaeffer 1994).

Für den Ratsuchenden liegt das in der Ernährungsberatung vermittelte theoretische Wissen durch die mangelnde Berücksichtigung des gesamten (psychosozialen und sozialökologischen) Lebensumfeldes oft neben seiner Alltagspraxis und hat für die Bewältigung seiner Probleme kaum Relevanz. So verwundert es kaum, dass Ratsuchende in ihrer Hilflosigkeit eher solchen

---

4 Die doppelte Verankerung professionellen Handelns ist das wesentliche Unterscheidungsmerkmal ihrer Tätigkeit von dem der wissenschaftlich ausgebildeten Experten ebenso wie vom alltagspraktischem Handeln.

Angeboten Aufmerksamkeit entgegenbringen, die ihnen in der konkreten Lebenssituation eine Hilfestellung bieten und so – wie anfangs erwähnt – oftmals eigenartige Angebote und unwissenschaftliche Ratgeber einen Boom erleben. Ganz zu schweigen von all jenen, die die Ernährungsberatung aufgrund ihrer Ausrichtung nicht erreicht.

Transfer[5] ist keine Einbahnstraße

Die Vorstellung, wissenschaftliche Erkenntnis könnte direkt in die Praxis transferiert werden und dort umstandslos angewandt werden, ist weit verbreitet. Doch dabei sind dem Versuch praxisorientierter Wissensvermittlung enge Grenzen gesetzt. Neue Erkenntnisse werden nach und nach, oft mit Verzögerung eingefügt und in unkontrollierter Weise mit alten Wissensbeständen vermischt. Auf dem Weg vom Wissen zum Handeln sind nicht nur Interessengegensätze zu überwinden. Interessen beeinflussen sogar den Vermittlungsprozess und verändern seine Inhalte. Was als Transfer bezeichnet wird, gerät also in Wirklichkeit zur Transformation oder Metamorphose von Wissen (Czada 1997). Die Beteiligten nehmen nicht einmal Probleme übereinstimmend wahr. Hinzu kommt, dass die menschliche Fähigkeit zur Informationsverarbeitung begrenzt ist. Oft werden nur die wichtigsten Fakten wahrgenommen, wobei die Wichtigkeit eine Frage von subjektiver Auslegung ist, die zum Großteil sozial und nicht aus der Sache heraus konstruiert wird.
Ein qualitativ hochwertiger Wissenstransfer ist daher als wechselseitiger Diskurs und als Kompromisshandeln zu verstehen. Der Transferprozess von der Wissenschaft zum Nutzer gleicht einer mehrdimensionalen Prozesskette, in der jedes Glied in optimaler Passung und mit seiner jeweiligen Fähigkeit mit dem anderen verknüpft sein muss (Markl 1998). Der Transfer von neuem Wissen in die Anwendung vollzieht sich über mehrere Stufen.
Dabei wird von einem linearen Phasenmodell ausgegangen, bei dem die Erkenntnisse der Grundlagenforschung bzw. der strategischen Forschung in die angewandte Forschung durchsickern, die dieses Wissen mit praktischem Wissen anreichert, um es dann an die experimentelle Entwicklung weiterzugeben. Jede Phase findet in gesonderten institutionellen und organisatorischen Zusammenhängen statt. Häufig fehlt es an Schnittstellen, die die Entwicklungsschritte aneinander ankoppeln könnten (Braun 1997).
Die zu lösenden gesellschaftlichen, im Alltag verankerten Ernährungsprobleme verlangen aber statt einer klaren Unterscheidung zwischen Grundlagenfor-

---

5   Unter (Wissenschafts-)Transfer wird der Austausch, die Übertragung und/oder die Vernetzung von wissenschaftlichen Ressourcen zwischen den Hochschulen und wissenschaftlichen Einrichtungen als Stätten der Wissensproduktion, dem „Expertenwissen" und dem „Laien- bzw. dem Anwender- und Nutzerwissen" in andere gesellschaftliche Bereiche, auch über Vermittler, verstanden.

schung und angewandter interdisziplinärer Forschung ein dynamisches Wechselspiel. Es muss permanent ein wechselseitiger Prozess stattfinden, der die Ansätze der Disziplin und Problemorientierung miteinander verbindet und Anwendungsprobleme in der Art transformiert, dass sie einerseits von Wissenschaftlern bearbeitet werden können oder dass auf der anderen Seite, das wissenschaftliche Ergebnis handlungsorientiert vermittelt werden kann.

Da die Hochschulen in ihren organisatorischen und sozialen Strukturen nach wie vor disziplinär organisiert sind, ist die Produktion gesellschaftlicher Problemlösungen längst nicht mehr auf die Hochschulen beschränkt, sondern findet an vielen heterogenen Orten und zwischen verschiedenen Institutionen statt. So ist das notwendige Potential von Wissen zur Problembewältigung oftmals bereits irgendwo vorhanden, doch werden diese Ressourcen meist nicht erkannt oder – wenn der Zugang zu ihnen erschwert oder unmöglich ist – nicht genutzt. Erst in der Verknüpfung des Wissens unterschiedlicher Experten und der Erfahrungen unterschiedlicher Gruppen und Systeme können die Ressourcen für die Bearbeitung des Problems mobilisiert und angewendet werden.

Der Transferprozess beinhaltet dabei die ineinander übergehenden Phasen der Verbreitung, Perzeption und Umsetzung. Sie finden jeweils auf den Zielebenen der Wissenschaft, der Politik und der gesellschaftlichen Praxis statt. Während bei ernährungsbezogenen Themen meist die Stufe der Verbreitung bei Wissenschaft und Politik funktioniert, ist diese aber auf der gesellschaftlichen Ebene stark eingeschränkt. Schon die Erreichung der gesamten Zielgruppe stellt hier aufgrund ihrer Heterogenität ein großes Problem dar.

Erfolgreiche Beispiele belegen, dass gute Erfolge dort sichtbar sind, wo die Vermittlung alltagsnah ist, also die intendierte Umsetzung bei der Erkenntnisgewinnung zugleich mit berücksichtigt wird, der Transferprozess als ein interaktiver Bildungs- und Qualifizierungsprozess verstanden und akzeptiert wird. Doch die Vermittlung von wissenschaftlichen Ergebnissen für sich alleine bringt nichts; es muss sich auch immer eine Lobby finden – Interessensgruppen, die sich mit dem Wissen identifizieren, bereit sind es aufzunehmen und umzusetzen.

Perspektiven: Der Sprung mitten ins Leben!
oder Ernährungsberaterinnen als Verpackungskünstlerinnen?

Die institutionelle Ernährungsberatung wird in ihrer derzeitigen Ausrichtung keine Zukunft haben. Die traditionellen Formen der Vermittlung eignen sich in der Beratung offenbar nur bedingt, wie der geringe Erfolg zeigt. Zu viele Umstände behindern eine erfolgreiche Arbeit:

- Die prioritären Zielgruppen werden nicht erreicht.
- Die Inhalte finden aufgrund ihrer Präsentation wenig Gehör.

■ Die Umsetzung erfolgt – wenn überhaupt – aufgrund der mangelnden Berücksichtigung der individuellen Bedürfnisse und Rahmenbedingungen nur kurzfristig.

■ Die finanzielle und gesetzliche Basis vieler Trägerstrukturen ist unberechenbar oder wird schlicht gestrichen.

Kurz: die Anpassung der Beratungsstrukturen und -strategien an die tatsächlichen gesellschaftlichen Entwicklungen macht große Probleme.

Die Ernährungsberatung ist ihrer aktuellen und zukünftigen gesellschafts-, wirtschafts- und gesundheitspolitischen Bedeutung unter Berücksichtigung aller absehbaren Entwicklungen entsprechend neu zu bewerten und zu gestalten. Dabei wird sie um so effektiver sein, je mehr die mit der Ernährung direkt oder indirekt verbundenen Einflussfelder in den Prozess der Erkenntnisgewinnung und des Transfers von Wissen einbezogen werden und je mehr die Ernährungsberatung sich dabei von einseitigen institutionellen Bedingungen unabhängig strukturieren kann (Jahnen 1998).

Meine Vorstellungen einer „Ernährungsberatung der Zukunft" nähern sich den Konzepten des Public Understanding of Science.[6] Kernelemente sind eine konsequente Zielgruppenorientierung – so heterogen sie zu sein vermag – und die damit verbundene Bedingung, dass sich das Wissensvermittlungsangebot nach der Nachfrage richtet (vgl. Bovenschulte u. Wissel 1999).[7] Natürlich gibt es – gerade im Ernährungs-/Gesundheitsbereich – auch Themenfelder, in denen die Nachfrage erst geweckt werden muss.

Schließlich entscheidet die Nachfrage, ob und in welchem Umfang ein Angebot angenommen wird. Ein derartiges Angebot ist entsprechend den Präferenzen, Wünschen und jeweiligen Bedürfnissen der Zielgruppen zu gestalten.

Das Angebot – dazu gehört aber nicht nur die Art, sondern auch der Zeitpunkt und der Ort der Vermittlung – ist in einen Kontext einzubetten, der an Alltagssituationen anknüpft, einen Bezug zum Alltag und zur Lebenswirklichkeit herstellt, eine Identifikation mit den Inhalten und darüber hinaus gar eine emotionale Bindung ermöglicht. Beispielsweise wäre ein Angebot dort zu präsentieren, wo tagtäglich Handlungsentscheidungen bezüglich Ernährung getroffen werden – also mitten im Leben.

---

[6] Zur Vermittlung von Erkenntnissen aus Wissenschaft und Technik gibt es bereits eine Reihe verschiedener Ansätze, die alle von der Bestrebung getragen werden, die betreffenden Inhalte einem möglichst großem Publikum nahe zu bringen. Besonders im angelsächsischen Raum konnte sich eine „Bewegung" etablieren, die seit den achtziger Jahren als *Public Understanding of Science (PUS)* bezeichnet und erstaunlich aktiv betrieben wird.

[7] Das Konzept des „Enlightainment" (zusammengesetzt aus „Enlightment" und „Entertainment") geht auf Marc Bovenschulte und Gerald Wissel zurück.

Diese Orientierung an der Nachfrageseite ist die grundlegende Voraussetzung, um einen tatsächlichen Dialog mit *allen* gesellschaftlichen Gruppen zu schaffen. Dabei muss auch berücksichtigt werden, dass sich in der heutigen stark konsum-, erlebnis- und emotional ausgerichteten und informationsüberladenen Gesellschaft rationale, schwer vermittelbare Dinge spielerisch ins Bewusstsein schleichen müssen. Anspruchsvolle rationale Inhalte werden so verpackt, dass die öffentlichkeitswirksame „Verpackung" im Vordergrund steht und das eigentliche Thema eine unterhaltsame, spannende Rahmenhandlung erhält. Der Mechanismus der Inhaltsvermittlung ist außerhalb der eigentlichen Thematik anzusetzen, um so einen tendenziell universellen Bezug zu schaffen. Dabei ist von zwei Ansätzen parallel auszugehen – einerseits: Wie kann der Inhalt in bestehende Maßnahmen integriert werden (z. B. von welcher spannenden Aktion kann ich ausgehen?); andererseits: Welche Verpackung wird für die Inhalte gebraucht (d. h. es wird von der Wichtigkeit des Themas ausgegangen)?

Dies geschieht nicht gemäß einer didaktischen Methode, an deren Anfang die Vermittlung von Grundlagen steht. Vielmehr sind die *Wirkungen und Konsequenzen* des jeweiligen Themas prioritär zu behandeln, da sie es auch sind, die den Alltag am stärksten bestimmen. Statt einer isolierten Darstellung sind positive und negative Auswirkungen in all ihren Bezügen zu zeigen. Über das Aufzeigen von Berührungspunkten, Vernetzungen und Zusammenhängen wird dadurch ein komplexer Inhalte transparent, weil er nachvollziehbar gemacht wird. Diese Transparenz also, das Erkennen von Auswirkungen, Möglichkeiten und Problemen, bildet die Voraussetzung für eine bewusste Auseinandersetzung mit (ernährungs-)wissenschaftlichen Erkenntnissen, an die sich die Vermittlung von existierenden Anwendungen, Perspektiven und Visionen sowie Grundlagen anschließt (Bovenschulte u. Wissel 1999).

Die Thematik ist realistisch zu integrieren, wobei der Inhalt selbstverständlich und ohne Vorkenntnisse oder besonderes Interesse vermittelbar sein muss. Die Perspektive, aus der heraus agiert wird, muss mit der der Wissensnutzer bzw. der Verbraucher übereinstimmen, um die Anschlussfähigkeit mittels gemeinsamer Sprache, Problem- und Handlungsorientierung, aber auch Verständlichkeit zu schaffen. Denn letztlich kommt es darauf an, ob und wie die potentiellen Wissensnutzer die Mitteilungen aufnehmen und in ihr bereits vorhandenes Wissen zu integrieren vermögen. Besondere Relevanz erhält das transferierte Wissen, wenn es gelingt, das Bedürfnis des Verbrauchers nach mehr Information zu stimulieren. So sind anschließend zahlreiche Möglichkeiten zur Verfügung zu stellen, um individuell über die verschiedenen Aspekte der jeweiligen Themen weiter zu informieren.

Voraussetzung dieser Art der Wissensvermittlung sind die Kenntnisse über die generellen Präferenzen und Wünsche der betreffenden Zielgruppe – und diese liegen nirgendwo besser vor als in der Wirtschaft. Für die Ernährungs-

industrie und den Handel ist es existentiell zwingend, Kenntnisse über die
Zielgruppe und ihre Gewohnheiten zu haben. Warum also können hier nicht
Ernährungswissenschaftler kooperieren und Kenntnisse und Erfahrungen
aus den Bereichen von Marketing, PR und Unterhaltung nutzen und verknüpfen? Warum nicht gegenseitig von dem vorhandenen Know-how profitieren?
Warum nicht neue Instrumente der Beratung (im Sinne eines sozialen Marketings) kreieren, die sich an den oftmals bestechenden PR-Ideen und erfolgreichen Marketingmaßnahmen orientieren? Es ist unzweifelhaft, dass die
Lebensmittelindustrie über bessere, alltagsbezogene und emotionale Strategien sehr viel stärker bei den gewünschten Zielgruppen Gehör findet als jede
Ernährungsberatung. Hinzu übt die Ernährungswirtschaft maßgeblichen politischen Einfluss aus und besitzt eine erhebliche gesellschaftliche Verantwortung. Nur durch Kooperation könnte diese eingefordert werden und die
„Ernährungswirklichkeit" – auch in ihrer Struktur und den Produkten – von
den Ernährungswissenschaftlern tatsächlich aktiv mitgestaltet werden (also:
ein aktives Agieren statt eines defensiven Reagierens).
Den Beratungsexperten kommt dabei eine veränderte neue Rolle zu. Sie gewinnen in der mit neuem Wissen verbundenen, oftmals unsicheren Lage für
Anbieter und Nachfrager zunehmende Bedeutung. Weniger als bisher sind sie
Wissensüberbringer. Zwar wird weiterhin Informationsvermittlung im Bera-
tungsprozess stattfinden, doch wird vor allem die Hilfe und Unterstützung zur
Orientierung und Bewertung der steigenden Informationsangebote Gegenstand der zukünftigen Beratung sein. Die Fakten zu ordnen, um sie zwingen-
der zu machen, ist deshalb eine Vermittlungsaufgabe in der Beratung, die zu
der Verzahnung von Theorie und Praxis notwendig ist. Die „Experten" werden
hierbei mehr zu Erklärenden, Inputgebern oder Szenarienentwickler, ja eben
„Verpackungskünstler", die das Umfeld ansprechend arrangieren und gegebe-
nenfalls über eine weitere Instanz/Medien oder die Ansprache von Peergroups
die Informationen nutzergerecht aufbereiten.
Ein solches Konzept bedeutet aber auch, dass Wissenschaft bis zu einem gewissen Grad gelebter Alltag werden muss. Nur dann wird sie von breiten Teilen der Bevölkerung überhaupt als existent und relevant anerkannt werden.
Gebraucht wird eine neue Begegnungskultur, die die Wissenschaft mehr in die
gesellschaftlichen Entwicklungsprozesse einbezieht (Ganten 1998). Das Ziel
sollte dabei sein, die unterschiedlichen Kompetenzen und Kräfte der Beteiligten optimal zu nutzen, um Synergien zu schaffen und die Identität von Theorie und Praxis zu bewahren. Nur wenn Wissenschaft im Kontext einer gemeinsamen Kultur auf Bedürfnisse im Hinblick auf gesellschaftlichen Nutzen
Antworten sucht, nimmt sie ihre Verantwortung wahr und hilft, wie Brechts
Galileo Galilei die Aufgabe des Wissenschaftlers definierte, „die Mühseligkeit
der menschlichen Existenz zu erleichtern" (Brecht 1998).

Literatur

Ban AW van den, Wehland WH (1984) Einführung in die Beratung. Paul Parey, Hamburg.

Boland H (1991) Interaktionsstrukturen im Einzelberatungsgespräch der landwirtschaftlichen Beratung. Vauk, Kiel

Boland H (1999) Zum Grundverständnis von Beratung und dessen Vermittlung im agrar-, haushalts- und ernährungswissenschaftlichen Feld. In: Karg G, Wolfram G (Hrsg) Ökotrophologie – Wissenschaft für die Menschen. Peter Lang, Frankfurt Berlin Bern New York Paris Wien, S 189–206.

Bovenschulte M, Wissel G (1999) Spielerisch ins Bewußtsein schleichen. Wissenschaftsmanagement 2:24–28

Braun D (1997) Die politische Steuerung der Wissenschaft. Ein Beitrag zum „kooperativen Staat". Campus-Verlag, Frankfurt a. M.

Brecht B (1998) Leben des Galilei. Suhrkamp, Frankfurt a. M.

Czada R (1997) Medien im Transfer zwischen Wissenschaft und Praxis. Public Health Forum 16:5–7

Dewe B (1992) Erziehen als Profession. Zur Logik professionellen Handelns in pädagogischen Feldern. Opladen

Ganten D (1998) Verantwortung und wissenschaftlicher Fortschritt. Vortrag auf dem Leitkongreß „Tagesordnung der Zukunft". Publikation Helmholtz-Gemeinschaft Deutscher Forschungszentren, Bonn

Jahnen A (1998) Ernährungsberatung zwischen Gesundheit und Gesellschaft. VAS, Frankfurt am Main

Leonhäuser IU (1993) Wirtschaftslehre des Haushalts und der Ernährungsberatung. In: Bottler J (Hrsg) Wirtschaftslehre des Haushalts. Schneider-Verlag Hohengehren, Baltmannsweiler, S 76–108

Leonhäuser IU (1999) Die Ernährungs- und Verbraucherberatung – Überlegungen zu einer verhaltenswissenschaftlich orientierten Beratung. In: Karg G, Wolfram G (Hrsg) Ökotrophologie – Wissenschaft für die Menschen. Peter Lang, Frankfurt Berlin Bern New York Paris Wien, S 207–223

Markl H (1998) Erfolg der Wechselwirkung. Vortrag bei den Nymphenburger Gesprächen. In: Opolka U (Hrsg) Wirtschaft und Wissenschaft – eine Allianz mit Zukunft in Deutschland? Max-Planck-Gesellschaft, Ringberg Symposium. Generalverwaltung der Max-Planck-Gesellschaft, Referat Presse und Öffentlichkeitsarbeit, München

Schaeffer D (1994) Zur Professionalisierbarkeit von Public Health und Pflege. In: Schaeffer D et al. (Hrsg) Public Health und Pflege. Zwei neue gesundheitswissenschaftliche Disziplinen. edition sigma, Berlin, S 105–124

Trurnit G (1989) Die Ernährungsberatung in der Bundesrepublik. Ein Rückblick. AID-Verbraucherdienst 34:91–97

Weggemann S (1993) Gesundheitsorientierte Ernährungsberatung. In: Kutsch T (Hrsg) Ernährungsforschung – interdisziplinär. Wiss. Buchgesellschaft, Darmstadt, S 157–177

Weisbach C (1989) Beratung als postmoderne Dienstleistung. Hauswirtschaft und Wissenschaft 37:5–11.

Ernährungsökologie

KARL VON KOERBER

Dieser Beitrag soll noch einige weitere Dimensionen der Ernährungswissenschaft einbringen. Das Stichwort lautet „Ernährungsökologie" – unter diesem Blickwinkel will ich nun die „Zukunft der Ernährungswissenschaft" beleuchten.

Was ist eigentlich Ernährungsökologie ?

Es handelt sich um ein relativ neues Fachgebiet innerhalb der Ökotrophologie. Es wurde vor etwa 13 Jahren am Institut für Ernährungswissenschaft der Universität Gießen gegründet, und zwar aufgrund einer langjährigen studentischen Initiative. Dazu kam die entscheidende Unterstützung von Prof. Dr. Claus Leitzmann, der auch den Begriff „Ernährungsökologie" prägte. Dieses neue Forschungs- und Lehrgebiet entwickelte sich aus der schon länger existierenden Konzeption der „Vollwert-Ernährung". In der Folge wurde für Ernährungsökologie von Seiten der Universität eine Stelle für einen Wissenschaftlichen Mitarbeiter eingerichtet, die ich in den ersten acht Jahren innehatte. Seitdem ist Frau Dr. Ingrid Hoffmann für dieses Fachgebiet verantwortlich. Die Vision ist, eine Stiftungsprofessur an der Universität Gießen einzurichten, finanziert von der Eden-Stiftung und der Werner-und-Elisabeth-Kollath-Stiftung. Außerdem wird es ab dem Jahr 2000 eine „Zeitschrift für Ernährungsökologie" als interdisziplinäres Organ geben, die Prof. Dr. Volker Mersch-Sundermann herausgibt.
Das Besondere der Ernährungsökologie ist die Einbeziehung vier verschiedener Dimensionen:

Gesundheitliche Dimension, bezieht sich auf jede Einzelne und jeden Einzelnen von uns, also auf die individuelle Ebene. Hier geht es nicht nur um die physiologische Gesundheit, sondern auch um psychologisches Wohlbefinden und die sozialen Bezüge.
Ökologische Dimension, betrifft die globale Umwelt, d. h. die Verantwortung für den natürlichen Lebensraum.
Soziale Dimension, bezieht die Gesellschaft, d. h. die Verantwortung für unsere Mitmenschen mit ein – und zwar weltweit.

■ *Ökonomische Dimension,* die Ebene der Wirtschaft ist mit all diesen Prozessen eng verflochten.

Definition der Ernährungsökologie (Arbeitsgruppe Ernährungsökologie der Universität Gießen, vgl. Spitzmüller et al. 1993, Koerber u. Kretschmer 1999)

„Ernährungsökologie, eine interdisziplinäre Wissenschaft, beinhaltet die Wechselwirkungen der Ernährung mit dem einzelnen Menschen, der Umwelt und der Gesellschaft. Anliegen der Ernährungsökologie ist es, realisierbare, zukunftsweisende Ernährungskonzepte zu entwickeln, die sich durch hohe Gesundheitsverträglichkeit, Umweltverträglichkeit und Sozialverträglichkeit auszeichnen."

Im Unterschied zur „Ernährungsökologie" als wissenschaftlichem Fachgebiet innerhalb der Ökotrophologie ist „Vollwert-Ernährung" die praktische Umsetzungsform, d. h. eine bestimmte ganzheitlich orientierte Ernährungsweise. Dies sollte nicht mit der „vollwertigen Ernährung" nach der Deutschen Gesellschaft für Ernährung (DGE) verwechselt werden, die mit diesem Begriff eine „bedarfsdeckende Ernährung" bezeichnet und die genannten weitergehenden Dimensionen bisher noch nicht gleichrangig einbezieht.

Die Ernährungsökologie fügt sich mit ihren umfassenden Ansprüchen nahtlos in das neue gesellschaftliche Leitbild der „Nachhaltigkeit" bzw. „Zukunftsfähigkeit" ein. Der Begriff der „nachhaltigen Entwicklung" (bzw. engl. „sustainable development") ist eigentlich erst seit der „Konferenz für Umwelt und Entwicklung" in Rio de Janeiro 1992 verstärkt in die Diskussion gekommen. Darunter wird eine gesellschaftliche Entwicklung verstanden, in der die Bedürfnisse heutiger Generationen befriedigt werden, ohne die Bedürfnisbefriedigung kommender Generationen zu gefährden.

Es geht also um die Chancengleichheit für alle heute auf der Erde lebenden Menschen (d. h. ausdrücklich auch derjenigen in Entwicklungsländern) und um Chancengleichheit für die Generationen unserer Kinder, Enkel usw.

Zum Leitbild der Nachhaltigkeit gehört unabdingbar die gleichberechtigte und integrierte Berücksichtigung der ökologischen, ökonomischen und sozialen Dimensionen. Im Ernährungsbereich bietet es sich an, auch die gesundheitliche Dimension mit einzubeziehen.

Im Folgenden möchte ich kurz auf die wichtigsten Probleme in jeder der vier Dimensionen eingehen und anschließend Lösungsmöglichkeiten im Sinne eines zukunftsfähigen Ernährungsstils aufzeigen (nach Koerber u. Kretschmer 1999).

Problematik innerhalb der vier Dimensionen der Ernährungsökologie bzw. der Nachhaltigkeit

Ökologische Dimension/Umweltverträglichkeit

Hierzu möchte ich eine Auflistung aus der Studie „Nachhaltiges Deutschland" des Umweltbundesamts über Anzeichen für bedrohliche Veränderungen der globalen Umwelt (Umweltbundesamt 1998) zeigen (Tab. 1).

Die derzeitigen Veränderungen der globalen Umwelt werden in der Studie als *„bedrohlich für die Zukunft der Menschheit"* (Umweltbundesamt 1998) bezeichnet. Die aufgeführte Zerstörungsbilanz eines einzigen Tages dürfte bei vielen die Vorstellungskraft übersteigen und verdeutlicht die ernste Situation im Umweltbereich. Als Ursachen hierfür werden mehr und mehr die Aktivitäten des Menschen in den verschiedensten Bereichen identifiziert: bei der Energiegewinnung sowie in Industrie, Verkehr, Landwirtschaft und Haushalten.

Beim Thema dieses Forums dürfte von Interesse sein, inwieweit die tägliche Ernährung zu den genannten Problemen beiträgt. Nach der Studie „Zukunftsfähiges Deutschland" des Wuppertal-Instituts für Klima, Umwelt und Energie beansprucht der Ernährungsbereich etwa 20 % der in Deutschland genutzten Primärenergie (Kohle, Erdöl, Erdgas usw.). Dies ist ein ganz wesentlicher Anteil, bei dem es lohnt, Einsparpotentiale aufzudecken und zu nutzen. Mit eben-

Tabelle 1. Anzeichen für die bedrohlichen Veränderungen der globalen Umwelt (Umweltbundesamt 1998)

- Das Ansteigen der mittleren globalen Lufttemperatur um 0,3 bis 0,6 °C seit Ende des 19. Jahrhunderts
- Das Ansteigen des Meeresspiegels um 10 bis 25 cm in den letzten 100 Jahren
- Die Zerstörung der stratosphärischen Ozonschicht
- Der rapide Artenschwund
- Die fortschreitende Erosion und der rapide Verlust fruchtbarer Böden
- Die Verschmutzung und Überfischung der Weltmeere
- Die schleichende Überbeanspruchung des Naturhaushalts durch anthropogene Einträge

Die Zerstörungsbilanz eines einzigen Tages wird wie folgt eingeschätzt:

- Vernichtung von 55 000 ha Tropenwald
- Abnahme des verfügbaren Ackerlandes um 20 000 ha
- Aussterben von 100 bis 200 Arten
- Belastung der Atmosphäre durch 60 Mio. t CO_2

falls ca. 20 % ist der Ernährungsbereich erheblich am Ausstoß klimarelevanter Treibhausgase (Kohlendioxid, Schwefeldioxid, Stickoxide usw.) beteiligt (BUND u. Misereor 1997).

Nach einer Studie der Klima-Enquete-Kommission des Deutschen Bundestages (Enquete-Kommission 1994) kann dies genau differenziert werden (Tab. 2).

Etwa die Hälfte der ernährungsbedingten Emissionen stammt aus der Landwirtschaft und davon der Hauptanteil aus der Produktion tierischer Nahrungsmittel. Schon an dieser Stelle ist erkennbar, dass ein Ernährungsstil mit weniger Lebensmitteln aus der Tierproduktion (besonders Fleisch, Wurst und Eier) die Umwelt wesentlich entlastet. Einen bedeutsamen Anteil nimmt der Handel ein (mit Verpackung und Transport der Lebensmittel), wohingegen die Verarbeitung einen relativ kleinen Anteil aufweist. Erheblich beteiligt sind jedoch die einzelnen Verbraucher/innen, besonders durch Heizen, Kühlen und Einkaufsfahrten mit dem Auto.

Tabelle 2. Beitrag der Ernährung zum Treibhauseffekt in Deutschland (1991) (in Mio. t CO_2-Äquivalenten pro Jahr, gerundet; nach Enquete-Kommission „Schutz der Erdatmosphäre" 1994, z. T. eigene Berechnungen)

	Mio. t	%
Landwirtschaft, davon	135	52
Tierproduktion	115	44
Pflanzenproduktion	20	8
Verarbeitungsstufen	15	6
(Industrie, Handwerk)		
Handel/Distribution, davon	35	13
Verpackung	13	5
Sonstiges	12	4
Transport	10	4
Verbraucheraktivitäten, davon	75	29
Küchen- und Eßraum-Heizung	24	9
Kühlen	15	6
Gastgewerbe	10	4
Lebensmitteleinkauf	9	4
Kochen	8	3
Spülen	8	3
Essenfahren	1	...
Summe	260	100

Ökonomische Dimension/Wirtschaftsverträglichkeit

Die Weltwirtschaftssituation ist durch ein starkes Nord-Süd-Gefälle gekennzeichnet. Nach Angaben des Club of Rome (Club of Rome u. Dieren 1995) verfügen die 20 % Ärmsten der Weltbevölkerung nur über 1,4 % des Weltein-
kommens, die 20 % Reichsten dagegen über 83 %. Eines der größten Probleme der sog. Entwicklungsländer ist deren oft extreme Verschuldung, außerdem der Preisverfall für Rohstoffe etwa auf die Hälfte seit 1980, so dass
sie zwecks Devisenbeschaffung zu immer größeren Exporten gezwungen
sind.

Deutschland importierte sechsmal mehr Güter der Land- und Ernährungswirtschaft aus Entwicklungsländern als es umgekehrt in Entwicklungsländer exportierte. Unsere Ernährung basiert demnach zu einem nicht
unwesentlichen Teil auf Agrarimporten aus der sog. Dritten Welt. Besonders die Importe billiger Futtermittel werden kritisiert. In Deutschland be-
trug der Anteil der aus anderen Industriestaaten und aus Entwicklungsländern importierten Futtermittel am Gesamtfuttermittelverbrauch etwa
13 % (Bundesministerium für Ernährung, Landwirtschaft und Forsten 1997).
Von diesen Futtermittelimporten wiederum stammte nahezu die Hälfte
aus Entwicklungsländern (Deutsche Welthungerhilfe 1997). Somit stammen vom *Gesamt*futtermittelverbrauch Deutschlands etwa 7 % aus Entwicklungsländern (= 1/2 von 13 %). Die billigen Importfuttermittel aus
den Ländern des Südens tragen zur höheren Rentabilität der Intensivtier-
haltung in Deutschland und damit zum überhöhten Fleischverzehr bei – zu
äußerst niedrigen Preisen, die nicht die soziale und ökologische Wahrheit
sprechen.

Durch den Anbau von Exportprodukten (wie Futtermittel, Südfrüchte, Kaffee, Kakao, Tabak, Tee, Baumwolle, Blumen) existiert in der Dritten Welt
eine Flächenkonkurrenz. Diese besteht vor allem in qualitativer Hinsicht.
Für Exportprodukte werden die besten Böden und die meiste Arbeitszeit
verwendet sowie höhere (oft staatlich garantierte) Preise erzielt als für Produkte für den einheimischen Bedarf. Der Staat fördert zusätzlich mit Kre-
ditprogrammen und Bereitstellung von Saatgut und Dünger den Exportan-
bau. Folglich sinken die Anreize zur Nahrungsproduktion für den eigenen
Verbrauch und den lokalen Markt, wodurch sich die Hungersituation ver-
schärft.

Hinzu kommt, dass die Umwandlung von pflanzlichen Futtermitteln in tierische Lebensmittel höchst uneffektiv ist: Für die Erzeugung von einer Kalorie
aus tierischen Lebensmitteln werden durchschnittlich sieben Kalorien aus
pflanzlichen Futtermitteln gebraucht. Dabei gehen 65 bis 90 % der Nahrungsenergie aus den Futterpflanzen als sog. „Veredelungsverluste" verloren, was
eine riesige Ressourcenverschwendung darstellt.

„Rein rechnerisch würde der Hunger in der ganzen Welt ausgerottet, wenn in den reichen Ländern der Fleischkonsum um 10 Prozent gesenkt würde". (STRAHM 1995, 45–47)

Soziale Dimension/Sozialverträglichkeit

Die sozialen Zusammenhänge sind eng mit den ökonomischen Bedingungen verknüpft. Infolge der Wirtschaftssituation der Landbevölkerung in Entwicklungsländern ist eine große Landflucht in die Städte eingetreten. Ein Grund hierfür ist die Aufgabe der Selbstversorgungswirtschaft, da aus Industrieländern in Entwicklungsländer importierte, hoch subventionierte Lebensmittel „billiger" sind als solche aus einheimischer Produktion. Die Städte wachsen enorm, was eine Ausweitung der Elendsviertel sowie eine Verschlechterung der Hygiene- und Ernährungssituation zur Folge hat.

Auch in Europa existieren massive soziale Probleme. So kam es seit Mitte dieses Jahrhunderts zu einem „Bauernhofsterben", wodurch vor allem die Existenz der kleinen und mittleren bäuerlichen Betriebe bedroht ist. Allein in Deutschland verschwanden in den letzten 50 Jahren über eine Million der ursprünglich 1,65 Mio. landwirtschaftlichen Betriebe (das sind zwei Drittel aller Betriebe, s. Bundesministerium für Ernährung, Landwirtschaft und Forsten 1997). Außerdem nimmt auch in Deutschland die relative Armut bestimmter Bevölkerungskreise zu.

Gesundheitliche Dimension/Gesundheitsverträglichkeit

Aus den bekannten Zahlen über die Verbreitung ernährungsabhängiger Krankheiten ist ableitbar, dass es sehr wohl angebracht ist, sich um eine gesund erhaltende Ernährung zu kümmern. Auch die volkswirtschaftliche Dimension, nämlich die berühmten Folgekosten von in Deutschland über 100 Milliarden DM/Jahr legen dies dringend nahe.

Die Ursachen der Fehlernährung können auf zwei verschiedenen Ebenen diskutiert werden. Auf der Nährstoffebene sind dies die allseits bekannten Attribute: *Zu viel, zu fett, zu süß und zu salzig*". Häufig tritt in den Hintergrund, dass teilweise aber auch *zu wenig* an bestimmten Vitaminen und Mineralstoffen sowie an gesundheitsfördernden sekundären Pflanzenstoffen und Ballaststoffen aufgenommen wird. Auf der – für Verbraucher/innen verständlicheren – Lebensmittelebene lassen sich hieraus zwei „Kardinalfehler der Ernährung" ableiten:

1. insgesamt zu viele tierische Lebensmittel (besonders Fleisch, Wurst und Eier) und
2. zu viele stark verarbeitete, konzentrierte Produkte (wie Auszugsmehlerzeugnisse, Süßigkeiten, Konserven, Fertigprodukte).

Da tierische Lebensmittel hauptsächlich Fett und Protein und in der Regel wenig Kohlenhydrate enthalten, kann mit ihnen das ernährungswissenschaftlich unumstrittene Ziel einer deutlich verminderten Fettaufnahme und erhöhten Kohlenhydratzufuhr nicht erreicht werden. Durch die starke Verarbeitung werden häufig wertvolle Inhaltsstoffe vermindert oder abgetrennt – andererseits wird dadurch häufig die Nahrungsenergie stark konzentriert. Das heißt, stark verarbeitete Lebensmittel weisen ungünstigerweise oft eine niedrige Nährstoffdichte auf (z.B. mg Vitamin B_1/MJ) und gleichzeitig eine unerwünscht hohe Energiedichte (gemessen z.B. in kJ/cm^3).

Durch die zwei genannten Kardinalfehler ergeben sich wiederum zwei Grundprobleme der Ernährung:

1. entsteht die Gefahr, dass zu schnell und zu viel Nahrungsenergie aufgenommen wird, bevor die natürlichen Sättigungsmechanismen eine Chance haben zu wirken.
2. kann die Nährstoffversorgung gefährdet werden: Diese ist bei vielen Bevölkerungsgruppen gar nicht so schlecht, wie häufig angenommen wird. Aber sie ist nur deshalb relativ gut, weil die essentiellen Nährstoffe aus einer insgesamt *zu großen* Nahrungsmenge resorbiert werden. Wenn aber, um Übergewicht vorzubeugen, die Gesamtnahrungsmenge vermindert wird, wächst indirekt die Gefahr von Nährstoffmangelsituationen.

Die Lösung dieser beiden Grundprobleme besteht darin, *solche* Lebensmittel auszuwählen,

- die genügend stark sättigen, *ohne* viel Nahrungsenergie zu enthalten und
- die gleichzeitig einen hohen Gehalt an essentiellen und gesundheitsfördernden Inhaltsstoffen aufweisen. Dies sind vorzugsweise die pflanzlichen Lebensmittel, die möglichst gering verarbeitet wurden.

Ich halte die gesundheitliche Problematik der Ernährung vom naturwissenschaftlichen Standpunkt her für recht überschaubar. Die Hauptschwierigkeit liegt offensichtlich in der Umsetzung innerhalb der Bevölkerung.

Lösungsmöglichkeiten:
Grundsätze für einen zukunftsfähigen Ernährungsstil

Im Folgenden stelle ich die Grundsätze für einen zukunftsfähigen Ernährungsstil vor, die konzipiert wurden, um die dargestellten gesundheitlichen, ökologischen, ökonomischen und sozialen Probleme *gleichzeitig* zu lösen (nach Koerber u. Kretschmer 1999, Schneider 1997). Sie beruhen auf den

„Grundsätzen der Vollwert-Ernährung nach der Giessener Konzeption" (Koerber u. Kretschmer 1999, Koerber u. Leitzmann 2000). Im Folgenden sind sie nach ökologischer Priorität, d.h. absteigend nach Einsparpotential an Treibhausgasemissionen, geordnet.

Überwiegend lakto-vegetabile Ernährungsweise

In einer erheblichen Reduzierung des Anteils tierischer Lebensmittel, besonders von Fleisch, liegt das größte ökologische Einsparpotential im gesamten Ernährungssystem: Dadurch lässt sich der Ausstoß an CO_2-Äquivalenten schätzungsweise um 100 Mio. Tonnen pro Jahr reduzieren, was knapp 40 % der gesamten Treibhausgasemissionen des Ernährungssystems entspricht (Enquete-Kommission 1994). Außerdem sind bei einer Einschränkung tierischer Lebensmittel die Veredelungsverluste vermindert, was einen Beitrag zur gerechteren Verteilung der weltweiten Nahrungsressourcen darstellt. Aus gesundheitlicher Sicht ergibt die Empfehlung, weniger Fett und dafür mehr komplexe Kohlenhydrate aufzunehmen, ebenfalls eine deutliche Verminderung tierischer Produkte, besonders von Fleisch, Wurst und Eiern. Auch die gesundheitsfördernden Ballaststoffe und die sekundären Pflanzenstoffe finden sich nur in pflanzlichen Lebensmitteln (Watzl u. Leitzmann 1999). Studien mit Vegetariern zeigen, dass diese eine gute Nährstoffversorgung sowie einen besseren Gesundheitsstatus aufweisen, besonders bezüglich Körpergewicht, Blutfetten, Harnsäure und Bluthochdruck (Leitzmann und Hahn 1996).

Bevorzugung ökologisch erzeugter Lebensmittel

Lebensmittel aus ökologischer (biologischer) Landwirtschaft weisen eindeutig eine geringere Umweltbelastung auf als konventionelle Erzeugnisse:

- beträchtlich reduzierter Primärenergieverbrauch (2/3 weniger als konventionelle Landwirtschaft), Verminderung der Emissionen klimaschädlicher Treibhausgase um mehr als die Hälfte (BUND u. Misereor 1997)
- niedrigerer Rohstoffverbrauch (z. B. keine Mineraldünger und Pestizide)
- keine Pestizid- und in der Regel keine Nitratbelastung der Böden sowie des Oberflächen- und Grundwassers
- Verminderung der Bodenerosion
- Förderung natürlicher Kreisläufe
- artgerechte Tierhaltung

Ferner werden in den Verarbeitungsrichtlinien bestimmte Technologien wie Gentechnik und Bestrahlung ausgeschlossen sowie die Verwendung von Lebensmittelzusatzstoffen stark eingeschränkt. Außerdem ist die Sozialverträglichkeit in der ökologischen Landwirtschaft größer, da diese den Erzeugern infolge höherer Erlöse eine bessere Existenzsicherung ermöglicht. Schließlich sprechen für ökologisch erzeugte Lebensmittel auch gesundheitliche Vorteile, wie geringere Rückstandsgehalte, und vielfach ein intensiverer Geschmack.

Bevorzugung regionaler und saisonaler Produkte

Gründe für eine regionale Erzeugung und Verarbeitung der Lebensmittel sind der verminderte Energie- und Rohstoffverbrauch sowie die geringeren Schadstoffemissionen und Kosten durch kürzere Transportwege. Außerdem kann dadurch die heimische Wirtschaft gestärkt werden. Da die Erzeugnisse keine langen Transporte überstehen müssen und daher ausreifen können, sind sie in der Regel schmackhafter und reicher an essentiellen und gesundheitsfördernden Substanzen. Ebenso lassen sich durch einen saisongerechten Anbau, d.h. beispielsweise kein Treibhausanbau im Winter, Energie und CO_2-Emissionen einsparen. Ferner enthalten Freilanderzeugnisse durchschnittlich weniger Rückstände, z. B. an Nitrat und Pestiziden.

Bevorzugung gering bzw. mäßig verarbeiteter Lebensmittel

Durch weniger intensive Verarbeitungsverfahren wird der Primärenergieverbrauch und damit der Schadstoffausstoß gesenkt. In diesem Grundsatz liegt ein wesentlicher gesundheitlicher Vorteil: gering verarbeitete, d.h. möglichst naturbelassene Lebensmittel enthalten noch am wahrscheinlichsten die essentiellen und gesundheitsfördernden Inhaltsstoffe. Denn bei den meisten Verfahren der Lebensmittelverarbeitung werden wertvolle Inhaltsstoffe vermindert oder abgetrennt (z. B. bei Erhitzungsprozessen oder bei der Herstellung von weißen Auszugsmehlen und isolierten Zuckern). Eine Ausnahme sind mittels Milchsäuregärung fermentierte Lebensmittel wie Sauerkraut und Sauermilchprodukte, bei denen sich gesundheitsfördernde bioaktive Substanzen bilden. Die „Bevorzugung gering bzw. mäßig verarbeiteter Lebensmittel" bedeutet nicht, dass alle landwirtschaftlichen Erzeugnisse in unverarbeiteter roher Form gegessen werden sollten. Erhitzte Lebensmittel sind als „mäßig verarbeitet" einzuordnen und daher empfehlenswert, wobei es sinnvoll ist, jeweils etwa zur Hälfte unerhitzte und erhitzte Erzeugnisse zu verzehren (bestimmte Lebensmittel wie Kartoffeln und Hülsenfrüchte sollten immer erhitzt werden).

Bevorzugung umweltverträglich verpackter Erzeugnisse

Im Verpackungsbereich gibt es ein erhebliches ökologisches Einsparpotential, denn über ein Viertel des Hausmüllgewichts stammt von Verpackungen von Lebensmitteln. Somit kann durch Einkauf von Erzeugnissen, die gar nicht, gering bzw. umweltverträglich verpackt sind, ein Beitrag zur Müllvermeidung geleistet werden. Dadurch vermindern sich der Rohstoff- und Energieverbrauch sowie die Emissionen.

Bevorzugung sozialverträglich erzeugter, verarbeiteter und vermarkteter Produkte

Beim Leitbild der Nachhaltigkeit, insbesondere bei der angestrebten Chancengleichheit für alle Menschen auf der Erde, geht es auch um eine sozialverträgliche Nahrungsversorgung. Dazu gehören angemessene, faire Lebensmittelpreise für Erzeuger, Verarbeiter und Händler, um deren Existenzen zu sichern. Gegenüber den Entwicklungsländern sollten die Kriterien des „Fairen Handels" erfüllt sein. Dieser garantiert ihnen höhere Erzeugerpreise und langfristige Abnahmeverträge, verbunden mit Aufklärungsarbeit in den reichen Industrieländern.

Zubereitung schmackhafter Speisen

Die Zubereitung schmackhafter Speisen scheint mir das A und O bei der Umsetzung zu sein. Bei aller Vernunft bezüglich der Umwelt und der eigenen Gesundheit sowie bei aller Solidarität gegenüber anderen Menschen sollte der Genuss beim Essen keinesfalls zu kurz kommen. Spaß und Lebensfreude sind auch bei der Ernährung zentral und unverzichtbar. Sie stehen nicht im Widerspruch zu den weitergehenden ökologischen, ökonomischen, sozialen und gesundheitlichen Erfordernissen. Es gibt sogar neue Geschmackserlebnisse zu entdecken, z. B. durch bisher nicht verwendete Gemüse- und Getreidearten, Hülsenfrüchte, Gewürze und Kräuter.
Die besprochenen Grundsätze lassen sich zur Vereinfachung bei der Verbraucheraufklärung stichwortartig zusammenfassen (Tab. 3).

Zu den zentralen Fragen des 6. Heidelberger Ernährungsforums

Meiner Einschätzung nach stellt sich die Ernährungswissenschaft als Ganzes den genannten globalen Problemen immer noch viel zu wenig. Dies gilt be-

Tabelle 3. Eigenschaften eines zukunftsfähigen Ernährungsstils bzw. nachhaltiger Lebensmittel (Koerber u. Kretschmer 1999)

1. überwiegend lakto-vegetabil
2. ökologisch erzeugt
3. regional und saisonal produziert
4. bevorzugt gering verarbeitet
5. umweltfreundlich verpackt
6. fair gehandelt
7. schmackhaft zubereitet

sonders im Hinblick auf die massiven ökologischen und sozialen Probleme, die die Erhaltung der Umwelt und die Sicherung der Welternährung ernsthaft in Frage stellen. Bisher agiert die Ernährungswissenschaft überwiegend anthropozentrisch, d.h. die individuellen, zumeist nur körperlich-gesundheitlichen Aspekte stehen im Mittelpunkt. Am Anfang unserer Gießener Arbeitsgruppe um Prof. Leitzmann (vor etwa 20 Jahren) wurden wir von Vertretern der „offiziellen Ernährungswissenschaft" teilweise heftig kritisiert, wir sollten als Ernährungswissenschaftler doch bei der Ernährung bleiben und uns nicht um Politik kümmern.

Dies verdeutlicht deren begrenzte, vor allem ernährungsphysiologische Sichtweise. Dabei wurde versucht, unsere weitergehenden Ansätze als „Glaubensfragen", „Weltanschauung" oder „Ideologie" abzutun.

Die Stärke des Faches Ökotrophologie, von dem ja die Ernährungswissenschaft neben der Haushaltswissenschaft nur ein Teil ist, sehe ich in der Interdisziplinarität. Durch die Verbindung von natur- und sozialwissenschaftlichen Fächern werden Ökotrophologen/innen dazu ausgebildet, mit verschiedenen Fachsprachen umzugehen. Dies sehe ich als Voraussetzung für eine echte Durchdringung und Integration der unterschiedlichen Aspekte der Ernährung. Als Defizit der Ökotrophologie erlebe ich immer wieder das Problem, dass durch die große Breite des Faches die Tiefe im Detail zurücktritt. Außerdem empfinde ich es als Mangel, dass von vielen Fachvertreter/innen und auch Studierenden der hohe Anspruch der Interdisziplinarität nicht wirklich umfassend umgesetzt wird.

Es liegt meines Erachtens auf der Hand, dass es nur *eine* Ernährungswissenschaft geben sollte, die alle notwendigen Dimensionen integriert – und nicht eine Aufsplitterung auf mehrere Teil-Ernährungswissenschaften.

Zu den zukünftigen Inhalten und Themen der Ernährungswissenschaft/Ökotrophologie

Die wichtigste Aufgabe sehe ich darin, realisierbare Lösungsmöglichkeiten für die anstehenden Weltprobleme zu erarbeiten:

- Einerseits müssen die ökologischen Folgen unter anderem der Klimaveränderungen, der weltweiten Erosion und des „Ozonloches" erfasst werden, die auf das Pflanzenwachstum einwirken und damit auf die Sicherung der Welternährung.
- Ein weiteres umweltrelevantes Thema ist die Auswirkung der zunehmenden Transporte von Lebensmitteln (Globalisierung vs. Regionalisierung).
- Andererseits ist m.E. dringend der Frage nachzugehen, welche ökonomischen und sozialen Wirkungen von den genannten Umweltveränderungen ausgehen, z.B. auch, welche eventuellen Verteilungskämpfe zwischen Nord und Süd durch die zweifellos knapper werdenden Ressourcen ausgehen können.
- Ebenso sind die sozialen und kulturellen Verwerfungen innerhalb unserer Gesellschaft zu erfassen.

Als Nächstes sind konkrete Konzepte zu entwickeln, wie die notwendigen Umstrukturierungen tatsächlich weltweit umgesetzt werden können:

- Welche politischen Weichenstellungen sind dafür erforderlich und wie können sie – eventuell auch gegen die verschiedenen Interessengruppen – durchgesetzt werden?
- Welche Änderungen der wirtschaftlichen Rahmenbedingungen müssen erfolgen, die zur Zeit oft der Verwirklichung ernährungsökologischer Grundsätze entgegenstehen?
- Wie kann die Öffentlichkeitsarbeit verstärkt werden, d.h. wie sind die Verbraucher/innen zu einem nachhaltigen Ernährungs- und Lebensstil nachhaltig zu motivieren?

Zur Beantwortung dieser Fragen ist es sicher nötig, die Synergien der Naturwissenschaft einerseits und der Kulturwissenschaft andererseits zu nutzen – so wie sie gerade von der Dr. Rainer Wild-Stiftung gefördert werden. Die ungelösten globalen Probleme sind meines Erachtens bestimmt nicht nur *allein* von den Naturwissenschaftlern oder nur *allein* von den Geisteswissenschaftlern zu lösen. Gerade in der Ergänzung durch Interdisziplinarität sehe ich die Chance, zu wirklich nachhaltigen und umsetzbaren Lösungen zu kommen.

Abschließend wurde ich noch um eine Prognose über die Zukunft des Öko-Sektors gebeten. Ich sehe die Chancen insgesamt als gut an. Immer mehr Bevölkerungskreise sind für die besprochenen weitergehenden Zusammenhänge sensibilisiert und handeln in ihrem Kaufverhalten entsprechend. Dies erfolgt sicherlich auch im Zuge der Diskussion um „nachhaltiges Wirtschaften".

Der steigende Trend ist auch am wachsenden Sektor für ökologisch und regional produzierte sowie gering verarbeitete Lebensmittel zu erkennen. Das gilt nicht nur für die klassischen Naturkostläden und Reformhäuser sondern stark zunehmend auch für die Supermärkte. Die 2 % ökologisch bewirtschaftete landwirtschaftliche Nutzfläche in Deutschland sind sicher noch zu wenig – die bereits realisierten 10% in Österreich werden offensichtlich zum großen Trend und sollten uns Ansporn für die nächsten Jahre sein.

Literatur

BUND, Misereor (Hrsg) (1997) Zukunftsfähiges Deutschland – ein Beitrag zu einer global nachhaltigen Entwicklung. 4. Aufl, Birkhäuser, Basel Boston Berlin

Bundesministerium für Ernährung, Landwirtschaft und Forsten (Hrsg) (1997) Statistisches Jahrbuch über Ernährung, Landwirtschaft und Forsten 1997. Landwirtschaftsverlag, Münster

Club of Rome, Dieren W von (1995) Mit der Natur rechnen – Der neue Club-of-Rome Bericht. Birkhäuser, Basel Boston Berlin

Deutsche Welthungerhilfe (Hrsg) (1997) Guten Appetit – Schlechten Hunger. 2. Aufl, Deutsche Welthungerhilfe, Bonn

Enquete-Kommission „Schutz der Erdatmosphäre" (1994) Landwirtschaft und Ernährung. In: Studienprogramm Bd 1: Landwirtschaft, Teilband II. Economica, Bonn

Koerber K von, Kretschmer J (1999) Der Anspruch auf Nachhaltigkeit im Ernährungsbereich. AID-Verbraucherdienst 44:88–95

Koerber K von, Männle T, Leitzmann C (1999) Vollwert-Ernährung – Konzeption einer zeitgemäßen Ernährungsweise. 9. Aufl, Haug, Heidelberg

Koerber K von, Leitzmann C (2000) Vollwert-Ernährung – genußvoll, gesund, ökologisch, sozialverträglich. AID-Special. 7. Aufl, Eigenverlag, Bonn

Leitzmann C, Hahn A (1996) Vegetarische Ernährung. Ulmer, Stuttgart

Schneider M (1997) Langsamer – Näher – Weniger – Schöner: Wege aus der Wohlstandsfalle. Universitas 52:241–249

Spitzmüller EM, Pflug-Schönfelder K, Leitzmann C (1993) Ernährungsökologie – Essen zwischen Genuß und Verantwortung. Haug, Heidelberg

Strahm RH (1995) Warum sie so arm sind – Arbeitsbuch zur Entwicklung der Unterentwicklung in der Dritten Welt. 9. Aufl, Hammer, Wuppertal

Umweltbundesamt (Hrsg) (1998) Nachhaltiges Deutschland – Wege zu einer dauerhaft umweltgerechten Entwicklung. 2. Aufl, Erich Schmidt, Berlin

Watzl B, Leitzmann C (1999) Bioaktive Substanzen in Lebensmitteln. 2. Aufl, Hippokrates, Stuttgart

Interdisziplinäre problemorientierte Umweltforschung – Erfahrungen für eine zukünftige Ernährungswissenschaft?

CHRISTIAN GANZERT

Einleitung

Angesichts der sinkenden volkswirtschaftlichen Bedeutung der Landwirtschaft und des Ernährungssektors und der knappen Mittel der öffentlichen Haushalte kommt die Ernährungs- und die Agrarwissenschaft unter zunehmenden Legitimationsdruck. Die abnehmenden Studentenzahlen zwingen zur Profilierung. In beiden Fachrichtungen werden verstärkt Standortbestimmungen durchgeführt und zukünftige Perspektiven diskutiert (z. B. Dachverband Wissenschaftlicher Gesellschaften der Agrar-, Forst-, Ernährungs-, Veterinär- und Umweltforschung 1996).

Im Gegensatz dazu genießt die Umweltwissenschaft eine wachsende politische und gesellschaftliche Bedeutung. Die Ökologie ist zur „Leitwissenschaft" aufgestiegen (Trepl 1998). Die hohen politischen Ansprüche konnten in der Forschungspraxis allerdings nur zum Teil erfüllt werden. So intensivierte sich auch in den Umweltwissenschaften der Diskurs über das Selbstverständnis, die Leistungsfähigkeit und die zukünftige Ausrichtung (Trepl 1987, Hirsch 1995, Scheringer 1996, Steiner 1996 u. a.).

Eine wichtige Frage in diesem Diskurs sind die fördernden Faktoren und Hemmnisse für eine interdisziplinäre Zusammenarbeit,[1] die für die Lösung der Umweltprobleme erforderlich ist. Da dieser Aspekt auch in der Ernährungswissenschaft an Bedeutung gewinnt, soll im Folgenden von den Erfahrungen und Entwicklungen der interdisziplinären Zusammenarbeit in der Umweltforschung berichtet werden. Zunächst einmal wird in einem Überblick der Bedarf, die Erfahrungen und die Erfolge/Misserfolge in der interdisziplinären Umweltforschung dargestellt. Anschließend werden eine Reihe von Erfolgsfaktoren für eine interdisziplinäre Zusammenarbeit näher beleuchtet. Zum Abschluss werden einige Eindrücke über die Unterschiede und die Gemeinsamkeiten zwischen Umwelt- und Ernährungswissenschaften dargestellt.

---

[1] Unter Interdisziplinarität wird im vorliegenden Beitrag besonders die Zusammenarbeit zwischen den Geistes- und Sozialwissenschaften einerseits und den Naturwissenschaften andererseits verstanden.

Die empirische Grundlage der Ausführungen sind zum einen eine Befragung von Vertretern großer Forschungsverbünde in Deutschland zur Agrarlandschaftsforschung sowie einer Begleitung und Evaluation von sechs Forschungsverbünden während einer einjährigen Definitionsphase, die ich im Rahmen des Förderschwerpunktes „Ökologische Konzeptionen für Agrarlandschaften" des Bundesministeriums für Bildung, Wissenschaft, Forschung und Technologie (BMBF) durchgeführt habe (BMBF 1997a). Zum anderen stützen sich die Ergebnisse auf Erfahrungen, die ich im Rahmen meiner Begleitung des interdisziplinären Forschungsverbundes GRANO („Ansätze für eine dauerhaft-umweltgerechte landwirtschaftliche Produktion in Nordostdeutschland") und der Einführung eines „Controlling durch Akteure" gesammelt habe. Hierbei sollen praxisrelevante Forschungsaktivitäten definiert und die Forschungsergebnisse aus Sicht der Praxis beobachtet und bewertet werden.

Die Entwicklung zu einer integrativen Umweltforschung

Die Entstehung der Umweltforschung wird meist mit den Wissenschaftlern Haeckel (1834–1919) und J. v. Uexküll (1864–1944) verbunden, die den Begriff der Ökologie als Wissenschaft prägten. Die Ökologie verstand sich bereits in ihren Anfängen im letzten Jahrhundert als eine Gegenbewegung zu den experimentell-theoretischen Naturwissenschaften, die in reduktionistischen Ansätzen versuchten, auch die biologische Systeme nach allgemein gültigen Gesetzmäßigkeiten im Sinne der so genannten exakten Naturwissenschaften zu beschreiben (Fränzle 1997). Allerdings entwickelte sich die Ökologie nach dem 2. Weltkrieg besonders in den englischsprachigen Ländern zu einer theoretischen und exakten Naturwissenschaft (Di Giulio 1996). Auch sie folgte dem Spezialisierungstrend, der weitgehend alle wissenschaftliche Bereiche umfasst. Die alljährlichen Tagungen der Gesellschaft für Ökologie zeigen die starke Ausdifferenzierung des Fachgebiets heute.
Von der Umweltbewegung wurde die starke disziplinäre Spezialisierung der Wissenschaften bereits vor 20 Jahren kritisiert (Küppers et al. 1978). Sie sah geringe Möglichkeiten, innerhalb des disziplinär organisierten Wissenschaftssystems einen Beitrag zur Lösung der Umweltprobleme zu leisten. Auch heute wird zunehmend offensichtlich, dass die Lösung der Umweltprobleme nur durch komplexere Forschungsansätze erreichbar ist. So sind zum Beispiel

■ im Rahmen des Konzepts der nachhaltigen Entwicklung ökologische, ökonomische und soziale Aspekte integriert zu berücksichtigen (Bund und Misereor 1996);

■ zunehmend Systeminnovationen erforderlich, die über technische Verbesserungen einzelner Prozesse hinausgehen und gesamte Produktlebenszyklen,

Funktionsverbünde und Bedürfnisse der Konsumenten umfassen (Minsch et al. 1996);

- zunehmend verschiedene Maßstabsebenen in ihrer Wechselwirkung zu berücksichtigen (Holling et al. 1998).

Diese komplexen Anforderungen an die Lösung von Umweltproblemen führten zu der wissenschaftspolitischen Empfehlung, die problemorientierte interdisziplinäre Kooperation zu verstärken (WBGU 1996, Wissenschaftsrat 1994).

Die Kritik an der wissenschaftlichen Spezialisierung führte in den letzten zwei Jahrzehnten zunehmend zu einer Förderung von Forschungsansätzen, welche an dem ursprünglich integrativen Charakter der Ökologie anknüpfen:

- In den 70er und 80er Jahren wurde im Rahmen der Ökosystemforschung versucht, anstelle der Untersuchung einzelner Umweltmedien (Boden, Wasser Luft, Biocoenosen), die Wechselbeziehungen zwischen ihnen in den Vordergrund zu rücken (Ellenberg et al. 1986). Das Bundesforschungsministerium richtete eine Reihe von Ökosystemforschungszentren ein. Sie sind weitgehend ökologisch-naturwissenschaftlich ausgerichtet.

- Eine konzeptionelle Weiterentwicklung der Ökosystemforschung, stellt die „Man and the Biosphere"(MAB)-Forschung dar. Sie stellt das Gesellschaft-Umwelt-System in den Mittelpunkt der Betrachtung (Fränzle 1998). Schwerpunkte des Programms sind die „Nachhaltige Entwicklung", „Umweltverantwortliches Handeln", „Biodiversität" und „Landnutzungsänderungen" (WBGU 1996). Das MAB-Programm lieferte wichtige Beiträge zum Verständnis der gegenseitigen Abhängigkeit von Natur- und Gesellschaftsentwicklung und veranschaulichte die Notwendigkeit einer Zusammenschau. Auch wenn der Anspruch des MAB-Programms eine Beteiligung der Praxis vorsah (Deutsches Nationalkomitee MAB 1989), blieb sein Schwerpunkt in naturwissenschaftlichen, konzeptionellen Bereichen (Daschkeit 1998). Die erarbeiteten Empfehlungen hatten oft appellativen Charakter und wurden von der Praxis oft wenig aufgegriffen.

- In den 90er Jahren erhöhte sich angesichts knapper finanzieller Ressourcen und der wachsenden Nachfrage nach praktischen Innovationen der politische Druck, den Anwendungsbezug der ökologischen Forschung zu verbessern. Es sollten nicht nur neue Erkenntnisse über die Ökosysteme und ihre Wechselbeziehung zum menschlichen Handeln gewonnen, sondern auch Lösungsansätze für die ökologischen Probleme entwickelt und umgesetzt werden. So wurden interdisziplinäre und praxisorientierte Ansätze verstärkt gefördert (BMBF 1997a und b).

Trotz dieser wachsenden Nachfrage nach einer problemorientierten interdisziplinären Zusammenarbeit gelingt es der Umweltforschung aber nur schwer, diesen Bedarf zu erfüllen. Im Jahr 1994 evaluierte der Wissenschaftsrat die Umweltforschung in Deutschland (Wissenschaftsrat 1994). Er kam zu dem Ergebnis, dass bei der wissenschaftlichen Kooperation die disziplinären Blickwinkel auf einen Untersuchungsgegenstand meist aneinander gereiht werden (Multidisziplinarität), ohne einen Diskurs über die unterschiedlichen Blickwinkel zu führen oder integrierte Lösungen für die anstehenden Umweltprobleme zu entwickeln (Interdisziplinarität).

Angesichts dieser negativen Bewertung der bisherigen Bemühungen zur interdisziplinären Zusammenarbeit ist in den letzten Jahren die Frage nach der Standortbestimmung einer inter- bzw. transdisziplinären Umweltforschung neu belebt worden. Diskutiert wird, wie man die interdisziplinäre Zusammenarbeit verbessern (Balsinger et al. 1996, Hirsch 1995, Daschkeit u. Schröder 1998), die ursprüngliche Einheit der Wissenschaften wiederbeleben (Fues 1996) und die Wissenschaft und die politische Entscheidungsfindung bzw. die Praxis besser verknüpfen kann (Lee 1993, Clayton u. Radcliffe 1996, O'Riordan 1996).

Erfolgsfaktoren für die interdisziplinäre Zusammenarbeit

Auch wenn die vielfältigen Erfahrungen in der interdisziplinären Zusammenarbeit selten systematisch ausgewertet wurden (vgl. z.B. Krott 1994), lassen sich doch eine Reihe von Faktoren identifizieren, die eine erfolgreiche interdisziplinäre Zusammenarbeit fördern bzw. hemmen.

Ausrichtung des Forschungsmanagements an den unterschiedlichen Forschungstypen

In umsetzungsorientierten Forschungsvorhaben ist häufig zu beobachten, dass die Ergebnisse alle Beteiligten nur unzureichend befriedigen:

- die Forschungsförderer sehen ihre Zielsetzung nach praktischer Innovation unzureichend erfüllt,
- die Wissenschaftler können kaum wissenschaftliche Fortschritte und neue Erkenntnisse identifizieren und
- die Zielgruppen der Praxis erkennen oft keinen Nutzen für sich und bleiben der Zusammenarbeit fern.

Ein Grund für diese unbefriedigende Situation sind unterschiedliche Interessen und Motivationen der Beteiligten, die häufig nicht offen ausgesprochen werden und oft zu einer halbherzigen und wenig differenzierten Form der Zusammenarbeit auf kleinstem gemeinsamen Nenner führen.

Eine wichtige Bedingung für eine erfolgreiche interdisziplinäre Zusammenarbeit und für effiziente und effektive Forschungsverbünde ist zunächst, die verschiedenen Interessen explizit zu machen und die verschiedenen Forschungstypen mit ihren jeweiligen spezifischen Kennzeichen und ihren unterschiedlichen Implikationen für die Zusammenarbeit und das Forschungsmanagement für alle Beteiligte offen zu legen (vgl. Krott 1994, Bechmann u. Frederichs 1996).

In der *Grundlagenforschung* wird das Problem und die Zielsetzung der Forschung aus dem wissenschaftlich disziplinären Blickwinkel beschrieben. Die wissenschaftliche Qualität der Forschung wie auch die Originalität der Idee sind die wichtigsten Auswahlkriterien. Um den Kriterien des wissenschaftlichen Arbeitens zu genügen, wird der Blick bzw. die Problemstellung zugunsten der Methode meist stark eingegrenzt. Auf diese Weise werden Informationen und Fakten mit hoher Verlässlichkeit und Übertragbarkeit bereitgestellt. Als Ergebnis entstehen Neuerungen für das wissenschaftliche Wissen wie z.B. neue Erkenntnisse bzgl. der Ursachen der Umweltprobleme. Eine interdisziplinäre Zusammenarbeit im Rahmen der Grundlagenforschung besteht darin, einen interdisziplinären wissenschaftlichen Diskurs über einen gemeinsamen Gegenstand zu führen (vgl. als Beispiel Perrings et al. 1995). Um gute Ergebnisse zu produzieren, sind eine hohe Freiheit und Flexibilität der Wissenschaftler unerlässlich. Die Ergebnisse sind daher auch meist erst nach Abschluss der Forschung evaluierbar.

In der *angewandten Forschung* wird das Problem und die Zielsetzung der Forschung von einem Praxispartner definiert. Es werden Lösungen erwartet, die sich in eine bewährte Praxis einbetten lassen und einen hohen Nutzen versprechen. Dabei werden meist bestehende Modelle, Techniken und Instrumente für eine konkrete Problemsituation der Praxis zugeschnitten.[2] In der angewandten Forschung ist die Zusammenarbeit und Koordination zwischen den Wissenschaften von der Art des zu lösenden Problems bestimmt. Im Gegensatz zur Grundlagenwissenschaft ist als Akteur neben der wissenschaftlichen Ebene zusätzlich eine technologische Praxisebene einbezogen. Dabei wird der Wissenschaftler von der Praxis oft fast instrumentalisiert. Das Ergebnis dieses Forschungstyps sind meist ökologische Prozessinnovationen im Sinne von Minsch et al. (1996).

In dem vergleichsweise neuen Typ der *problemorientierten Forschung* wird das Problem und die Zielsetzung der Forschung von einem gesellschaftlichen Problem abgeleitet. Generelles Ziel ist es, das verfügbare (Grundlagen-)Wis-

---

[2] In der landwirtschaftlichen Forschung unterscheidet man innerhalb dieses Forschungstyps noch einen Untertyp, der „anpassungsfähiges" Wissen generiert. Er ist oft noch praxisnäher und umfasst das Wissen über die vielfältigen Managementvariablen und ihre Integration in einem landwirtschaftlichen Nutzungssystem.

sen unabhängig von den disziplinären Grenzen problemorientiert zusammenzustellen. Dieser Typ ist immer interdisziplinär. Kennzeichen dieses Forschungstyps sind (vgl. Bechmann u. Frederichs 1996, O'Riordan 1996 u. a.) die inhärente Unsicherheit (z. B. unklare Kausalitäten, mangelnde Praxiserprobung, unklare Theorien und Zumutbarkeit von Risiken), die Hypothetizität des Wissens (z. B. begrenzte Prognosefähigkeit, nicht erprobte Risikopotentiale, hoher Stellenwert des Umgangs mit Nicht-Wissen) und die Verschmelzung von Fakten und Werten (wie z. B. bei der Festlegung von Grenzwerten oder bei der Berücksichtigung hypothetischer Risiken wie bei der Gentechnologie). Das Konsenswissen gewinnt an Bedeutung. Dieser Forschungstyp steht oft unter hohem Zeit- und Entscheidungszwang. Beteiligt sind häufig neben der wissenschaftlichen und technologischen Ebene eine strategische Planungsebene und die politische Entscheidungsebene. Im Vorfeld von Entscheidungen partizipieren immer häufiger auch gesellschaftlich relevante Akteure und die Öffentlichkeit. Der Typ erweitert nicht so sehr die wissenschaftlichen Erkenntnisse als das lösungsbezogene Wissen. Er ist eng in die gesellschaftlichen Beratungs- und Entscheidungsprozesse eingebunden und hat daher eine hohe Affinität zur Politik. Die problemorientierte Forschung erfordert eine starke Programmleitung ein geübtes Forschungsmanagement mit detaillierten Ausführungsplänen und einem kontinuierlichen Monitoring- und Evaluationsprozess. Die Motivationen der Forscher sind die Aussichten auf eine praktische Problemlösung und die finanziellen Ressourcen (Krott 1994).
Sind diese unterschiedlichen Forschungstypen und ihre Implikationen für das Management bekannt, so lassen sich die verschiedenen Interessen, Bedürfnisse und Motivationen aller Beteiligten im Vorfeld leichter aufeinander abstimmen.

Professionelles Forschungsdesign und -management

In Verbünden der problemorientierten Forschung ist ein konsistentes Forschungsdesign und ein professionelles Management von großer Bedeutung. Die umfassende forschungsleitende Gesamtzielsetzung, die meist von Akteuren außerhalb des wissenschaftlichen Systems vorgegeben wird, erfordert eine hohe Koordination und Integration der Einzelbeiträge. Wichtige Faktoren für ein erfolgreiches Forschungsmanagement umfassen eine geeignete Führungspersönlichkeit, ein geeignetes Forschungsteam, eine gemeinsame Problem- und Zielformulierung, ein ausgefeiltes Planungs-, Monitorings- und Evaluationssystem für das Controlling und ein Austausch mit anderen interdisziplinären Verbünden.
Eine hohe Bedeutung haben zunächst einmal die *Fähigkeiten und Eigenschaften des Projektleiters*. Erfahrungen zeigen, dass sowohl ein autoritärer wie auch ein „laissez faire"-Führungsstil eine integrierte interdisziplinäre For-

schung hemmt (Klein u. Porter 1990). Eine zu starke autoritäre Struktur hemmt die Motivation und das Eigeninteresse der Beteiligten; ein „laissez faire"-Führungsstil ist ungünstig für eine koordinierte Zielerreichung und für eine innovationsfördernde Austragung von Konflikten.

Im zeitlichen Ablauf ist ein Wechsel aus einem motivierenden und einem bewertenden Führungsstil förderlich. In der Anfangsphase muss ein konsistentes Forschungsdesign mit vereinbarten Regeln geschaffen werden, das vergleichsweise konkret ist und von allen Beteiligten getragen wird. Dafür sind die Motivationen, die offenen und versteckten Zielsetzungen, die gegenseitigen Erwartungen, die eigene Leistungsfähigkeit und die Ansprüche offen zu legen. Förderlich ist in dieser Phase ein Projektleiter, der sich in den Paradigmen und Begriffen der beteiligten Disziplinen auskennt, um ein interdisziplinäres Management auch inhaltlich vornehmen zu können. In der Forschungspraxis ist ein in der Wissenschaft anerkannter Projektleiter mit interdisziplinärer Forschungserfahrung allerdings selten anzutreffen.

In einer fortgeschritteneren Phase ist es dann aber wesentlich, die Fortschritte zu beobachten und zu evaluieren und die vereinbarten Regeln durchzusetzen. In wenig effektiven Forschungsteilen sind Neuplanungen vorzunehmen. Hier sollte der Projektleiter Sanktionsmöglichkeiten haben und vor allem auch Fähigkeiten, diese Sanktionen umzusetzen.

Entscheidend für ein *erfolgreiches Forschungsteam* sind zunächst einmal die *persönlichen Eigenschaften und Fähigkeiten der Beteiligten*. Hierzu gehören Geduld, Flexibilität, Lernbereitschaft, Sensibilität und Toleranz gegenüber anderen, ein analoges Denken, eine Neugierde sowie eine intellektuelle Sicherheit, die besonders auch das Wissen um die eigenen Stärken und Schwächen einschließt (Klein u. Poter 1990, Blaschke u. Lukatis 1976). Zu den wichtigen interdisziplinären Fähigkeiten gehören

- Kenntnisse und Techniken an den Schnittstellen der Disziplinen;
- eine schnelle Identifikation von problembedeutsamer Information;
- eine Wirksamkeit in der kooperativen Arbeit;
- eine schnelle Aneignung einer problemorientierten Arbeitssprache sowie
- das Zusammenfügen von Teilen zu einem Gesamtbild.

Dazu kommt die Bereitschaft, individuelle Interessen mit den gemeinsamen Zielsetzungen zu verbinden sowie Dienstleistungen zu erbringen.

Darüber hinaus spielt die *Zusammensetzung des Teams* eine große Rolle. Eine hohe intellektuelle Diversität (d. h. intellektuelle Fähigkeiten, die sowohl Techniken als auch Kenntnisse unabhängig von den Fachdisziplinen umfassen; Dror 1990) fördert bis zu einem Punkt den Erfolg interdisziplinärer Projekte bezüglich Nützlichkeit, Integration und Validität (Klein u. Poter 1990). Ist sie allerdings zu groß, kann sie auch zu einer Quelle von Konflikten und sprachlichen Problemen werden.

Wichtige mit der Kommunikation eng verknüpfte Faktoren sind die *physische Nähe* und die *Größe des Teams*. In kleinen Gruppen, die räumlich eng zusammenarbeiten, lassen sich Verständigungsprobleme, die durch unterschiedliche Paradigmen und Begriffsdefinitionen entstehen, leichter beseitigen und wechselseitige Lernprozesse leichter fördern.

Räumlich sind die Teams am besten in einem Gebäude untergebracht; auf diese Weise wird der alltägliche ungeplante Austausch am stärksten gefördert (White 1975). Als optimale Gruppengröße werden 5 bis 6 Mitglieder angegeben (vgl. Klein u. Porter 1990). Große Gruppen verlieren leicht an Zusammenhalt; sie rufen Kommunikationsprobleme hervor, hemmen die Kreativität und neigen dazu, sich auf dem kleinsten gemeinsamen Nenner zu einigen.

Von höchster Bedeutung für ein koordiniertes Vorgehen und eine effiziente Zielerreichung ist es, in einer Anfangsphase (z. B. in einer Konzeptphase) ein *gemeinsames Problemverständnis* zu entwickeln und *gemeinsame Ziele* zu formulieren. Auf dieser Basis lässt sich dann ein konsistentes Forschungsdesign erarbeiten, das von allen getragen wird. Die Ziele müssen konkret genug sein, um Fortschritte und Erfolge sichtbar machen zu können. Wegen der hohen Bedeutung dieser Phase sind genügend zeitliche Ressourcen dafür zu verwenden, insbesondere von den wichtigsten Entscheidungsträgern des Verbundes. Nicht geklärte Fragen oder unkonkrete Zielsetzungen führen in späteren Phasen immer wieder zu hohen Reibungsverlusten.

Die Schwierigkeit der Wissenschaftler, gemeinsam konkrete Ziele zu formulieren, rührt daher, dass mit der Definition der Forschungsfrage und der konkreten Zielsetzung des Forschungsverbundes festgelegt wird, welche Disziplin zur Leit- und welche zur Hilfswissenschaft wird, die der Leitwissenschaft als Dienstleistung Daten liefert. Für letztere ist die Fragestellung aber ohne große wissenschaftliche Bedeutung (Trepl 1998).[3] Auf diese Weise entstehen Hierarchien zwischen den Disziplinen. Die Entscheidung, welche Disziplin als Leitdisziplin und welche als Hilfsdisziplin etabliert wird, lässt sich inhaltlich kaum innerhalb des wissenschaftlichen Systems treffen. Unproduktive Machtkämpfe sind häufig die Folge.

---

[3] Ein Beispiel: Im Bereich der landschaftsbezogenen Umweltforschung haben die ökologischen Fachrichtungen oft das starke Interesse, fachlich orientierte Ziel- und Leitbilder für die Landschaften zu formulieren (z. B. Wiegleb 1996). Von den sozioökonomischen Fachrichtungen erwarten sie Rezepte und Hilfestellungen, wie sich diese ökologischen Zielsetzungen und Leitbilder umsetzen lassen. Auf diese Weise wird die Umsetzung zur abhängigen Variable. Die sozioökonomischen Fachrichtungen werden zu Dienstleistern für ökologische Fragestellungen. Für die sozioökonomischen Fachrichtungen stehen im Gegensatz dazu die Werthaltungen und das Verhalten der Bevölkerung im Mittelpunkt des Interesses, während die physische Umwelt als die vom menschlichen Verhalten abhängige Variable angesehen wird. In diesem Fall werden die Ökologen zu Dienstleistern für die sozioökonomischen Fachrichtungen.

Um derartige Konflikte zu vermeiden, werden zunächst oft übergeordnete allgemeine Ziele definiert, unter denen sich alle Beteiligten noch wiederfinden können. Auf der darunter liegenden Konkretisierungsstufe werden dann aber in den einzelnen Teilprojekten die Probleme und Ziele aus den jeweiligen disziplinären Perspektiven formuliert und lose aneinandergereiht. Auf diese Weise wird sehr häufig die multidisziplinäre Struktur von Forschungsverbünden bereits im Planungsstadium festgelegt.

Ein Ausweg aus diesem Dilemma besteht darin, den Mehrwert der interdisziplinären Zusammenarbeit für alle Beteiligten klarer zu fassen.[4] Ein anderer Ansatz liegt in umsetzungsorientierten Forschungsverbünden darin, den Bedarf der Entscheidungsträger der Praxis stärker für die Zielformulierung heranzuziehen (vgl. unten).

Ein *internes Controlling* von Forschungsverbünden dient als flexibles Instrument, das Projektmanagement bei der zielorientierten Planung, Steuerung und Kontrolle zu unterstützen und die Zusammenarbeit zwischen den Teilen zu koordinieren. Seine Aufgabe ist besonders, die Erstellung eines Planungssystems zu unterstützen (z. B. Prüfung auf Konsistenz der verschiedenen Zielebenen), ein funktionsfähiges Monitoring- und Evaluationssystem (inklusive der Festlegung von Indikatoren zur Zielerreichung) zu etablieren und umzusetzen, Konfliktfelder frühzeitig zu identifizieren und bei deren Lösung zu helfen, die Schnittstellen zu kontrollieren und besonders auch die Zielgruppen bei der Bewertung der Forschungsergebnisse zu beteiligen („Controlling durch Akteure"). Ein Controlling ist besonders in prozessorientierten Forschungsverbünden von großem Vorteil, in denen die optimale Problemlösung nicht am Anfang zu definieren ist, sondern sich erst im Laufe des Projektverlaufes ergibt.

Ein letzter wichtiger Erfolgsfaktor ist der Austausch und die Kooperation mit ähnlichen interdisziplinären Forschungsverbünden. Sie sollen einen Beitrag leisten, um eine *interdisziplinäre wissenschaftliche Kultur* mit spezifischen Qualitätsstandards, eigenen Zeitschriften, einer Infrastruktur und einer entsprechende Diskussionskultur zu etablieren. Auf diese Weise soll vermieden werden, dass einzelne Pioniere interdisziplinären Arbeitens sich plötzlich im wissenschaftlichen „Niemandsland" wiederfinden (Scheringer 1996).

---

[4] Bei einem interdisziplinären Paradigma geht man in dem in Anm. 3 geschilderten Beispiel davon aus, dass für die Festlegung von Zielen und Leitbildern für die Kulturlandschaft sowohl eine Präferenzanalyse in der Bevölkerung als auch eine rein fachliche Zielformulierung alleine unbefriedigend sind. Angestrebt wird ein Lernprozess, bei dem die ökologischen Sachinformationen mit den bestehenden Präferenzen in der Bevölkerung verschnitten und die Lernerfolge dokumentiert werden (vgl. z. B. Scherhorn et al. 1997). Das gleiche gilt für die Umsetzung der verschiedenen Zielsetzungen, bei der die ökologischen und sozioökonomischen Sachinformationen über die Wirkungen von Handlungsalternativen mit den Präferenzen in der Bevölkerung im Rahmen von Lernprozessen gezielt verknüpft werden.

Zusammenarbeit von Wissenschaft und Praxis: der transdisziplinäre Ansatz[5]

Eine interdisziplinäre Zusammenarbeit im Bereich der problemorientierten Forschung gelingt besonders dann, wenn sich die Wissenschaftler an den Bedürfnissen und Rationalitäten der Zielgruppen aus der Praxis orientieren, seien dies Akteure aus Wirtschaft, Politik oder Verwaltung. Diese Praxisorientierung der Umweltforschung weist eine Reihe von Vorteilen auf:

a) *Sie erleichtert die interdisziplinäre Zieldefinition und die von ihr abgeleiteten interdisziplinären Forschungsaktivitäten.*
Wie beschrieben haben interdisziplinäre Verbünde, die sich im akademischen Raum bewegen, oft strukturelle Schwierigkeiten, konkrete gemeinsame Zielsetzungen zu formulieren. Diese Probleme lassen sich häufig überwinden, indem die Bedürfnisse und die Fragestellungen der Zielgruppen ermittelt und für die Definition gemeinsamer Ziele als Orientierung verwendet werden. Auf diese Weise rückt das pragmatisch Machbare in den Vordergrund der Forschung. Die Vorteile an diesem Vorgehen liegen zum einen in der Vermeidung relativ unproduktiver Konflikte zwischen den wissenschaftlichen Disziplinen. Zum anderen fördert eine Partizipation von Zielgruppen auch eine Umsetzung der Forschungsergebnisse. Alle Erfahrungen zeigen, dass die Betroffenen die Forschungsergebnisse umso stärker nutzen, je umfassender sie an der Planung, Durchführung und Auswertung der Forschungsergebnisse beteiligt werden (Feuerstein 1986).
b) *Sie erleichtert es, den Mehrwert einer interdisziplinären Forschung zu erkennen.*
Eine interdisziplinäre Zusammenarbeit bringt für die beteiligten Wissenschaftler wenig Renommee innerhalb der wissenschaftlichen Gemeinschaft. Dies liegt daran, dass ihre Ergebnisse nur einen sehr geringen Beitrag zu den Fragestellungen der jeweiligen disziplinären Forschungsfronten liefern. Der Erfolg bzw. der Mehrwert einer interdisziplinären problemorientierten Forschung kann daher kaum mit den traditionellen wissenschaftlichen Erfolgskriterien (z. B. Anzahl der wissenschaftlichen Publikationen in Fachzeitschriften) gemessen werden. Der Mehrwert zeigt sich vielmehr an der Wirksamkeit der Forschung für die Problemlösung und an

---

[5] Mittelstraß (1993) definiert die Transdisziplinarität als eine wirkliche interdisziplinäre Forschung, „die sich aus ihren disziplinären Grenzen löst, die ihre Probleme disziplinenunabhängig definiert und disziplinenunabhängig löst" (S 27). Hirsch (1995) ergänzt dazu: „Transdisziplinarität integriert disziplinäre Perspektiven jedoch nicht als eine Integration von Theorien und Forschungsergebnissen auf der Ebene einer Supertheorie oder Metatheorie, sondern unter der Perspektive ihrer Bedeutung für lebensweltliche Probleme" (S 310).

den verbesserten Entscheidungen bzw. Handlungen in der Praxis. Bei komplexen Fragestellungen und Problemen ist dieses Kriterium natürlich schwer zu messen. Eine Möglichkeit besteht darin, die Zielgruppen bei der Beurteilung des Erfolges in Form eines „Controlling durch Akteure" mit einzubeziehen (German et al. 1996).

c) *Sie verbessert die Problemlösungen, indem sie wissenschaftliches und praktisches Wissen verknüpft.*
Der wissenschaftliche und der praktische Blick besitzen für eine Lösung der Umweltprobleme jeweils spezifische Stärken und Schwächen (Tab. 1). Beispielsweise wirken sich viele Handlungen nur indirekt oder nur über große Entfernungen auf die Umwelt aus. Sie können von der Praxis nicht unmittelbar wahrgenommen werden und bleiben daher oft unberücksichtigt. Die Wissenschaft kann helfen, diese Wirkungen sichtbar zu machen. Umgekehrt richtet man in der Wissenschaft oft einen sehr spezifischen Blick auf einen Gegenstand. Die Praxis kann helfen, den eigenen Blickwinkel in einen Gesamtkontext zu stellen und auf diese Weise sein Profil besser zu erkennen.

Ziel einer Zusammenarbeit von Wissenschaft und Praxis ist, die jeweiligen Stärken in einer Weise komplementär zu verknüpfen, so dass bessere Problemlösungen entstehen als dies durch praktisches oder wissenschaftliches Wissen alleine möglich ist. Im Bereich der Umwelttechnik hat diese Zusammenarbeit Tradition. Man denke beispielsweise nur an die Erfolge in der Was-

Tabelle 1. Strukturelle Kennzeichen von wissenschaftlichem und praktischem Wissen

Wissenschaftliches Wissen	Praktisches Wissen
Universalitätsanspruch	Bezieht sich auf räumlichen, zeitlichen und inhaltlichen Kontext
Analyse von Einzelfaktoren ohne Erklärung des Gesamtzusammenhangs	Entwicklung einer Gesamtvorstellung; Detaillierung nach Bedarf
„Objektiviertes" Wissen	Verknüpfung von subjektiver und objektiver Ebene
„Gesichertes" Wissen	Erprobtes Wissen durch ständige Beobachtung des „Machens" und der „Reaktion"
Wertneutralität	Eng verknüpfte Beschreibungen und Werte
Erfassung der sinnlich nicht wahrnehmbaren Faktoren	Fehlende Erfassung der sinnlich nicht wahrnehmbaren Faktoren

ser- und Luftreinhaltung. Da prozessorientierte technische Lösungsansätze häufig jedoch immer mehr unlösbare Grundlagenprobleme aufwerfen (Becker 1998), werden zunehmend Systeminnovationen eingefordert. Dies sind Lösungsansätze, die die ökologischen Belastungen durch Veränderungen der gesamten Produktlebenszyklen (z.B. Produkte des ökologischen Landbaus), der Verbünde verschiedener Produkte und Dienstleistungen (z.B. ökologischer Landbau in Trinkwasserschutzgebieten) oder der Konsumentenbedürfnisse (z.B. vegetarische, saisonale und regionale Produkte) reduzieren (vgl. Minsch et al. 1996). In diesen Bereichen ist die Zusammenarbeit zwischen Wissenschaft und Praxis vergleichsweise neu. Dies gilt besonders auch für die Zusammenarbeit der Umweltwissenschaft mit Akteuren aus der Politik (Lee 1993).

Gegenüber einer stärkeren Praxisorientierung der Forschung gibt es die unterschiedlichsten Hemmnisse und Einwände. Zunächst einmal fällt es vielen Naturwissenschaftlern schwer, sich auf die komplexe Realität der Praxis einzulassen, die Individualität dieser komplexen Systeme zu akzeptieren und damit die begrenzte Validität und Reliabilität anzuerkennen.[6]

In der praktischen Zusammenarbeit zwischen problemorientierter Wissenschaft und Praxis sind häufig vielfältige Schwierigkeiten zu beobachten, die z.T. auf falsche, z.T. auch auf zu hohe Erwartungen zurückzuführen sind. Um Enttäuschungen zu vermeiden, ist anfangs oft eine Rollenklärung von großem Nutzen. Aus Sicht der Praxis ist die Wissenschaft in der ökologischen Landnutzungsforschung besonders von Nutzen, wenn sie

▪ zur Transparenz der ökologischen Bedingungen und Wirkungen beiträgt (z.B. ökologische Auswirkungen der verschiedenen Landnutzungsweisen, ökologische Leistungen der Landschaft, Prioritäten im Landschaftsschutz). Besondere hilfreich ist es dabei, die ökologische Wirksamkeit der verschiedenen Handlungsalternativen mit entstehenden Kosten zu verknüpfen;

▪ eine objektivierende Rolle zwischen den subjektiven interessengebundenen Bewertungen der Akteure einnimmt und dabei konkrete Hilfestellungen für Konfliktlösungen gibt;

---

[6] Gerade in der problemorientierten Forschung, deren Untersuchungsgegenstand sich durch eine hohe Komplexität auszeichnet, kommt es bei der interdisziplinären Zusammenarbeit wegen des unterschiedlichen Umgangs mit Unsicherheiten immer wieder zu Konflikten (Daschkeit 1998). Vertreter der Naturwissenschaften erwarten eher Kenntnisse mit einer hoher Aussageschärfe (d.h. gesetzmäßig formulierte Zusammenhänge, z.B. in Form von Differentialgleichungen). Sie streben nach einer Verminderung der kognitiven Unsicherheiten. In den Sozialwissenschaften wird die Unsicherheitsdimension in wesentlich stärkerem Maße akzeptiert und reflektiert. Anstatt nach sicheren Aussagen zu streben, orientiert man sich stärker am „Konsenswissen", das dem traditionellen Wissenschaftsverständnis völlig widerspricht (Bechmann u. Frederichs 1996).

die Aktivitäten der einzelnen Praxisakteure in einen inhaltlichen Gesamtzusammenhang bringt und mit ähnlichen, vorbildhaften Aktivitäten außerhalb der Region („best practices") vergleicht;

billige praktische Beratungen und Dienstleistungen erbringt (z. B. im Bereich des Marketings, der Öffentlichkeitsarbeit oder der Evaluation).

Bei der letztgenannten Aufgabe tritt die Wissenschaft allerdings in Konkurrenz zu Beratungs- und Dienstleistungsunternehmen. Auch ist zweifelhaft, ob die Kernkompetenzen der Wissenschaft in diesen Bereichen angesiedelt sind. Dennoch zeigt sich deutlich, dass von der Praxis eine Wissenschaft nachgefragt wird, die objektiviert, einen Überblick besitzt und einen Beitrag zu Optimierung ökologisch-ökonomischer Fragen leistet. Diese Nachfrage unterscheidet sich strukturell von einem Großteil der Angebote aus der Wissenschaft.

Als weiteres Argument gegen eine Praxisorientierung wird von Vertretern der Grundlagenwissenschaften häufig vorgebracht, sie ziele nur auf einen kurzfristigen Nutzen (Teutsch 1999). Im Bereich der Umweltforschung wurden allerdings in der Vergangenheit zum großen Teil der langfristige Nutzen einer Umweltsicherung betont. Das Hauptdefizit lag eher in der fehlenden Verbindung zwischen dem langfristigen Nutzen und dem kurzfristigen Vorteil für die einzelnen Entscheidungsträger.

Lassen sich die Erfahrungen auf die Ernährungswissenschaft übertragen?

Eine Beantwortung dieser Frage würde einen ausführlicheren Diskurs mit der Ernährungswissenschaft erfordern, um letztlich die Gemeinsamkeiten und die Unterschiede zwischen beiden Wissenschaftsbereichen herauszupräparieren. Auch wenn mir die Fragestellungen der Ernährungswissenschaften im Detail wenig vertraut sind, möchte ich versuchen, meine auf der Tagung gewonnenen Eindrücke über die Gemeinsamkeiten und Unterschiede wie folgt zusammenfassen:

1. Die angewandte Umweltforschung ist im Gegensatz zur Ernährungswissenschaft relativ jung. Sie entstand unter dem starken politischen Druck der Umweltbewegung, einen wissenschaftlichen Beitrag zur Lösung der Umweltprobleme zu leisten. Die hohe Nachfrage nach interdisziplinären Problemlösungen offenbarte aber die Schwierigkeit des selbstorganisierten wissenschaftlichen Systems, diese Nachfrage zu decken. Es entstand eine Nische für neue Umweltforschungsinstitute (z. B. Öko-Institut, Institut für sozial-ökologische Forschung, Wuppertal-Institut). In der Ernährungswissenschaft wurden die interdisziplinären Problemlösungen weniger nachgefragt. So konnten sich bestehende interdisziplinäre Forschungsansätze in geringerem Ausmaß etablieren.

2. Die angewandte Umweltwissenschaft und -politik ist im Gegensatz zur Ernährungswissenschaft querschnittsorientiert. Sie erfordert Zusatzqualifikationen, um zur Anwendung zu gelangen. Dies schafft einen zusätzlichen Anreiz für eine interdisziplinäre Orientierung.

3. In beiden Bereichen wird zunehmend offensichtlich, dass der wissenschaftliche Blick nur einer unter vielen ist. Die Wissenschaft verliert das Privileg, allgemein anerkannt zu sein. Sie wird immer stärker unter Nützlichkeitsaspekten bewertet. Dies öffnet neue Möglichkeiten, an den Schnittstellen zwischen Wissenschaft und Praxis wirksamere Problemlösungen zu entwickeln und zu verbesserten Entscheidungen bzw. Handlungen zu gelangen. Dies gilt sowohl für die traditionellen technischen Bereiche wie auch für Fragen des Managements und der Politik.

4. In beiden Wissenschaftsbereichen verändert sich das Verständnis von den zentralen Untersuchungsgegenständen „Landschaft" und „Nahrung". Beide Gegenstände werden immer weniger als naturwissenschaftlich-technische Objekte, sondern zunehmend als Interaktion zwischen Mensch und der Natur betrachtet. In beiden Bereichen wird es immer wichtiger, nicht nur das zu berücksichtigen, was ist, sondern auch das, was die Leute glauben, was ist. So wachsen beispielsweise mit der Entfremdung von der Natur und dem Herstellungsprozess der Nahrung die unterschwelligen Ängste in der Bevölkerung (z.B. vor pathogenen Keimen, anonymen, industriellen Herstellungsprozessen und ökologischen Katastrophen). Gleichzeitig sind immer häufiger romantisch verklärte Wunschvorstellungen und kommunitaristische Ideale bezüglich der Nahrungsmittelherstellung und der Natur anzutreffen (Karmasin 1999). Diese Wünsche und Ängste, die sich in Bildern vom Herstellungsprozess der Nahrungsmittel und der Landschaft niederschlagen, gewinnen zukünftig an wirtschaftlicher Bedeutung.

5. Ein gemeinsames Hemmnis für eine nachhaltige Verwirklichung der beiden Ziele „gesunde Ernährung" und „Umweltsicherung" liegt darin, dass die ärmeren Bevölkerungsschichten bisher von der Umsetzung der Ziele ausgeschlossen sind. Für dauerhafte Lösungen zur Umsetzung der Ziele müssen die sozialen Hemmnisse stärker berücksichtigt werden. Dies gilt sowohl für die regionale als auch für die globale Ebene.

Literatur

Balsinger PW, Defila R, Di Giulio A (1996) Ökologie und Interdisziplinarität – eine Beziehung mit Zukunft? Birkhäuser, Basel Boston Berlin

Bechmann G, Frederichs G (1996) Problemorientierte Forschung: Zwischen Politik und Wissenschaft. In: Bechmann G (Hrsg) Praxisfelder der Technikfolgenforschung. Konzepte, Methoden, Optionen. Campus, Frankfurt a. M. New York, S 11–37

Becker E (1998) Gestörte Natur – Anmerkungen zur integrativen Umweltforschung aus sozial-ökologischer Sicht. In: Daschkeit A, Schröder W (Hrsg) Umweltforschung quergedacht – Perspektiven integrativer Umweltforschung und -lehre. Springer, Berlin Heidelberg New York, S 31–50

Blaschke D, Lukatis I (1976) Probleme interdisziplinärer Forschung. Steiner, Wiesbaden

BMBF (1997a) Ökologische Konzeptionen für Agrarlandschaften – Rahmenkonzept – Definitionsprojekte. Eigenverlag, Bonn

BMBF (1997b) Modellprojekte für nachhaltiges Wirtschaften. Rahmenkonzept 30.7.1997. Eigenverlag, Bonn

BUND, Misereor (Hrsg) (1996) Zukunftsfähiges Deutschland. Ein Beitrag zu einer global nachhaltigen Entwicklung. Birkhäuser, Basel Boston Berlin

Clayton AMH, Radcliffe NJ (1996) Sustainability. A Systems Approach. Earthscan, London

Dachverband Wissenschaftlicher Gesellschaften der Agrar-, Forst-, Ernährungs-, Veterinär- und Umweltforschung (1996) Standortbestimmung und Perspektiven der agrarwissenschaftlichen Forschung. DLG-Verlag, Frankfurt a. M.

Daschkeit A (1998) Umweltforschung interdisziplinär – notwendig, aber unmöglich? In: Daschkeit A, Schröder W (1998) Umweltforschung quergedacht – Perspektiven integrativer Umweltforschung und -lehre. Springer, Berlin Heidelberg New York, S 51–106

Daschkeit A, Schröder W (1998) Umweltforschung quergedacht – Perspektiven integrativer Umweltforschung und -lehre. Springer, Berlin Heidelberg New York

Deutsches Nationalkomitee MAB (1989) Final Report of the International Workshop „Long-Term Ecological Research – A Global Perspective" Sept. 18–22, 1988 in Berchtesgaden. Eigenverlag, Bonn

Di Giulio A (1996) Ökologie – eine Naturwissenschaft? Argumente für eine interdisziplinäre Ausrichtung der Ökologie. In: Balsinger PW, Defila R, Di Giulio A (Hrsg) Ökologie und Interdisziplinarität – eine Beziehung mit Zukunft? Birkhäuser, Basel Boston Berlin, S 27–43

Dror I (1990) Long Wave Patterns Influence Research Attitudes. In: Birnbaum-More PH, Rossini FA, Baldwin DR (eds) International Research Management – Studies in Interdisciplinary Methods from Business, Government, and Academia. Oxford University Press, New York Oxford, S 45–52

Ellenberg H, Mayer R, Schauermann J (1986) Ökosystemforschung – Ergebnisse des Sollingprojekts 1966–1986. Fischer, Stuttgart

Feuerstein MT (1986) Partners in Evaluation. Macmillan, London Basingstoke

Fränzle O (1998) Grundlagen und Entwicklung der Ökosystemforschung. In: Handbuch der Umweltwissenschaften 3. Erg. Lfg., 12/98, 24 S. ecomed, Landsberg

Fues, WM (1996) Wie Interdisziplinarität als Wissenschaft notwendig wird. In: Balsinger PW, Defila R, Di Giulio A (Hrsg) Ökologie und Interdisziplinarität – eine Beziehung mit Zukunft? Birkhäuser, Basel Boston Berlin, S 57–69

Germann D, Gohl E, Schwarz B (1996) Participatory Impact Monitoring. Booklet 1–4. Vieweg, Wiesbaden Braunschweig

Hirsch G (1995) Beziehungen zwischen Umweltforschung und disziplinärer Forschung. GAIA 4, Heft 5–6:302–314

Holling CS, Berkes F, Folke C (1998) Science, sustainability and resource management. In: Berkes F, Folke C (eds) Linking Social and Ecological Systems. Management Practices and Social Mechanisms for Building Resilience. Cambridge University Press, Cambridge New York Melbourne

Karmasin H (1999) Die geheime Botschaft unserer Speisen. Was Essen über uns aussagt. Kunstmann, München

Klein JT, Porter AL (1990) Preconditions for Interdisziplinary Research. In: Birnbaum-More PH, Rossini F A, Baldwin DR (eds) International Research Management – Studies in Interdisciplinary Methods from Business, Government, and Academia. Oxford University Press, New York Oxford, S 11–19

Krott M (1994) Management vernetzter Umweltforschung. Wissenschaftspolitisches Lehrstück Waldsterben. Böhlau, Wien Köln Graz

Küppers G, Lundgreen P, Weingart P (1978) Umweltforschung – die gesteuerte Wissenschaft? Suhrkamp, Frankfurt a. M.

Lee KN (1993) Compass and Gyroscope – Integrating Science and Politics for the Environment. Island Press, Washington, D.C.

Minsch J, Eberle A, Meier B, Schneidewind U (1996) Mut zum ökologischen Umbau. Innovationsstrategien für Unternehmen, Politik und Akteursnetze. Birkhäuser, Basel Boston Berlin

Mittelstraß J (1993) Interdisziplinarität oder Transdisziplinarität? In: Hieber L (Hrsg) Utopie Wissenschaft. Ein Symposium an der Universität Hannover über die Chancen des Wissenschaftsbetriebs der Zukunft. Profil, München

O'Riordan (1996) Umweltwissenschaften und Umweltmanagement. Springer, Berlin Heidelberg New York

Perrings C, Mäler KG, Folke C, Holling CS, Jansson BO (1995) Biodiversity Loss. Economic and Ecological Issues. Cambridge University Press, Cambridge New York Melbourne

Scherhorn G, Haas H, Hellenthal F, Seibold S (1997) Wohlstandskosten und verantwortliches Handeln. Universität Hohenheim, Lehrstuhl für Konsumtheorie und Verbraucherpolitik, Institut für Haushalts- und Konsumökonomik, Fakultät für Wirtschafts- und Sozialwissenschaften, Arbeitspapier 68. Eigenverlag, Stuttgart

Scheringer M (1996) Transdisziplinarität – Leitbild oder Leerformel? GAIA 5, Heft 3–4:126–128

Steiner D (1996) Ende oder Transformation der Wissenschaft? GAIA 5, Heft 6:310–312

Teutsch J (1999) Wem nutzt die Forschung? Wechselwirkung Heft Okt./Nov.: 6–7

Trepl L (1987) Geschichte der Ökologie. Vom 17. Jahrhundert bis zur Gegenwart. Zehn Vorlesungen. Athenäum, Frankfurt a. M.

Trepl L (1998) Ökosystemforschung im System der Wissenschaft. In: Fränzle O (Hrsg) Handbuch der Umweltwissenschaften. Grundlagen und Anwendungen der Ökosystemforschung. ecomed, Landsberg, S 1–10

WBGU (Wissenschaftlicher Beirat der Bundesregierung Globale Umweltveränderungen) (1996) Welt im Wandel. Herausforderung für die deutsche Wissenschaft. Springer, Berlin Heidelberg New York

White IL (1975) Interdisciplinarity. In: Arnstein S, Christakis AN (eds) Perspectives on technology assessment. Academy for State and Local Governments, Washigton D.C., S 380–387

Wiegleb G (1996) Leitbilder des Naturschutzes in Bergbaufolgelandschaften am Beispiel der Niederlausitz. Verhandlungen der Gesellschaft der Ökologie 25:309–319

Wissenschaftsrat (1994) Stellungnahme zur Umweltforschung in Deutschland. Eigenverlag, Köln

Dr. Rainer Wild-Stiftung –
Gesunde Ernährung ganzheitlich verstanden

Die Dr. Rainer Wild-Stiftung hat sich zum Ziel gesetzt, die gesunde Ernährung der Menschen durch wissenschaftliche Arbeiten, Aus- und Weiterbildung sowie kulturelle Aktivitäten international zu fördern.

Der leitende Grundgedanke der Stiftung ist, dass ein zeitgemäßes Verständnis von gesunder Ernährung ganzheitlich sein muss. Gesunde Ernährung ist mehr als Kalorien zählen, umfasst mehr als die Untersuchung von Lebensmitteln und Speisen. Sie stellt vielmehr auch den Essenden selbst mit seinen Wünschen, Möglichkeiten und Bedürfnissen in den Mittelpunkt: Nicht nur was, sondern auch wie gegessen wird, spielt eine Rolle. Gesunde Ernährung dient somit dem Einklang von körperlichen, geistigen und sozialen Faktoren.

Die Stiftung wurde 1991 von Dr. Rainer Wild, einem international tätigen Unternehmer und Honorarprofessor der Universität Stuttgart-Hohenheim gegründet. Nach seinem Wunsch beschäftigt die Stiftung an ihrem Heidelberger Sitz Wissenschaftler unterschiedlicher Fachrichtungen und kooperiert mit anderen Institutionen, fördert Projekte und Stipendiaten.

Die Arbeit der Dr. Rainer Wild-Stiftung basiert auf fünf Säulen:

1. Das „Heidelberger Ernährungsforum" ist die Tagungsreihe der Dr. Rainer Wild-Stiftung. Jährlich werden dort Themen rund um gesunde Ernährung wissenschaftlich aufbereitet und diskutiert.
2. Die Schriftenreihe „Gesunde Ernährung" erscheint seit Ende 1998 im Springer-Verlag. Sie zielt bewusst, anders als die üblichen wissenschaftlichen Schriftenreihen, auf eine breite an Ernährung interessierte Leserschaft.
3. Eigene Forschung wird in der Dr. Rainer Wild-Stiftung in Einzelprojekten gezielt umgesetzt. Dabei spielt Esskultur ebenso eine Rolle wie Fragen zu Genuss und Geschmack oder zu einer zeitgemäßen Ernährungserziehung.
4. Ein wichtiger Kooperationspartner der Stiftung ist der Internationale Arbeitskreis für Kulturforschung des Essens. Die Stiftung trägt die Geschäftstelle und die Veranstaltungen dieser Vereinigung von Natur- und Kulturwissenschaftlern.
5. Herausragende Leistungen im Bereich der gesunden Ernährung zeichnet die Stiftung mit dem Dr. Rainer Wild-Preis aus. Der Bedeutung des Themas entsprechend ist er mit 30 000 DM dotiert.

Das breit gefächerte Aufgabenspektrum verdeutlicht, dass sich die Dr. Rainer Wild-Stiftung mit den verschiedenen Bereichen von Ernährung intensiv auseinander setzt. Die Stiftung ruft jeden Einzelnen dazu auf, selbst für seine gesunde Ernährung zu sorgen und gemeinschaftlich die nötigen Rahmenbedingungen dafür sicherzustellen. Denn: Die Art, wie wir essen, ist von der Art, wie wir leben, nicht zu trennen.

Weitere Informationen:
Dr. Rainer Wild-Stiftung
In der Aue 4
69118 Heidelberg
Tel.: 06221/8998-0
Fax: 06221/8998-40
E-Mail: Dr.Rainer-Wild-Stiftung@t-online.de
http://www.gesunde-ernaehrung.org